TRAITÉ PRATIQUE

DES

MALADIES DE LA PEAU

DIAGNOSTIC ET TRAITEMENT

PAR

M. LE Dr E. GUIBOUT

MÉDECIN DE L'HOPITAL SAINT-LOUIS

CHEVALIER DE LA LÉGION D'HONNEUR

PARIS

G. MASSON, ÉDITEUR

LIBRAIRE DE L'ACADÉMIE DE MÉDECINE

120, BOULEVARD SAINT-GERMAIN, 120

MDCCCLXXXV

TRAITÉ PRATIQUE

DES

MALADIES DE LA PEAU

DIAGNOSTIC ET TRAITEMENT

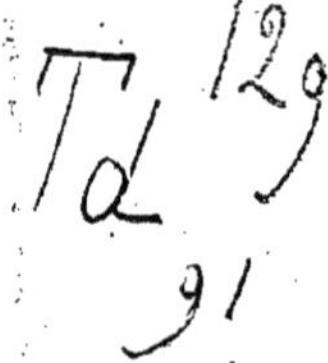

OUVRAGES DU MÊME AUTEUR

Leçons cliniques sur les maladies de la peau. 1 volume in-8, de 700 pages.. 8 fr.

Nouvelles leçons cliniques sur les maladies de la peau. 1 volume in-8, de 826 pages........ .... 10 fr.

Nosographie et thérapeutique des maladies de la peau. 1 volume in-8, de 359 pages.................................. 6 fr.

Les Vacances d'un médecin (1re série) : les Pyrénées, Amélie-les-Bains, les Alpes, Saint-Gervais, le Danube, Constantinople, l'Italie, la Bretagne, la Belgique, Allevard............. 3 fr.

Les Vacances d'un médecin (2e série) : un mois au delà des Alpes, l'Italie, la Sicile................................ 2 fr.

Les Vacances d'un médecin (3e série) : Berne, Fribourg, le tour du Mont-Blanc, le Grand-Saint-Bernard, Corrèze, Jolimont, Viélaines.................. .... 3 fr.

Les Vacances d'un médecin (4e série) : l'Allemagne, la Russie, la Pologne, Vienne, Strasbourg...... .... 3 fr.

Paris. — Imprimerie G. Rougier et Cie, rue Cassette, 1.

TRAITÉ PRATIQUE

DES

MALADIES DE LA PEAU

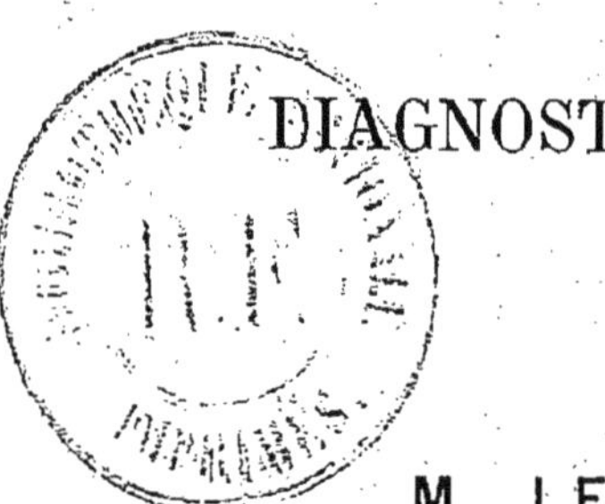

DIAGNOSTIC ET TRAITEMENT

PAR

M. LE Dr E. GUIBOUT

MÉDECIN DE L'HOPITAL SAINT-LOUIS

CHEVALIER DE LA LÉGION D'HONNEUR

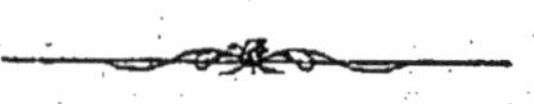

PARIS

G. MASSON, ÉDITEUR

LIBRAIRE DE L'ACADÉMIE DE MÉDECINE

120, BOULEVARD SAINT-GERMAIN, 120

MDCCCLXXXV

AVANT-PROPOS

Ce livre est le quatrième que nous consacrons à la dermatologie. Dans les deux premiers, publiés en 1876 et 1879, nous prenons, une à une, toutes les maladies de la peau ; nous les étudions isolément ; nous en faisons une description aussi claire et aussi détaillée que possible, afin de donner, de chacune d'elles, une notion suffisante pour le diagnostic et pour le traitement. Ces deux volumes sont donc une nosographie de toutes les affections génériques de la peau.

Mais, pour bien connaître la science dermatologique, pour s'en faire une idée exacte, pour en comprendre l'essence et la philosophie, pour saisir les rapports qui existent entre les diverses dermatoses, et qui rattachent ces affections à la santé générale, un travail isolé et analytique ne suffit pas. Il faut encore, en rapprochant toutes ces individualités morbides les unes des autres, les observer dans leurs rapports réciproques, dans leurs causes, dans leurs effets, dans leur constitution anatomique; il faut constater les phénomènes qui signalent leur développement, qui se produisent pendant leur évolution, et à leur déclin, de manière à en tirer toutes les déductions thérapeutiques désirables. Envisager la dermatologie à ce point de vue élevé, large et synthétique, c'est faire la pathologie générale des maladies de la peau, et c'est bien là le sujet que nous traitons, dans notre troisième volume, publié en 1883.

Cet ensemble ne nous a point paru former encore un travail dermatologique complet. En effet, la question principale en dermatologie, c'est le diagnostic : non pas seulement le diagnostic du genre, c'est-à-dire la détermination du nom à donner à telle ou telle affection, mais le diagnostic de la nature de cette affection, la détermination du principe morbide, dont cette affection est la traduction extérieure, en d'autres termes, le symptôme. Si le traitement des maladies de la peau n'est trop souvent qu'un empirisme aveugle, c'est parce que la nature de ces maladies est restée ignorée, faute d'en savoir établir le diagnostic.

Or, c'est là précisément ce qui fait le sujet de ce quatrième livre. Toutes les affections cutanées y sont divisées en groupes parfaitement distincts, et chacun de ces groupes est déterminé par la nature même des affections qui le composent. Toutes les dermatoses, syphilitiques, scrofuleuses, herpétiques, cancéreuses, symptomatiques de troubles gastriques, utérins, ou provenant de causes externes, et parasitaires forment autant de groupes parfaitement isolés, dont les caractères spéciaux et pathognomoniques sont étudiés avec le plus grand soin. Nous nous sommes efforcé de mettre en relief, et de faire saillir les caractères différentiels de tous ces groupes, afin qu'ils ne puissent pas être confondus les uns avec les autres, afin qu'à première vue, on puisse reconnaître tout de suite à quelle nature de maladie on a affaire.

Une dermatose étant donnée : quelle est la nature de cette dermatose? est-ce une syphilide? une scrofulide? une herpétide? une affection de cause externe, ou interne? saisonnière? parasitaire? professionnelle? — Voilà ce qu'il importe le plus au clinicien de savoir, car c'est ce diagnostic qui dictera le traitement.

Tel est, en quelques mots, l'esprit de ce livre que nous croyons appelé à rendre les plus grands services aux médecins et aux élèves.

Nous lui avons donné pour titre : « TRAITÉ PRATIQUE DES MALADIES DE LA PEAU, DU DIAGNOSTIC ET DU TRAITEMENT.

Nous croyons ce titre parfaitement justifié; car nous avons éloigné toutes les théories, toutes les compilations bibliographiques; nous avons admis seulement ce qui est pratique, usuel, ce qui peut éclairer le diagnostic, guider le médecin ou l'élève, l'aider à déterminer la nature idiopathique, ou symptomatique des lésions cutanées, et, par suite, l'amener à formuler une médication vraiment rationnelle et curative. Nous croyons ce travail plus utile que ne le serait un long et savant recueil d'opinions, souvent aussi nombreuses que fantaisistes et contradictoires.

Ce qu'il faut aux élèves et aux praticiens, ce sont des données nosographiques, doctrinales et thérapeutiques simples, claires et succinctes, débarrassées de toute surcharge historique, et purement scientifique; c'est là ce que nous leur offrons dans ce livre, qui, à lui seul, peut suffire à l'instruction, et à la pratique de ceux qui n'ont ni le temps, ni les moyens de faire une étude plus savante, et plus approfondie de la dermatologie.

Afin qu'il soit aussi complet que possible, nous lui donnons une deuxième partie, dans laquelle nous faisons une description abrégée des dermatoses les plus importantes, par leur fréquence et leur gravité.

Dans la première partie, nous les envisageons comme *maladies*, c'est-à-dire, au point de vue de leur étiologie, de leur nature morbide; nous en faisons une classification *symptomatologique*, c'est-à-dire, basée sur la valeur symptomatique de chacune d'elles.

Dans la deuxième partie, nous les étudions comme *lésions*, c'est-à-dire, relativement à leur constitution anatomique, et aux diverses altérations cutanées qui les caractérisent, les séparent, et les rangent en divers groupes distincts; c'est donc une classification *anatomique*.

Cette double manière d'étudier les maladies de la peau doit nécessairement en donner une connaissance exacte et complète. Tout en étant complet, nous avons tâché d'être aussi bref que possible; aussi le praticien trouvera dans notre livre, tous les documents qui doivent éclairer son diagnostic, et diriger sa thérapeutique; et les élèves, toutes les données et tous les principes indispensables à leurs examens et à leurs concours.

TRAITÉ PRATIQUE

DES

MALADIES DE LA PEAU

DIAGNOSTIC ET TRAITEMENT

PREMIÈRE PARTIE

Etude descriptive et comparative des maladies de la peau, classées d'après leurs causes, leur nature et leur traitement.

PREMIÈRE CONFÉRENCE

Caractères généraux et communs des lésions cutanées diathésiques.

MESSIEURS,

Si l'on s'engage sans méthode dans tous les détails de la dermatologie, on s'y égare, on s'y perd, comme se perd un voyageur qui pénétrerait d'emblée dans le dédale des rues d'une grande cité, dont il n'aurait étudié préalablement ni le plan général, ni les divisions. Or, la méthode dont vous avez besoin pour vous conduire à travers tous les méandres de la dermatologie, c'est un bon diagnostic. Il faut qu'en mettant le pied sur le seuil de cette science, vous en connaissiez déjà les grandes divisions, et que vous soyez à même de discerner, du premier abord, les différentes parties qui la composent.

Le cadre des maladies de la peau est immense; il comprend une multitude d'individualités morbides, aussi différentes par les causes qui les produisent, que par les lésions anatomiques qui les caractérisent, que par les modes divers de leur évolution, de leur gravité, et des indications thérapeutiques qui en découlent. Au milieu de ces individualités morbides, nous avons d'abord à distinguer et à établir une grande catégorie, la plus nombreuse et la plus importante de toutes; c'est la catégorie des maladies diathésiques, c'est-à-dire des affections qui sont l'expression, la traduction extérieure et sur la peau de l'existence des grandes diathèses, syphilitique, scrofuleuse, herpétique, cancéreuse.

Or ces quatre diathèses, inscrites sur la peau sous la forme de lésions diverses, ont un premier caractère qui leur est commun à toutes les quatre, et qui révèle leur nature diathésique, ce caractère c'est *la durée*. Toutes les fois que vous trouverez des lésions cutanées vieilles de date, comptant plusieurs mois, plusieurs années, par cela seul, par le seul fait de leur durée, diagnostiquez, à l'exception des teignes et des ulcères atoniques des jambes, des lésions de nature diathésique; elles sont vieilles et persistantes, comme la cause interne et générale qui leur a donné naissance et qui les entretient.

Ce caractère de durée, si important à constater, nous

offre deux modalités bien distinctes, qui sont la *continuité* et *l'intermittence*, c'est-à-dire la *récidivité*. La *continuité*, dans la durée des lésions, n'appartient qu'à deux des diathèses, à la diathèse scrofuleuse et à la diathèse cancéreuse. L'intermittence, ou récidivité dans les lésions, est un des caractères des diathèses syphilitique et herpétique.

Ce premier fait établi, examinons chacune de ces diathèses en particulier, examen rapide, à grands traits, qui ne doit porter que sur les seules manifestations cutanées de chacune de ces diathèses, de manière à vous mettre à même de discerner leurs caractères, et de les reconnaître à première vue.

Caractères pathognomoniques généraux des lésions cutanées de la syphilis.

La syphilis a un premier cachet extérieur, auquel vous la reconnaîtrez toujours, c'est sa couleur. Toutes les lésions par lesquelles elle se traduit sur la peau, et sur les muqueuses sont d'un rouge sombre, foncé, brunâtre, cuivreux, comparé par M. Hardy à la chair de jambon cru. L'immunité de toute douleur constitue, pour ces mêmes lésions, un autre caractère très important. Quelles que soient ces lésions, macules, papules, tubercules, ulcérations, elles sont indolores, et dans des cas douteux, embarrassants, la constatation de l'absence de toute douleur, dans une ou plusieurs lésions, suffit pour dénoter leur nature syphilitique. Ainsi un lichen parfaitement caractérisé sera syphilitique s'il est exempt de douleur. Tandis que l'angine catarrhale la plus légère occasionne, d'une manière permanente, une douleur qui s'exaspère dans la déglutition, l'angine syphilitique la plus sérieuse, le gonflement amygdalien le plus considérable, l'ulcération amygdalienne la plus profonde restent indolores, et passeraient inaperçus, s'il n'était de précepte de toujours examiner la gorge dans le cours de la syphilis, de peur d'abandonner à elles-mêmes, dans leur marche progressive, des lésions qui pourraient amener des désordres irrémédiables, tels que la perforation, la destruction plus ou moins complète de la voûte palatine et du voile du palais.

L'immunité de toute douleur n'est pas le seul caractère qui dénote la nature syphilitique dans une ulcération; cette même nature syphilitique est encore accusée par la forme arrondie, régulière, par la profondeur, par la couleur cuivrée, grisâtre et par les bords tranchants, et, non décollés de cette ulcération, et souvent aussi par son extension, son élargissement et sa propagation serpigineuse.

La squame, dans les lésions syphilitiques, est le plus souvent foliacée, unifoliacée, blanche, transparente, composée uniquement d'épiderme, caduque, se détachant d'elle-même, du centre des papules et des tubercules, qui restent ainsi dénudés d'épiderme, mais dont la base est entourée d'un anneau, ou cercle épidermique, décrit par Biett sous le nom de *collerette*, et que l'on appelle pour cette raison, *collerette de Biett*.

Les lésions ulcéreuses de la syphilis sont recouvertes

de croûtes, qui, elles aussi, ont leur cachet pathognomonique. Ces croûtes ont une couleur d'un vert foncé, brunâtre, bronze florentin. Très sèches, très adhérentes, très épaisses, très persistantes, dans la syphilis pustulo-crustacée, elles sont, au contraire, molles, mais toujours de la même couleur, noir brun, dans le rupia.

Ainsi donc, messieurs, les diverses lésions par lesquelles la syphilis se traduit sur la peau, ont leur cachet particulier, individuel, n'appartenant qu'à elles seules, ce qui vous fera tout de suite, et dès le premier abord, diagnostiquer la diathèse.

Mais ce n'est pas tout, cette même diathèse se caractérisera encore par le mode d'évolution de ces lésions, par la manière dont elles se produisent, et dont elles se comportent sur la peau. Les premières lésions de la syphilis constitutionnelle, dans leur ordre d'apparition, les lésions dites *précoces*, sont éparpillées sans ordre sur toute la surface du corps et des membres; la surface de la peau tout entière en est mouchetée, constellée, tigrée. Ces lésions (macules, papules, tubercules) sont le plus souvent peu étendues, arrondies, ponctuées, isolées les unes des autres, séparées par de petits espaces de peau saine; à une époque plus avancée de son existence, après quatre, cinq, six ans, et quelquefois beaucoup plus tard, les mêmes lésions existent encore, mais avec une tout autre disposition : elles se sont limitées, restreintes à quelques parties seulement; elles ont formé un ou plusieurs groupes de configuration orbiculaire, festonnée; ce sont les *syphilides tardives ou en groupes*, comme les a dénommées notre éminent maître, le professeur Hardy;

cette nouvelle disposition indique que la syphilis est ancienne, et confine aux lésions tertiaires. Ainsi donc, messieurs, les macules, les papules, les tubercules vous font diagnostiquer la syphilis par les caractères qu'ils vous présentent; mais de plus, par la disposition qu'ils affectent, ils vous font diagnostiquer encore l'âge de la diathèse, et la période de son évolution.

Les lésions de la syphilis se rencontrent partout, mais elles ont des sièges d'élection : le front où elles prennent le nom de *corona veneris;* les sillons naso-labiaux; les commissures buccales; les régions palmaires et plantaires; la nature syphilitique de telles ou telles lésions vous est dénotée, très souvent, par le seul fait de leur existence, dans l'une ou l'autre de ces régions.

Mais on ne trouve pas les lésions cutanées de la syphilis que dans leurs sièges d'élection, on les trouve partout, la *généralisation* est un de leurs caractères. Très souvent, quand elles ont parcouru les diverses phases de leur évolution, dans une région, elles apparaissent dans une autre, après une disparition, dont la durée a été plus ou moins longue; aussi on dit avec raison qu'elles sont *nomades*; c'est là encore un de leurs caractères. De plus, elles sont *protéiques,* c'est-à-dire qu'après un temps plus ou moins long d'effacement, on les voit renaître sous une autre forme; ainsi, dans une première phase de son évolution, la syphilis était représentée, sur la peau, par des *macules*, par de simples taches; dans une deuxième phase, elle sera représentée par des *papules;* plus tard par des *tubercules*, plus tard encore par des *ulcérations;* ce sont ces diverses transformations qui ont valu à la syphilis le nom de *diathèse protéique*.

La syphilis se survit encore à elle-même par le caractère des *empreintes cicatricielles* qui succèdent à ses lésions. La manière d'être, la forme, l'aspect d'une simple cicatrice vous permettront de la diagnostiquer, alors qu'elle aura complètement disparu de la peau.

Il y a des cas, messieurs, et ces cas sont malheureusement fréquents, où vous vous trouverez en présence d'accidents généraux graves, mal définis, d'une explication difficile; ce seront des douleurs vagues, erratiques, intermittentes, périodiques dans leurs manifestations; ce seront des affections hépatiques, ou pulmonaires, des troubles dans les centres nerveux, dans le cerveau, dans la moelle épinière, des accidents épileptiformes, des hémiplégies, des paraplégies; une médication active, énergique, déduite rationnellement des symptômes, aura échoué; les mêmes douleurs, les mêmes accidents persisteront, malgré le sulfate de quinine, malgré tous les calmants, tous les antispasmodiques, tous les révulsifs; vous serez tentés d'abandonner votre malade, de le déclarer incurable; lorsqu'une observation plus attentive vous fera découvrir, sur un point quelconque du corps, une croûte, une *simple croûte*, d'un noir vert, sèche, épaisse, persistante; ou bien, à défaut d'une croûte, une *simple cicatrice, une tache cicatricielle*, arrondie, légèrement déprimée, en forme de cupule, remarquable par une notable décoloration de la peau, par son amincissement, par sa surface lisse, légèrement gaufrée, qui la fera ressembler à la cicatrice vaccinale ; remarquable encore par son défaut d'adhérence aux parties sous-jacentes, sur lesquelles vous la ferez glisser facilement. Eh bien, messieurs, cette simple croûte, cette simple tache cicatricielle, en apparence si peu importantes, vont devenir, pour vous, des flambeaux lumineux, qui éclaireront votre diagnostic, qui vous montreront l'existence de la syphilis, là où vous ne la soupçonniez pas, et vous indiqueront, par conséquent, dans quelle voie thérapeutique vous devez vous engager. Ce sera le salut, alors que tout semblait perdu.

Il y a quelques années, dans notre salle Henri IV, au n° 70, une femme nous présentait une toux incessante, une expectoration abondante ; sous la clavicule gauche il y avait du souffle caverneux, du gargouillement ; c'était donc une tuberculose pulmonaire au troisième degré, c'était la mort de la malade ; tout paraissait désespéré, lorsque je découvris une de ces cicatrices qui n'appartiennent qu'à la syphilis. Malgré toutes les dénégations de la malade, je conclus de cette cicatrice que la syphilis avait passé par là, que ses périodes cutanées étaient finies, qu'elle était devenue interne, viscérale, et que ces accidents pulmonaires pouvaient bien être dus à une gomme du poumon. Je donnai, en conséquence, l'iodure de potassium, et la malade guérit parfaitement.

A peu près à la même époque, au n° 16 de la salle Saint-Charles, il y avait un homme que l'on pouvait croire atteint d'un cancer du foie, il était ictérique, profondément dyspeptique ; à la région hépatique, on constatait une tuméfaction considérable et bosselée, c'était bien un homme que l'on pouvait croire voué à une mort certaine, en vertu du diagnostic *cancer*, qui ne semblait malheureusement que trop motivé. Eh bien, cet homme n'était pas cancéreux, il avait des gommes syphilitiques dans le foie; nous le traitâmes par l'iodure de potassium, et il quitta l'hôpital parfaitement guéri; des cicatrices d'anciennes syphilides, auxquelles cet homme n'attachait aucune importance, nous mirent sur la voie du vrai diagnostic, et ce fut le salut du malade.

Ainsi donc, messieurs, la diathèse syphilitique imprime sur la peau des lésions, dont les caractères pathognomoniques n'appartiennent qu'à elle, et vous la feront toujours reconnaître. Ces caractères sont: la couleur cuivrée, l'absence de douleur, la caducité, la transparence des squames foliacées, laissant, après leur exfoliation, l'anneau circulaire, dit collerette de Biett, la forme arrondie des ulcérations, leur profondeur, leur irrégularité, leurs bords tranchants.

La syphilis se distingue encore par la manière dont sont disposées ses lésions, éparpillées, généralisées sans ordre, quand elles sont précoces; limitées à quelques régions seulement, et réunies en groupes, quand elles sont tardives. En outre, vous la reconnaîtrez au siège d'élection de ses lésions, le front, les sillons naso-labiaux, les commissures buccales, les régions palmaires et plantaires; à leur mode d'évolution, et à leurs métamorphoses; n'oubliez pas qu'elles sont nomades, serpigineuses, protéiques et intermittentes, qu'à une époque vous les trouvez dans une région, avec une forme déterminée, et que plus tard, après une disparition, dont la durée a été plus ou moins longue, vous les voyez reparaître ailleurs, et sous une tout autre forme. N'oubliez pas enfin que la syphilis laisse après elle des croûtes qui n'appartiennent qu'à elle, et des cicatrices indélébiles et pathognomoniques, à l'aide desquelles vous pourrez toujours reconnaître son empreinte et son effigie.

DEUXIÈME CONFÉRENCE

Caractères des lésions cutanées primitives et secondaires précoces de la syphilis.

MESSIEURS,

Dans notre dernière conférence, nous avons vu quels sont les caractères généraux et communs des *syphilides*, c'est-à-dire des lésions par lesquelles la syphilis manifeste son existence sur la peau; nous avons vu quelles sont les lésions cutanées auxquelles vous pouvez donner le nom de *syphilides;* quel est leur aspect, quels sont leurs sièges d'élection, comment elles se répartissent sur la peau, suivant leur degré d'ancienneté, comment elles évoluent, et quelles transformations elles subissent dans leurs apparitions successives. Avec ces données, vous pouvez diagnostiquer la syphilis, vous êtes à même de la reconnaître. Mais cela ne suffit pas; je ne vous en ai présenté qu'une sorte de tableau synoptique, de panorama superficiel. Il faut pénétrer plus avant dans notre sujet, étudier de plus près, et plus en détail chacune des lésions. Commençons par la première de toutes, le chancre.

Lésion primitive. — Le Chancre.

N'oublions pas que nous ne faisons point l'histoire, la nosographie de la syphilis; nous ne faisons que la symptomatologie des lésions cutanées qui la caractérisent. Par conséquent nous n'avons point à nous occuper de la dualité du chancre, à discuter la nature du chancre mou, appelé aussi *chancrelle*. Admettons qu'il n'est point infectant, qu'il est indépendant de la syphilis, qu'il ne peut pas en être la porte d'entrée. Et cependant, cela n'est pas toujours et rigoureusement vrai; nous possédons plusieurs cas qui prouvent que la syphilis, comme diathèse, peut sortir d'un chancre dit *mou*; nous en avons eu notamment un exemple très remarquable ici, dans cette salle. Un homme sortit de l'hôpital du Midi, où il avait séjourné quinze jours pour y être soigné d'un chancre diagnostiqué *mou*, non infectant; il fut déclaré guéri, et indemne de tout accident ultérieur. Mais un mois plus tard, il entrait dans notre service pour une roséole syphilitique, compliquée d'adénite spécifique inguinale et cervicale. Nous admettons que des cas semblables ne sont que des exceptions, mais encore faut-il connaître ces exceptions et en tenir compte, comme pronostic et comme traitement.

C'est pourquoi notre ancien maître, M. Huguier, aussitôt qu'il avait reconnu l'existence d'un chancre, avant que ce chancre ait eu le temps de s'indurer, et quels qu'aient été les caractères de ce chancre *non induré* ou *mixte*, donnait indistinctement du mercure dès l'a bord. Cette pratique nous paraît sage; nous la suivons, et nous la recommandons.

Le mercure, à la dose à laquelle nous l'administrons, ne pouvant jamais être nuisible, ne pouvant au contraire que fortifier les malades. Nous faisons prendre tous les jours, une pilule composée de :

Protoïodure d'hydrargyre	0, 03.
Extrait d'opium	0, 01.
Extrait de gentiane.	0, 10.

Ne nous occupons maintenant du chancre mou, que pour établir son diagnostic d'avec l'herpès.

Chancre mou.

Le chancre mou, dans ses sièges d'élection, c'est-à-dire, dans les zones génitale, anale et buccale, n'est le plus souvent observé qu'à sa deuxième période, à sa période ulcéreuse; la première période, la période vésiculeuse est trop fugace, sa durée est trop courte pour être habituellement constatée. Il en est de même de l'herpès, dans ces mêmes régions. Les sécrétions humides abondantes, les frottements des parties les unes sur les autres, la finesse excessive de l'épithélium font que ce feuillet épithélial est sans aucune résistance; il est détruit presque aussitôt que soulevé, de sorte que les ulcérations herpétiques et chancreuses sont à nu presque d'emblée, et ce n'est qu'à l'état ulcéreux qu'il nous est donné d'observer ces deux affections si différentes de nature. Il est donc bien important de savoir les distinguer.

Les ulcérations de l'herpès sont toujours nombreuses; il y en a toujours un plus ou moins grand nombre; elles sont irrégulières dans leurs contours, sans profondeur; très superficielles; leurs bords sont biseautés, taillés en dédolant, de manière à se mettre progressivement, et sans qu'il y ait une ligne de démarcation bien tranchée, de niveau, soit avec les parties saines ambiantes, soit avec les parties ulcérées; généralement elles ne sont accompagnées d'aucun engorgement ganglionnaire; convenablement traitées, elles guérissent dans l'espace d'un septénaire, et ne laissent après elles, aucune cicatrice, aucune trace.

Les ulcérations chancreuses, au contraire sont profondes, régulières, rondes, le plus souvent, faites comme à l'emporte-pièce; leurs bords sont tranchants, coupés à pic, jamais amincis; elles peuvent être, comme celles de l'herpès, nombreuses; M. Fournier en a compté jusqu'à soixante; mais le plus souvent il n'y en a qu'une seule. Qu'il y en ait une seule, ou plusieurs, ces ulcérations se distinguent, de celles de l'herpès, par les caractères susindiqués, par une durée de trois à quatre semaines, et par un engorgement ganglionnaire phlegmoneux, considérable, douloureux, se terminant souvent par suppuration. Avec une observation attentive, la confusion pourra donc être évitée.

Chancre induré.

Le chancre induré, infectant, est habituellement unique; quelquefois il y en a deux, mais presque constamment il est seul. C'est une ulcération profonde, à fond grisâtre, largement étalée, régulièrement circonscrite; entourée par des bords d'une dureté cartilagineuse, formant une sorte d'anneau ou de cercle, nettement limité en son contour. Cette induration se forme, du quinzième au vingtième jour, de l'existence du chancre. Elle est le premier indice de l'infection constitutionnelle, et bientôt elle est suivie de l'engorgement ganglionnaire spécifique, c'est-à-dire multiple, indolore et sans caractère inflammatoire.

Le chancre, tel que nous venons de vous le décrire, ne constitue pas toujours par lui-même une lésion aussi importante; il peut même passer inaperçu; c'est lorsqu'il se cache dans les plis vaginaux, ou anaux, derrière les caroncules myrtiformes, au milieu de tissus dont la finesse rend quelquefois l'induration difficilement appréciable, et de plus, il n'est pas douloureux; en sorte que vous voyez, quelquefois, des accidents secondaires diathésiques exister chez des individus, qui vous affirmeront n'avoir jamais eu de chancre, et chez lesquels, en effet, vous n'en trouverez aucune trace. Ces cas cependant sont rares; en effet si le chancre mou ne laisse après lui qu'une tache cicatricielle imperceptible, le chancre induré, au contraire, se survit par une cicatrice apparente et indélébile. Quand cette cicatrice ne peut pas être constatée, c'est qu'elle est enfouie, en quelque sorte, dans les profondeurs, ou dans les replis de tissus qui la dissimulent.

Mais quand, par le fait de sa situation, le chancre ne peut pas être aperçu, son existence est souvent manifestée par un symptôme très important, et sur lequel je dois appeler toute votre attention. Ce symptôme, ou ce signe dénonciateur de l'existence d'un chancre invisible, en raison de sa situation, c'est l'œdème des parties environnantes. Donnez à cet œdème l'explication que vous voudrez; dites, si vous le voulez, qu'il est le résultat de troubles circulatoires, produits par une lésion profonde et maligne: quelle que soit l'explication que vous lui donniez, cet œdème existe dans un grand nombre de cas; vous le verrez sur le prépuce, quand le chancre est sur la rainure de la base du gland; quand il existe à la vulve, vous le verrez sur les grandes et sur les petites lèvres; il sera *uni latéral*, si le chancre est situé latéralement: mais s'il est à la fourchette, sur la ligne médiane, son influence se faisant également sentir des deux côtés, vous le trouverez alors double, bilatéral; la constatation de cet œdème équivaut à la constatation du chancre lui-même pour le diagnostic, et pour les indications thérapeutiques. Il y a de l'œdème, donc il y a un chancre, que vous le voyiez ou que vous ne le voyiez pas, n'importe, le chancre existe. Tenez donc, messieurs, le plus grand compte de ce précieux symptôme.

Le prépuce, le gland, la vulve, la marge de l'anus, les lèvres buccales sont les sièges d'élection du chancre: c'est là qu'on le trouve le plus habituellement; mais, dans des cas plus rares, on le voit plus profondément situé, ainsi, à l'intérieur du vagin; nous en avons vu un, à l'hôpital de Lourcine, sur le col de l'utérus; il existe sur les amygdales. On le trouve encore dans bien d'autres régions, vous devez en être avertis. Nous l'avons vu dans la fossette du menton, à l'orifice nasal, sur le dos du nez, dans la région malaire, sur un doigt, sur le doigt medius: M. Ricord l'a constaté sur le gros orteil; dans toutes ces régions, on le reconnaît à tous ses caractères, et à l'engorgement des ganglions correspondants.

Syphilides précoces secondaires.

Parlons maintenant des lésions cutanées qui se produisent consécutivement au chancre infectant, et qui ne sont plus le résultat d'une inoculation locale et directe, mais d'une infection générale et constitutionnelle. Elles ne sont plus *primitives* comme le chancre induré, mais *secondaires*, puisqu'elles viennent après lui.

Ces lésions sont, dans l'ordre de leur apparition et de leur développement, la Roséole, ou syphilide maculeuse, la Syphilide papuleuse, et la Syphilide tuberculeuse; ces trois lésions sont appelées *précoces*, parce qu'elles sont les trois symptômes d'une syphilis récente.

Roséole syphilitique ou syphilide rubéolique.

La première des trois, celle qui apparaît d'abord, c'est la roséole; elle consiste en taches ou macules, d'une couleur rose mais d'un rose moins clair, plus foncé que les macules de l'érythème non spécifique. Ces taches rubéoliques sont bien des taches exanthématiques, c'est-à-dire, des taches congestives, formées par une congestion active des capillaires; elles disparaissent, en effet, à la pression du doigt, pour se reproduire immédiatement; mais cet exanthème, en vertu de sa nature syphilitique, est d'une teinte un peu sombre, un peu cuivrée.

Ces taches ne sont le siège d'aucune douleur, d'aucune chaleur, d'aucun prurit; elles existent quelquefois à l'insu du malade, elles sont irrégulières dans leur contour, irrégulièrement arrondies; sans forme bien déterminée, déchiquetées sur leurs bords, elles ne forment aucun relief appréciable à la vue, ou au toucher, au-dessus de la peau ambiante, leur surface ne mesure guère que 25 à 35 millimètres carrés; elles apparaissent environ un mois après l'induration du chancre. Abandonnées à elles-mêmes, sans traitement, elles durent de cinq à six septenaires; à cette époque, elles perdent progressivement leur teinte rosée; elles deviennent plus sombres, plus cuivrées, moins étalées, elles s'arrondissent, constituent de petits reliefs, de petites saillies, appréciables à la vue et au toucher, et se transforment ainsi en papules.

Telle est la roséole syphilitique précoce. Il y en a une autre que je ne dois point passer sous silence. Celle-là diffère de la première : 1° par sa configuration : elle ne se présente plus sous la forme de taches irrégulières, mais de surfaces rondes, orbiculaires, de cercles complets, d'anneaux, ou seulement de fragments de cercles, ce qui lui a fait donner par le professeur Hardy, le nom de roséole *annulaire*, ou *circinée;* 2° la roséole circinée diffère encore de la première par l'époque de son apparition; elle ne se manifeste que beaucoup plus tard, qu'à une époque plus avancée de l'évolution de la syphilis, après une année et quelquefois davantage; aussi M. Hardy l'a-t-il appelée roséole *tardive*. La roséole circinée, annulaire, ou tardive est donc le symptôme d'une syphilis déjà ancienne : or, ne l'oubliez pas, la détermination de l'âge de la syphilis est d'une grande importance pour le pronostic et pour le traitement.

Syphilide papuleuse.

Dans l'ordre d'apparition des lésions cutanées de la syphilis, la syphilide papuleuse vient en second lieu; elle est, comme nous l'avons dit, le résultat d'une double transformation des macules rubéoliques : 1° dégradation de la teinte rosée qui s'assombrit et devient brunâtre; 2° hypertrophie partielle et ponctuée du derme, sous forme de papules. La papule, vous le savez, peut être définie : une petite tumeur de la grosseur d'une tête d'épingle, ayant son siège dans le corps papillaire du derme, et formée par l'hypertrophie de ce corps papillaire. La syphilide papuleuse est donc caractérisée par de petites tumeurs rondes, tantôt plates, tantôt acuminées, tantôt isolées, d'autres fois agglomérées en forme de groupes. Il y a, par conséquent, différentes formes de papules syphilitiques : 1° la *syphilide papuleuse plate et à petites papules*, constituée par des papules ayant à peine le volume d'une petite tête d'épingle, et formant un relief à peine appréciable; 2° *la syphilide papuleuse lenticulaire*, constituée par des papules ayant la forme, le volume et la couleur des lentilles. Ces papules sont remarquables par leur surface lisse, arrondie et cuivrée; 3° *la syphilide papuleuse à larges papules*, caractérisée par une saillie à large surface, ronde, notablement surélevée et largement étalée; 4° la syphilide papuleuse *à papules pointues*, aiguës, comme des pointes d'aiguilles, *agglomérées* et réunies en groupes, sur des surfaces de peau, de couleur cuivrée, c'est le lichen syphilitique; 5° la syphilide *papulo squameuse :* la papule est recouverte d'une squame; cette squame est peu adhérente, le plus souvent elle se détache, au pourtour de la base de la papule, de manière à laisser découvert, et sans feuillet épidermique, tout le champ de la papule, dont la base reste entourée, comme d'un anneau, par l'épiderme, au point où la squame s'en est détachée. Cet anneau épidermique, dont la couleur blanche tranche sur la coloration cuivrée de la papule, ressemble à la pupille oculaire, il ressemble aussi à une collerette; c'est sous ce nom que Biett l'a décrit, aussi on lui a conservé le nom de *Collerette de Biett.*

Convenablement traitée, la syphilide papuleuse dure de un à deux mois. Au bout de ce temps, les papules se sont progressivement affaissées, elles ont été le siège d'un travail de résolution, d'intussusception intersticielle, en vertu duquel les parties du derme hypertrophiées, se sont, petit à petit, mises de niveau, avec les parties de peau restées saines, en sorte qu'il n'y a plus de saillies, plus d'élevures, mais de simples taches pigmentaires de couleur brunâtre, formées par cette hypersécrétion pigmentaire qui résulte de la présence à la surface, ou dans l'épaisseur du derme, de toute lésion dont la durée a été longue, et a, par conséquent, troublé la vitalité, l'état physiologique du derme. Ces taches pigmentaires persistent pendant un temps considérable. Elles forment à la surface de la peau de petites mouchetures d'un gris jaune, brunâtre, dont la teinte se dégrade progressivement avec le temps, et finit par disparaître. Ces taches n'appartiennent pas en propre à la syphilis, elles n'ont aucune valeur séméiologique; elles indiquent seulement qu'il y a eu là, où elles existent, une lésion dermique; elles ne préjugent aucunement la nature de cette lésion; car on les trouve *après*, ou même pendant le cours des affections cutanées les plus diverses, telles que le prurigo, le psoriasis, l'eczéma.

Abandonnée à elle-même, sans traitement, ou sans un traitement convenable, la syphilide papuleuse forme des reliefs de plus en plus prononcés; la saillie des papules augmente, en même temps que leur surface et leur profondeur, dans l'épaisseur du derme, de sorte que les papules deviennent progressivement des tubercules, lesquels ne sont que l'exagération des papules. La syphilide papuleuse se termine donc, en se transformant, en syphilide *tuberculeuse*, de même qu'elle était née, de la transformation en papules, des simples macules de la roséole syphilitique.

Syphilide tuberculeuse.

Messieurs, cette étude successive des diverses lésions cutanées de la syphilis, prises ainsi une à une, est longue, pénible, ennuyeuse, j'en conviens, mais elle est nécessaire pour le diagnostic. Si un grand nombre de ces lésions étaient réunies à la fois, sur le même sujet, il serait inutile d'entrer dans tous ces détails, car la physionomie de la syphilis se détacherait facilement, ouvertement de leur ensemble, et le diagnostic de la diathèse éclaterait à première vue; mais malheureusement il n'en est pas toujours ainsi; s'il y a des cas où le nombre, le siège, la disposition, la configuration, l'évolution des lésions rend le diagnostic facile, il en est d'autres où vous ne trouverez sur la peau aucun ensemble morbide, dont le caractère soit tranché; il n'y a qu'une seule lésion quelquefois. Or, il faut qu'avec cette lésion unique, isolée, vous puissiez établir le diagnostic; il est donc indispensable d'avoir, sur le caractère individuel de chacune de ces lésions prises en particulier, des données très positives, afin d'être à même de déduire un diagnostic de la plus haute importance d'une lésion minime en elle-même. Cela posé, voyons, en quelques mots rapides, quels sont les caractères de la syphilide tuberculeuse.

Un tubercule, nous l'avons déjà dit, n'est qu'une grosse papule; c'est l'exagération de la papule; c'est donc une petite tumeur du volume d'une lentille, ayant son siège dans le corps papillaire du derme, formé par l'hypertrophie d'une ou de plusieurs papilles, et du tissu conjonctif, qui unit ces papilles entre elles, et faisant un relief, une saillie à la surface de la peau.

Les tubercules syphilitiques sont arrondis, convexes, lisses, de la couleur de la syphilis, c'est-à-dire cuivrés; habituellement dénués d'épithélium, le feuillet épidermique qui les recouvrait s'étant détaché, en laissant, à leur base, l'anneau, ou collerette de Biett; ils ne sont le siège d'aucune douleur, comme les autres lésions de la syphilis. Nous le répétons, les tubercules ne sont que des papules hypertrophiées par le temps, ou bien chez lesquelles une région plus riche en principes vitaux a développé, d'emblée, une hypergénèse, une prolifération plus riche, plus rapide. Ainsi, examinez avec soin une syphilide papuleuse sur les membres inférieurs, vous constaterez qu'à mesure que vous vous approcherez des parties sexuelles, dans toute la zone génitale, à la partie interne et supérieure des cuisses, là, où la peau est plus fine, plus riche en lacis veineux et artériel, plus arrosée par des secrétions humides, vous constaterez, disons-nous, que dans cette région plus féconde, les papules se prononcent, s'élèvent de plus en plus, à mesure qu'elles s'approchent des plis génito-cruraux, où elles deviennent de véritables tubercules. Vous remarquerez la même chose à la nuque, où le frottement de la cravate, des cols empesés, du chignon déterminent une irritation habituelle, sous l'influence de laquelle les papules croissent plus rapidement, se développent davantage, ont des reliefs plus saillants, plus larges, en un mot, forment de véritables tubercules, tandis que, sur le dos, là, où il n'y a aucune cause de développement plus rapide, on ne voit que de simples papules.

La durée des tubercules est de un à deux mois ; on les trouve habituellement plus nombreux et plus prononcés, sur le front, dans les sillons naso-labiaux, sur le menton, à la nuque, à la face interne des cuisses, dans la zone ano-génitale, où ils prennent une forme toute particulière, où ils deviennent des *tubercules muqueux*;

nous en parlerons tout à l'heure, car ils méritent une description spéciale.

Les tubercules syphilitiques de la peau, quand ils entrent dans leur période de déclin, deviennent, comme les papules, le siège d'une véritable résorption : les éléments hyperthrophiques qui les composent sont, petit à petit, résorbés ; alors ils s'affaissent ; la saillie qu'ils formaient devient de moins en moins prononcée ; ils s'aplatissent et finissent par se mettre de niveau avec la peau ambiante. Alors ils n'existent plus. A leur place ils laissent une empreinte, une tache pigmentaire qui, au bout d'un certain temps, finit aussi par disparaître. Quelquelquefois, le tubercule ne donne lieu à aucune cicatrice ; mais s'il a été très prononcé, s'il a poussé, dans l'épaisseur du derme, des racines profondes, sa disparition laisse une empreinte cicatricielle indélébile, et présentant le cachet de la cicatrice syphilitique.

Les papules et les tubercules syphilitiques de la peau peuvent exister seuls, sans squames ; celles-ci, comme nous l'avons dit, se détachent, le plus souvent, de leur surface en laissant, après elles, la collerette de Biett autour de leur base. Mais les squames peuvent aussi rester adhérentes à la surface des papules ou des tubercules ; on a alors la syphilide papulo, ou tuberculo-squameuse.

Les squames de la syphilis, nous l'avons dit plus haut, sont habituellement foliacées, minces, blanches, caduques et transparentes ; mais on les trouve aussi, dans des cas rares, épaisses, dures, saillantes, très adhérentes, ayant la consistance de la corne. On dit alors qu'elles sont *cornées* ou crustacées, et, jointes aux papules et aux tubercules auxquels elles adhèrent, elles constituent la syphilide *papulo*, ou *tuberculo-cornée*, ou *crustacée*, qui n'est qu'une variété de la syphilide papuleuse et tuberculeuse.

Tubercules muqueux.

Les tubercules syphilitiques qui se développent, chez l'homme, à la marge de l'anus, sur le scrotum, à la face interne et supérieure des cuisses, dans les plis génito-cruraux, et, chez la femme, dans toute la zone génito-anale, sur les petites et sur les grandes lèvres, ont une forme, une manière d'être toutes particulières, et on les désigne sous le nom de *tubercules muqueux*. Ce nom est justifié par leur couleur rosée analogue à la couleur des membranes muqueuses, et aussi, par leur consistance molle. Cette couleur légèrement rosée, et cette consistance molle sont dues à la finesse, et à la mollesse des tissus, sur lesquels ils se développent. La peau, dans ces régions, est pelliculaire, mince, d'une trame dont la ténuité est excessive ; le tissu cellulaire est égament d'une extrême finesse, il forme une couche, dont les fibres, dont les mailles sont élastiques, sans densité, sans adhérence avec les tissus sous-jacents, et infiltrés de globules graisseux ; de plus, ces régions sont très riches en lacis vasculaires et nerveux, en follicules sudoripares et sébacés ; elles sont dans une état d'humidité presque constante. Chez la femme, elles sont en outre arrosées par les liquides qui s'écoulent du vagin ; ajoutons que ces parties, à l'abri du contact de l'air, et par conséquent, dans une atmosphère toujours élevée, sont en opposition, en frottement avec elles-mêmes; qu'elles sont le siège de fréquentes sensations prurigineuses, d'irritations produites par le grattage, et par les excitations génésiques. Toutes ces conditions anatomo-physiologiques font que la vitalité y est très développée, et que les diverses proliférations morbides qui s'y trouvent, y prennent un accroissement rapide, et des proportions considérables.

Elles sont le siège d'élection des tubercules muqueux. Ces tubercules sont ronds, d'une consistance molle, d'une couleur rosée; ils forment souvent un relief très prononcé; leur sommet présente, à sa partie médiane, une légère dépression en forme de cupule, au-dessus et autour de laquelle s'élèvent leurs bords en saillie, et d'une coloration plus pâle. Ces tubercules ne sont nullement douloureux; abandonnés à eux-mêmes ils se multiplient; chez la femme, surtout, ils forment souvent comme une double traînée, qui, partant du sommet de la vulve, descend tout le long des petites et des grandes lèvres, sur toute la longueur des plis génito-cruraux, et vient se terminer autour de l'anus, enveloppant et encadrant ainsi, comme dans une guirlande, toute la zone génito-anale.

L'accroissement des tubercules muqueux va de pair avec leur multiplication; les saillies qu'ils forment deviennent très considérables, et alors les frottements, dans la marche, étant plus prononcés, l'épithélium très mince qui les recouvre n'y résiste pas; il s'ulcère, se détruit, laissant à nu le derme sous-jacent. Les tubercules muqueux, ainsi ulcérés, deviennent très douloureux; ils sont le siège d'une cuisson, d'une sensation de chaleur, de brûlure intense, continuelle, qui s'exaspère par les frottements de la marche, et par tous les contacts extérieurs; les surfaces ulcérées secrètent une humeur muco-purulente, dont l'odeur est fadace et nauséeuse.

Les tubercules muqueux augmentent en surface, en même temps qu'en élévation; ils s'élargissent, et, en s'élargissant, ils se rencontrent, ils deviennent confluents, se soudent, se confondent les uns avec les autres, de manière à ne plus former que de larges surfaces, qu'on appelle des *plaques muqueuses*. Ces plaques muqueuses, abandonnées à elles-mêmes, se développent en saillie, et en étendue; leur surface s'ulcère, et secrète abondamment du muco-pus fétide; en même temps qu'elles se sont ulcérées, ces surfaces, enflammées sans cesse par la présence de liquides irritants, par les frottements de la marche, et la pression des parties voisines et opposées, deviennent le siège de véritables proliférations, de bourgeonnements, qui végètent sur toute leur superficie, c'est alors la *plaque muqueuse végétante et ulcérée*.

C'est là, messieurs, la lésion que vous devez appeler: *végétation syphilitique*: ce nom ne convient nullement à cette autre lésion, bien différente, dénommée dans le langage vulgaire *choux-fleurs*, *crêtes de coq*, *végétations*. Cette dernière lésion est un pseudo-papillome; elle est formée de tous les éléments du derme, très riche en tissu vasculaire; elle n'a aucun caractère syphilitique; elle existe en dehors de la diathèse syphilitique; elle est inattaquable au traitement mercuriel et iodo-potassique : elle consiste simplement en une hypergénèse de tissus, dont la vitalité a été exagérée, et surabondamment développée par des congestions actives, intenses et fréquentes, que déterminent des excitations locales.

De toutes les lésions syphilitiques, les tubercules muqueux, et les plaques muqueuses végétantes, sont les plus plantureuses ; ce sont celles qui poussent le plus vite, qui forment les saillies les plus prononcées, qui prennent les développements les plus considérables. Aussi, le traitement général antidiathésique seul, est insuffisant pour les faire disparaître, il faut y adjoindre, pour les réprimer, des cautérisations, soit avec le nitrate d'argent, soit même avec le nitrate acide de mercure. Si ces lésions se développent rapidement, elles disparaissent de même ; le repos, la position horizontale, l'isolement des parties malades, de très grands soins de propreté, trois ou quatre cautérisations suffisent pour les effacer. Mais aussi, elles reparaissent habituellement au bout d'un certain temps, en l'absence d'un traitement général et local insuffisamment prolongé ; elles repullulent avec une très grande facilité.

Ce n'est pas seulement aux parties génito-anales qu'on trouve les tubercules muqueux ; ils se développent encore dans toutes les régions, où la peau est très fine, très lubrifiée par des sécrétions humides, et en opposition avec elle-même : ainsi on les rencontre fréquemment dans les creux axillaires, et sous les seins, quand ces organes sont flottants, tombants et très développés ; on les voit encore entre les orteils, où il ne faut pas les confondre avec ces cors ulcérés et enflammés, appelés *œils de perdrix ;* de même qu'à la marge de l'anus ; il faut bien se garder de les prendre, comme essaient de le faire croire certains malades, pour des hémorrhoïdes.

Les tuberbules muqueux sont peut-être la lésion la plus fréquente, la plus habituelle de la syphilis. Ils appartiennent à la période secondaire de son évolution ; on les trouve aussi bien à la première phase qu'à la dernière phase de cette période ; ils sont en même temps une des lésions précoces, et une des lésions tardives ; ils sont quelquefois la continuation du chancre induré, qui dans sa période de déclin, peut se transformer en un tubercule muqueux, et se survivre à lui-même sous cette nouvelle forme. Dans la longue durée de la syphilis, ce sont donc eux qui occupent le plus longtemps la scène, puisqu'ils sont les contemporains de sa naissance, et des périodes les plus reculées de ses accidents secondaires.

TROISIÈME CONFÉRENCE

Caractères des lésions cutanées, tardives secondaires de la syphilis.

Les lésions que nous vous avons décrites jusqu'ici, sont celles qui vous dénotent la période secondaire de l'évolution de la syphilis. Mais, par leur diffusion sans ordre, par leur dissémination, par leur généralisation sur toute la surface du corps, sur lequel elles sont en quelque sorte *semées*, et qu'elles constellent en multitude innombrable, elles vous indiquent, par cette disposition même, que la syphilis est de date récente, et qu'elles en sont les premiers indices; aussi on les a dénommées ses *lésions précoces*.

Plus tard, après un temps variable, mais toujours long, écoulé ; après 4, 10, 20, 30 années d'existence, ces mêmes lésions, jointes à quelques autres, dont nous devons vous parler aujourd'hui, apparaissent encore, mais avec une tout autre disposition. Elles forment, çà et là, sur la surface du corps et des membres, un petit nombre de groupes; elles ne sont plus généralisées; elles sont au contraire *localisées* dans un ou plusieurs sièges. Moins la syphilis est ancienne, et plus les groupes de lésions sont nombreux, et, réciproquement, plus elle est vieille d'origine, et moins les groupes sont nombreux ; quelquefois, il n'y en a qu'un seul, comme chez le malade que je vous présente, dont la syphilis remonte à plus de trente ans.

Qu'ils soient nombreux ou non, ces groupes affectent des configurations très importantes à considérer, parce que leur configuration même peut, à elle seule, éclairer le diagnostic. Ces groupes affectent habituellement une forme arrondie, circulaire, comme festonnée ; ils constituent des cercles, des fragments de cercles, des surfaces orbiculaires ; ils représentent des fers à cheval, des pavillons d'oreilles. — Leur siège est encore utile à considérer. On les trouve partout, mais de préférence, et plus souvent, aux sièges d'élection de la syphilis, sur le front, dans les sillons naso-labiaux, sur le menton, aux commissures buccales, au pli du poignet, aux avant-bras, aux régions palmaires et plantaires.

Ces groupes sont encore remarquables par leur couleur d'un rouge brun foncé, plus foncé que le rouge brun des accidents précoces. Ils sont diversement composés, relativement aux lésions cutanées. On y trouve d'abord les mêmes lésions que celles qui constituent les accidents précoces, c'est-à-dire des papules et des tubercules, avec ou sans squames ; on y trouve ensuite des lésions plus profondes, altérant l'intégrité de la peau, et lui portant atteinte dans les couches les plus superficielles du derme, des lésions ulcéreuses, érosives, recouvertes de croûtes aplaties, minces, de couleur brunâtre, le peu d'épaisseur de ces croûtes indiquant que les érosions, les entamures du derme n'ont pas de profondeur, qu'elles restent superficielles. N'oublions pas en effet que nous ne sommes encore qu'à l'époque des accidents secondaires.

Dans l'évolution de quelques-uns de ces groupes, on constate un phénomène nouveau, et très important à considérer pour le diagnostic, car il appartient presque exclusivement à la syphilis; ce phénomène, c'est la *serpiginisation*. Ces lésions érosives, ou non érosives, qui composent les groupes, ne sont pas toujours fixes, dans leur siège primitif; après avoir parcouru la durée des périodes de leur évolution, là où elles se sont développées d'abord, elles se produisent à côté, en dehors de ce siège primitif, laissant sur ce siège primitif, une simple empreinte pigmentaire si elles n'étaient que papuleuses, ou une véritable cicatrice si elles étaient tuberculeuses, ou érosives. Le développement progressif de ces lésions s'opère donc, du centre à la circonférence; et comme, en vertu d'une force centrifuge, le centre conservant l'empreinte cicatricielle, ou simplement pigmentaire de lésions éteintes, et la périphérie étant formée par des lésions de la même espèce, et de la même nature, d'éclosion nouvelle, et en pleine évolution, ces groupes sont dits *serpigineux*. La serpiginisation est donc un phénomène qui consiste dans le développement successif et progressif de lésions, s'opérant, comme en rayonnant, du point central qu'elles avaient occupé d'abord, à des points circonférenciels, qu'elles envahissent d'une manière régulière, et de proche en proche. Si nous exceptons la forme particulière d'eczéma palmaire, décrite par M. Bazin, sous le nom d'*eczéma centrifuge*, nous ne constatons la serpiginisation que dans la syphilis ; par conséquent, au point de vue du diagnostic, ce phénomène est de la plus haute importance.

La disposition et la limitation en groupes partiels, plus ou moins nombreux et plus ou moins étendus, de lésions syphilitiques, serpigineuses, ou non serpigineuses, n'est pas la seule manifestation d'une syphilis vieille de date. L'ancienneté de la syphilis est encore indiquée par des lésions particulières et d'espèces diverses que l'on n'observe pas dans la première période d'une syphilis récente. Ces lésions sont nombreuses ; elles ne sont pas toujours disposées en groupes. Tantôt elles sont groupées, et tantôt diffuses, éparpillées, sans ordre ; quelle que soit leur disposition, elles sont toujours, par elles-mêmes, par le seul fait de leur existence, le symptôme d'une syphilis ancienne. Ces lésions appartiennent à des espèces différentes, c'est-à-dire qu'elles ont des lésions anatomiques élémentaires, ou primitives, de diverses espèces ; il y a d'abord les :

Syphilides vésiculeuses.

Ces syphilides constituaient ce que l'on appelait autrefois, à tort, l'*eczéma syphilitique* ; elles ne sont aucunement un eczéma, car leurs vésicules qui sont *persistantes* diffèrent essentiellement des vésicules *fugaces*, *éphémères* de l'eczéma.

La syphilide vésiculeuse se présente sous deux formes différentes ; tantôt les vésicules sont discrètes, isolées, leur nature syphilitique se manifestant par une auréole de couleur cuivrée, qui entoure chacune d'elles ; c'est la *varicelle syphilitique*. Tantôt, au contraire, les vésicules sont agglomérées, groupées sur une surface cuivrée, où elles sont en plus ou moins grand nombre, c'est la syphilide *herpétiforme*, ou à forme d'herpès. L'évolution, ou la durée de la syphilide vésiculeuse est longue ; car le développement des vésicules, isolées ou groupées, s'opère par des poussées successives, qui sont habituellement nombreuses, et l'évolution de chaque vésicule, ou de chaque groupe de vésicules se fait habituellement dans un espace de quinze à vingt jours.

La syphilide ACNÉIQUE, ACNIFORME, OU ACNÉ SYPHILITIQUE est encore une syphilide secondaire tardive, ici c'est l'appareil sébacé qui est atteint ; la lésion anatomique primitive est double ; c'est d'abord un tubercule, puis une pustule. Le tubercule est constitué par l'hypertrophie du follicule sébacé, hypertrophie spécifique, de nature syphilitique, non exempte d'une phlogose sourde, latente mais réelle qui produit la suppuration de ce follicule, sous la forme d'une pustule, laquelle couronne le sommet du tubercule. L'acné syphilitique se caractérise en tant que syphilitique, par une teinte cuivrée, qui n'appartient pas à l'acné idiopathique, teinte cuivrée qui entoure les tuberculo-pustules. Un autre caractère de cette acné, consiste dans sa large diffusion ; elle recouvre en général les épaules et le dos, jusqu'à la région lombaire, et toute la partie antérieure du thorax. Ces deux régions sont comme criblées de gros tubercules pustuleux, ayant tous à leur base comme une auréole brunâtre. La durée de cette syphilide est très longue, car l'évolution de chaque lésion, prise isolément, est déjà longue par elle-même, elle est environ de quinze à vingt-cinq jours, et cette durée se perpétue, et devient en quelque sorte indéfinie, par de nombreuses poussées successives.

Une autre espèce de syphilide tardive est la : SYPHILIDE VERRUQUEUSE, OU PAPILLOMATEUSE, OU VERRUE SYPHILITIQUE.

La lésion anatomique est ici une verrue, et cette verrue est constituée par l'hypertrophie de l'une ou de plusieurs des papilles qui se trouvent à la superficie du derme, et des muqueuses. Cette syphilide est encore désignée sous le nom de *granuleuse* parce que les verrues représentent comme des petits grains arrondis, et agglomérés en plus ou moins grand nombre. Les développement papillomateux qui constituent les verrues ne sont pas toujours syphilitiques; mais toutes les fois que vous les constatez dans les sillons naso-labiaux, sur la face externe des ailes du nez, et aux commissures buccales, par le seul fait de ce siège, n'hésitez pas à diagnostiquer la syphilis. Ces lésions sont parfaitement inoculables. On les trouve aussi, mais plus rarement, sur la face, sur le front, sur la partie antérieure et supérieure du thorax, et sur le dos.

Quelquefois la surface de ces verrues devient le siège d'une prolifération, d'une hypergénèse végétative, et cette végétation, en forme d'aigrette, se recouvre quelquefois d'une sorte de carapace épidermique cornée; dans ce cas la syphilide est dite : syphilide *verruqueuse végétante cornée*.

Psoriasis syphilitique, ou syphilide psoriasiforme.

Contrairement à l'avis de nos maîtres, MM. Bazin et Hardy, nous admettons un psoriasis de nature syphilitique. Nous avons, à l'appui de notre opinion, cité dans le premier volume de nos *leçons cliniques*, des faits probants à cet égard. Il résulte de ces faits qu'il existe un psoriasis vraiment et incontestablement de nature syphilitique ; il diffère du psoriasis herpétique par une teinte rouge brunâtre qui entoure les surfaces squameuses, et que l'on ne trouve pas aussi prononcée dans le psoriasis herpétique. Le psoriasis est tantôt la manifestation d'une syphilis récente, on le trouve, dans ce cas, parmi les accidents précoces, et tantôt l'expression d'une syphilis ancienne, il fait alors partie des lésions syphilitiques tardives; nous en avons rapporté des observations qui ne laissent aucun doute à cet égard, et du reste, le traitement en a été la pierre de touche.

Condylomes.

On désigne sous le nom de condylomes des tumeurs oblongues formées par l'hypertrophie des plis de la peau, et de la muqueuse, qui entourent l'anus. Ces plis, qui, dans l'état normal, ne forment que des saillies peu appréciables, et comme de simples et superficielles cannelures, quand ils deviennent des condylomes, constituent de véritables tumeurs, dures, rayonnant dans tous les sens, autour d'un centre commun, qui est l'orifice anal. Ces tumeurs sont séparées les unes des autres par des sillons, dont la profondeur est mesurée par la saillie même des condylomes. Quelquefois, le bord interne, ou anal des condylomes est ulcéré et transformé en fissures, ulcérations syphilitiques, qui sont une des complications du condylome ; en sorte que tout autour de l'anus, rayonnent des saillies condylomateuses, des ulcérations creusées dans l'épaisseur des condylomes, des sillons, ou anfractuosités de séparation. Abandonnées à elles-mêmes et sans traitement, ces lésions anales s'aggraveraient, les ulcérations gagneraient en étendue, et en profondeur ; elles détruiraient les hypertrophies condylomateuses, et tout le pourtour de l'anus finirait par ne plus être qu'une vaste ulcération.

Ces désordres locaux sont assez sérieux pour indiquer, en outre du traitement général, un traitement local, qui consiste surtout en cautérisations avec le nitrate d'argent, en lotions fréquemment répétées, et en applications de pommades, dont le calomel et le laudanum résument le mode d'action.

Syphilide pigmentaire.

C'est encore aux accidents secondaires tardifs, qu'appartiennent ces vastes suffusions de matière pigmentaire, répandues principalement, en surfaces vastes, irrégulières et transversales, sur les côtés du cou, et sur les régions latérales du thorax. Il y a là quelque chose qui ressemble au *chloasma uterinum*; c'est la même teinte brunâtre, résultant de la même cause, l'hypersécrétion pigmentaire ; seulement au lieu d'occuper les régions frontales, nasales et malaires, ces teintes occupent, comme nous l'avons dit, les régions latérales du cou et du tronc. C'est M. Hardy qui, le premier, a signalé, sous le nom de syphilide pigmentaire, cette anomalie de la sécrétion pigmentaire, et ces agglomérations des matières colorantes de la peau, qui s'opèrent dans les régions indiquées, pendant la période tardive de l'évolution des lésions secondaires de la syphilis, et qui, par conséquent, doivent aussi être considérées comme une manifestation tardive et secondaire de cette diathèse.

Roséole syphilitique circinée tardive.

A cette même phase de l'évolution de la syphilis, appartient la forme particulière de roséole décrite par M. Hardy, sous le nom de roséole circinée *ou annulaire*. Les macules rubéoliques] ne sont plus, comme dans la roséole précoce, de simples taches, saus forme déterminée, et irrégulières ; ce sont des anneaux, des ronds, des cercles, complets ou incomplets, mais la forme orbiculaire est toujours manifestement accusée.

Onyxis syphilitique.

C'est encore dans la période la plus reculée des accidents secondaires de la syphilis que l'on trouve l'*onyxis*. On désigne sous ce nom l'altération ulcéreuse de la matrice d'un ou de plusieurs ongles ; tout le pourtour de l'ongle est soulevé; les parties vivantes auxquelles il adhère apparaissent avec une teinte d'un rouge cuivré; elles sont bourgeonnantes, ulcérées, comme fongueuses, et le siège d'une sécrétion purulente. Petit à petit, l'ongle se détache, il est renversé, énucléé, altéré dans sa substance; il est comme desséché, noirâtre, ratatiné; ses bords sont tranchants; il tomberait de lui-même, si on ne l'enlevait pas, car il devient comme un corps étranger, dont la présence augmente l'état pathologique des tissus sur lesquels il repose encore. Il faut donc pratiquer son ablation, afin de pouvoir agir directement sur sa matrice ulcérée, par des cataplasmes émollients de fécule de pommes de terre. C'est le meilleur topique; à leur défaut, on pourrait employer l'une des pommades suivantes :

Vaseline................	50 grammes.
Calomel................	5 —
Laudanum de Sydenham..	4 —

ou bien celle-ci :

Axonge fraîche lavée......	50 grammes.
Iodure de potassium......	6 —
Chlorhydrate de morphine.	0,25

Si l'onyxis siège aux orteils, l'immobilisation du malade, la position horizontale des membres inférieurs est nécessaire. En même temps que ce traitement local, il faut, bien entendu, dès lors qu'il s'agit d'une affection diathésique, soumettre le malade à un traitement général, qui doit être mixte, c'est-à-dire composé à la fois de mercure et d'iodure de potassium. Ainsi nous prescrivons, en pareil cas, une pilule composée de :

Protoïodure d'hydrargyre.	0,03
Extrait d'opium..........	0,01
Extrait de gentiane......	0,10

et deux, ou trois, ou quatre grammes d'iodure de potassium; ou bien, tout simplement, deux grandes cuillerées de sirop de Gibert; chaque cuillerée étant composée de :

Iodure de potassium......	0,50
Biiodure de mercure.....	0,01

Sous l'influence de ce traitement, la matrice de l'ongle reprend, petit à petit, son état naturel, et un ongle nouveau se reforme dans des conditions physiologiques, et sans qu'il reste de trace apparente de l'onyxis. Un traitement tel que celui que nous venons d'indiquer, étant administré, dès les premières atteintes, dès le commencement des premières manifestations du mal, peut en arrêter les progrès; et alors l'ongle peut être conservé, sa chute peut être prévenue, et la durée de la maladie par conséquent, considérablement diminuée.

Le siège le plus habituel de l'onyxis est au gros orteil, et aux doigts indicateur et médius.

Si la maladie était abandonnée à elle-même sans traitement, après la chute de l'ongle, on trouverait une vaste ulcération, qui, par des progrès incessants en surface et en profondeur, arriverait jusqu'à l'os de la phalange, en déterminerait la carie et entraînerait la perte irrémédiable, non pas seulement de l'ongle, mais d'une partie de l'orteil et des doigts; plusieurs doigts, et plusieurs orteils pouvant être atteints en même temps, l'onyxis peut être par conséquent un accident de la nature la plus grave.

Iritis syphilitique.

A la période de l'évolution de la syphilis, qui produit l'onyxis, c'est-à-dire à une époque avancée, ancienne de sa période secondaire, et quand elle est sur le point d'être remplacée par les accidents tertiaires, nous trouvons l'*iritis*. Bien qu'il ne s'agisse ici, ni d'une lésion de la peau, ni d'une membrane muqueuse, cependant je vais vous en dire quelques mots. Je vous décris les lésions de surface de la syphilis, celles qui frappent nos regards, qui sont apparentes en raison de leur siège superficiel; par conséquent, je puis bien vous parler de l'iritis, puisque cette lésion est une de celles que nos yeux constatent tout d'abord, et le plus facilement, à l'approche du malade.

L'iritis s'annonce par une douleur oculaire intense, par une sensation très vive de chaleur, de tension, dans le globe de l'œil, et par une photophobie très prononcée. La conjonctive oculaire est rouge, il y a du larmoiement; l'œil se ferme irrésistiblement à la lumière, la rougeur n'existe pas que sur la conjonctive ; on en voit une teinte plus profonde sur l'iris. Cette membrane est manifestement d'un rouge sombre cuivré; elle paraît épaissie, congestionnée et comme infiltrée; ses contractions qui forment l'ouverture pupillaire ne sont plus régulières; elles s'opèrent en divers sens, et avec une intensité variable, en sorte que l'iris se trouve tiraillé, contracturé d'une manière inégale; il en résulte que l'ouverture pupillaire est irrégulière; elle cesse d'être ronde; elle affecte plusieurs formes différentes : on la voit tantôt losangique, tantôt triangulaire, tantôt carrée, et comme un parallélogramme parfait. Cette déformation de la pupille est un signe constant et pathognomonique de l'iritis syphilitique.

Abandonnée à elle-même, sans traitement, cette déformation se prononcerait de plus en plus, l'ouverture pupillaire se rétrécirait, au point d'être presque oblitérée; il y aurait une véritable atrésie, une oblitération presque complète et même complète, le passage des rayons lumineux serait intercepté, et par conséquent, cécité.

Ce n'est pas tout, l'iris congestionné, épaissi, enflammé contracte des adhérences vicieuses, avec les milieux de l'œil, avec la capsule du cristallin, et la vision est compromise sérieusement; l'opération de l'iridectomie est l'indispensable et suprême ressource, et si les synéchies, ou adhérences iriennes avec les milieux de l'œil sont intimes, considérables, et multiples, le succès de cette opération peut être nul, et l'œil est définitivement perdu.

Un autre cas peut se présenter, et nous avons été à même de l'observer, l'année dernière, salle Henri IV, n° 50, avec M. Galezowski, chez une jeune femme : l'iris épaissi, infiltré, congestionné était devenu le siège d'un hypopion, d'un abcès, véritable gomme syphilitique, formant une tumeur considérable, de la grosseur d'une lentille, et d'une couleur d'un gris jaunâtre. Vous comprenez toutes les conséquences possibles d'une suppuration s'établissant ainsi dans les milieux de l'œil; la perte de cet organe peut en être la conséquence irrémédiable.

En voilà assez, messieurs, pour vous faire comprendre combien est grave l'iritis syphilitique. C'est un accident diathésique; il faut donc le combattre par une médication spécifique. Le mercure seul ne suffit plus, car c'est une lésion qui tient déjà aux accidents tertiaires; elle a, en quelque sorte, un pied sur la période secondaire ultime, et un pied sur la période tertiaire. Il faut donc associer l'iodure de potassium au mercure. Nous prescrivons dans ce cas, le matin, une pilule hydrargyrique ainsi composée :

Protoïodure d'hydrargyre...........	0, 03
Extrait d'opium....................	0, 01
Extrait de gentiane................	0, 10

Et, l'après-midi : iodure de potassium deux, trois ou quatre grammes. Ou bien nous donnons deux cuillerées de sirop de Gibert par jour, une le matin, et une l'après-midi, dans un verre d'eau, chaque fois : chaque cuillerée de sirop de Gibert contenant :

Biiodure de mercure.............	0, 01
Et iodure de potassium..........	0, 50

Mais ce traitement interne s'adressant à la nature de la maladie ne suffit pas; il faut instituer, en même temps, une médication externe antiphlogistique et révulsive des plus énergique. Ainsi une ou plusieurs applications de six à dix sangsues aux régions temporales et mastoïdiennes; application de plusieurs vésicatoires, aux mêmes régions, ou à la nuque. Tenir l'œil fermé et recouvert, d'une manière permanente, d'un cataplasme de fécule de pommes de terre bien humide et froid. Interdire au malade la lecture, et toute fatigue de l'œil sain, les deux yeux étant congénères, unis par une étroite et inévitable synergie, l'un ne pouvant pas entrer en action, sans que, par cela même, l'autre ne participe à cette même action. Le repos absolu des yeux est indispensable. — Ce n'est pas tout encore; il ne faut pas perdre de vue le danger de l'atrésie de l'ouverture pupillaire, et des adhérences de l'iris avec les milieux de l'œil. Pour prévenir cette atrésie, et ces adhérences, il faut instiller, deux ou trois fois par jour, entre les paupières, et à la surface de l'œil malade, quelques gouttes d'un collyre belladoné, de manière à tenir la pupille dans un état de dilatation permanente et aussi complète que possible. Le collyre que nous employons à cet effet, est ainsi composé :

Eau distillée....................	20 grammes.
Sulfate neutre d'atropine.......	0, 50

Ce traitement complexe, général et local doit être continué jusqu'à guérison complète de l'iritis; car une simple amélioration est souvent suivie de recrudescence, et d'une exacerbation; il s'opère dans l'œil, comme dans la peau, de véritables poussées morbides, et des réveils, des récidives d'un mal que l'on pouvait croire éteint.

L'iritis, généralement, n'existe que d'un seul côté à la fois; nous ne l'avons jamais vue affecter simultanément les deux yeux; mais nous l'avons vue passer d'un œil à l'autre, et envahir l'œil sain, après la guérison de l'œil malade. Elle est aussi commune chez l'homme que chez la femme. Nous n'avons pas remarqué que le sexe exerçât sur elle une influence étiologique.

Alopécie syphilitique.

Si la syphilis, arrivée à la phase ultime de sa période secondaire peut nous faire perdre nos ongles et nos yeux, elle peut encore nous dépouiller de notre chevelure, et produire cette chute particulière et spéciale, quant à sa manière d'être, de nos cheveux, qui a reçu le nom d'*Alopécie*, du substantif grec Αλοπηξ (renard). On a cru remarquer, en effet, que les poils du renard sont quelquefois clair-semés, comme les cheveux dans l'alopécie syphilitique.

Plusieurs causes, sans parler de l'âge, déterminent la chute de nos cheveux. Il y a d'abord les différentes espèces de teignes : *le favus, la tricophytie, la pelade* ; chacune de ces espèces de teignes dépouille notre cuir chevelu d'une façon différente et pathognomonique, qui la fait reconnaître. Le favus dénude incomplètement de vastes surfaces, au milieu desquelles on trouve épars, des bouquets de cheveux rabougris, décolorés, tordus sur eux mêmes et lanugineux ; le cuir chevelu est parsemé de cicatrices superficielles, blanchâtres, que les pustules et les godets faviques ont laissées après eux ; et sa couleur, en dehors des taches cicatricielles, est d'une teinte d'un rouge vineux. La tricophytie produit de véritables tonsures, des surfaces dénudées absolument, et d'une régularité parfaite ; de là, son nom *d'herpès tonsurant*. La pelade fait tomber les cheveux beaucoup plus rapidement, en surfaces beaucoup plus larges et irrégulières dans leurs contours, sans que le cuir chevelu paraisse altéré dans sa couleur et dans sa manière d'être. Quelques autres affections cutanées, telles que l'acné sébacée fluente, ou séborrhée, l'eczéma, le psoriasis, peuvent aussi amener la chute des cheveux ; mais la constatation préalable de l'existence de l'une, ou de l'autre de ces affections, ne laisse aucune incertitude sur la cause qui produit la chute des cheveux.

Quant à la syphilis, elle dénude le cuir chevelu, à sa façon, et c'est une façon à elle, et qui doit toujours, la faire reconnaître. Les cheveux, sous son influence deviennent moins denses, plus clair-semés, laissant entre eux de petits espaces vides, qui rappellent ces interstices dénudés que l'on trouve sur la lisière, ou dans le centre de certains bois qui poussent mal, et dont le terrain est mauvais ; ce sont, moins des bois que des clairières ; aussi l'alopécie syphilitique est dite alopécie en *clairière*, le cuir chevelu reste sain, les cheveux tombent sans cause apparente extérieure appréciable ; en réalité, ils tombent, parce que le virus syphilitique dont la constitution est imprégnée, a altéré le follicule pileux, comme il a altéré la matrice des ongles ; et alors le cheveux ne trouvant plus l'aliment qui lui est nécessaire, au centre d'un follicule malade, s'en détache et tombe, comme tombent les feuilles et les fruits d'un arbre, dont la sève est défectueuse.

L'alopécie syphilitique ne réclame aucun traitement

local ; elle guérit, sous la seule influence du traitement antidiathésique, auquel il est toujours bon d'associer les amers et les toniques, le quinquina et le fer. On voit aors les cheveux repousser, et les vides qu'ils avaient laissés entre eux se combler ; la guérison est le fait habituel, pour ne pas dire constant, lorsque le traitement est bien dirigé. L'alopécie est par conséquent, un des accidents les moins redoutables de tous ceux que la syphilis peut produire.

Tels sont, messieurs, les lésions syphilitiques qui font encore partie des accidents secondaires, qui constituent encore la période secondaire de l'évolution de cette diathèse, mais qui en marquent la période tardive, la plus avancée, la plus ancienne.

Dans l'évolution de l'accident primitif, c'est-à-dire du chancre, et des accidents secondaires précoces et tardifs nous avons à noter deux faits pathologiques importants, l'un est un fait général ; l'autre, pour être un fait local, n'en est pas moins de la plus haute gravité.

Le fait général est un trouble survenant dans la santé : courbature, anorexie, céphalalgie, fièvre ; cette fièvre n'a pas habituellement une grande intensité, c'est un simple malaise général ; le pouls monte à 80-90 pulsations par minute, au maximum ; la température ne va guère au-delà de 37 1/2 à 38 degrés. Cette fièvre est plus prononcée le soir, et la nuit ; elle n'est pas constante, elle manque souvent, le plus souvent peut-être, on l'appelle : *fièvre syphilitique*.

Fièvre syphilitique.

La fièvre syphilitique, quand elle existe, est habituellement contemporaine du développement des accidents de la syphilis ; ainsi on la trouve au moment où le chancre s'indure ; il y a souvent, au moment où se produit l'induration du chancre, un trouble, un désordre dans la santé ; ce trouble, ce désordre durent de quatre à six jours, avec un paroxysme accentué, vers le soir. La fièvre syphilitique se produit surtout, et d'une manière plus tranchée, au moment où se développe la roséole. C'est à l'apparition de cette première manifestation généralisée de la syphilis sur la peau, qu'on l'observe le plus souvent, et avec le plus d'intensité ; elle disparaît habituellement, après quelques jours de durée. On la constate encore au moment où se développent les syphilides papuleuse et tuberculeuse, elle n'est plus guère appréciable dans la période des accidents tardifs, mais à cette période, s'il n'y a plus, à proprement parler, de fièvre, il y a souvent une sorte d'allanguissement général, de malaise, un trouble vague, mal défini, une diminution des forces, un désordre dans les fonctions physiologiques, accidents généraux, sans grande intensité, qui persistent quelquefois, pendant un temps considérable.

Nous avons dit que la fièvre syphilitique n'est pas constante ; en effet les plus larges efflorescences cutanées de la syphilis se produisent souvent sans trouble général appréciable.

Le deuxième fait pathologique, qui se produit quelquefois, dans l'évolution des lésions syphilitiques, est un fait local, inhérent à la lésion même, qui, de lésion simple et bénigne qu'elle était primitivement et par elle-même, se trouve transformée en lésion de la plus dangereuse malignité, ce fait c'est le :

Phagédénisme.

Le phagédénisme, du verbe grec φαγω, je dévore, est une dégénérescence, une transformation ulcérative d'une lésion anatomique primitivement sans caractère malin, et qui devient un ulcère de la pire espèce, un ulcère, dans lequel le caractère rongeant, et le génie destructif se manifestent par un travail de désorganisation, qui s'opère avec une effrayante rapidité, aussi bien et en même temps, en superficie qu'en profondeur. Les tissus se trouvent littéralement dévorés, et disparaissent, pour ainsi dire, à vue d'œil, par une action désorganisatrice qui les envahit, les gagne, et les détruit progressivement, et de proche en proche. Des régions entières peuvent être ainsi transformées en une effrayante et hideuse ulcération, dont les progrès incessants se font sentir par des anfractuosités, des cavernes, des pertes de substance qui se produisent de tous côtés.

Le phagédénisme se caractérise par un ulcère à fond grisâtre, inégal, et à bords arrondis et comme festonnés, qui reculent, dont le périmètre s'élargit, et dont l'élévation se prononce de plus en plus, à mesure que, par la destruction progressive des tissus, l'ulcère augmente en superficie et en profondeur.

Ce fond grisâtre n'est rien autre chose que du sphacèle, et l'ensemble du phagédénisme n'est en réalité qu'une sorte de gangrène spéciale, *sui generis*, à marche rapidement progressive, et irrésistiblement envahissante.

Nous avons vu un officier, dont la verge avait été ainsi dévorée, dans la moitié de sa longueur; le prépuce, le gland, les corps caverneux, le canal de l'urèthre n'existaient plus. Dans l'espoir d'arrêter les progrès du phagédénisme, l'amputation de ce qui restait de la verge fut conseillée par M. Ricord, et pratiquée au niveau même de la surface de la peau, au point de son émergence, au milieu des poils de la région pubienne. Le phagédénisme ne fut point arrêté ; il gagna la plaie chirurgicale, qui se phagédénisa, et fut bientôt transformée en un vaste ulcère qui s'étendit en forme de triangle, sur toute la surface de la région hypogastrique; détruisit la peau, les aponévroses et les muscles, jusqu'au tissu cellulaire qui double le péritoine. C'est alors que je fus appelé à soigner ce malade. Toutes les cautérisations, tous les pansements, excitants, modificateurs n'avaient fait qu'exciter davantage le phagédénisme; j'en arrêtai les progrès, et je parvins à exciter un travail réparateur des parties détruites, uniquement par des applications émollientes, et spécialement par de la râpure de pomme de terre que j'appliquai en couche épaisse, et en renouvelant l'application plusieurs fois par jour. Ce malheureux jeune homme guérit de son phagédénisme, mais resta maigre, cacochyme, et mourut deux ou trois ans plus tard d'une phthisie pulmonaire.

Il y a quelques années, un cas de phagédénisme se déclara chez un malade de cette salle, couché au n° 49. Le phagédénisme prit naissance sur un chancre mou du pourtour de l'anus; rien ne put l'arrêter. Il dévora l'anus, toute la marge de l'anus, le périnée, perfora le canal de l'urèthre et creusa, au milieu, et dans l'épaisseur des deux fesses, ainsi que dans toute la région périnéale une vaste, profonde et anfractueuse caverne, dont le fond grisâtre était sans cesse irrité par l'écoulement de l'urine et des matières fécales. Nous n'avons jamais, peut-être, rien vu de plus épouvantable; le malade succomba à l'épuisement de ses forces et de sa vitalité.

Le phagédénisme se déclare le plus souvent, en dehors ce qui est syphilitique, dans le chancre mou; mais il peut affecter aussi le chancre induré, et les accidents syphilitiques ulcéreux tertiaires : ainsi l'ulcère syphilitique succédant à l'ouverture d'une gomme, l'ulcère syphilitique succédant, dans le cours de la syphilis, à un traumatisme accidentel, ou chirurgical, les syphilides serpigineuses ulcéreuses, dont il exagère les progrès ulcératifs en supprimant, en même temps, tout travail réparateur et cicatriciel.

Le phagédénisme est assurément la plus grave, la plus redoutable de toutes les lésions vénériennes, et syphilitiques sur la peau. Diverses causes peuvent le développer : 1° un traitement intempestif des accidents locaux, qui augmente leur degré de malignité, ainsi des cautérisations sans raison, des pansements irritants; 2° une mauvaise hygiène, des fatigues, des excès, un défaut de soins ; 3° une constitution mauvaise du malade, une santé délabrée, détériorée ; 4° une prédisposition particulière, impossible à prévoir.

Le repos, une excellente hygiène, des soins aptes à rétablir, dans leur état normal, l'exercice des fonctions physiologiques (vomitifs purgatifs, toniques, amers, reconstituants, usage du mercure et de l'iodure de potassium, si le phagédénisme s'est déclaré dans la période secondaire ou tertiaire de la syphilis) ; comme traitement local, des émollients, cataplasmes de fécule de pommes de terre, rapure de pommes de terre, ou de carottes) ; en cas d'insuccès, on essayera les stimulants, les modificateurs, les caustiques, le nitrate d'argent, le fer rouge, l'iodoforme, la teinture d'iode, le vin aromatique, l'emplâtre de Vigo... Mais ce qui nous a semblé le mieux réussir, ce sont les simples émollients, joints à des soins hygiéniques les plus minutieux et les mieux entendus.

QUATRIÈME CONFÉRENCE.

Caractères des lésions cutanées tertiaires de la syphilis.

Messieurs, considérées au point de vue des lésions anatomiques qui les constituent, les affections, ou maladies de la peau peuvent être divisées en trois catégories : 1° affections, ou maladies *bénignes;* 2° affections ou maladies *malignes;* 3° affections ou maladies *mixtes*, c'est-à-dire *tantôt malignes, tantôt bénignes.*

On désigne sous le nom de *bénignes*, des affections, ou maladies caractérisées, anatomiquement, par des lésions cutanées, légères, superficielles, qui n'entament pas profondément la peau, qui ne la désorganisent pas, et qui, d'un autre côté, n'exercent pas, par elles-mêmes, une influence fâcheuse sur la santé générale. On désigne sous le nom de *malignes*, des maladies, ou affections caractérisées, anatomiquement, par des lésions profondes, qui portent une atteinte sérieuse à la constitution de la peau, qui la désorganisent, qui la détruisent, et qui, en même temps, exercent un retentissement général fâcheux sur la santé, qui en est gravement troublée. Les maladies, ou affections *mixtes*, considérées toujours, au même point de vue anatomo-pathologique, sont celles qui empruntent un caractère, tantôt malin, tantôt bénin : 1° de leur siège; 2° de leur degré d'étendue ; 3° de la forme qu'elles revêtent. Ainsi l'eczéma sera *bénin*, lorsqu'il sera limité à une région peu étendue; il sera *malin* lorsqu'il sera généralisé, lorsqu'il occupera tout le corps, lorsqu'il sera aigu et fluent en abondance. Il pourra encore être considéré comme *malin* lorsqu'il siégera sur les jambes, où sa longue et interminable durée désorganise la peau, engendre des varices, et ces ulcères atoniques, presque incurables, qui font le désespoir des malades et des médecins.

Or, envisagées à ce point de vue, les syphilides primitives, secondaires précoces et secondaires tardives, sont des lésions *bénignes*. Le chancre, même induré, nous l'avons vu, est une lésion, par elle-même, de peu d'importance, quelquefois même il passe inaperçu ; ce n'est que tout à fait exceptionnellement, quand il prend des proportions énormes, comme ceux que je vous ai montrés, sur la lèvre inférieure, ou bien lorsque, par un siège insolite, il peut amener des désordres organiques et des troubles fonctionnels graves, ce n'est, je le répète, que dans ces cas, rares heureusement, qu'il devient une lésion *maligne*. Toutes les syphilides secondaires *précoces* (roséole, syphilides papuleuses et tuberculeuses) sont des lésions *bénignes*. Toutes les syphilides secondaires *tardives* sont encore des lésions *bénignes;* ainsi en est-il des syphilides papuleuses et tuberculeuses en groupes, serpigineuses ou non serpigineuses : celles qui sont *érosives* ne peuvent pas être considérées comme des lésions *malignes*, car l'érosion qu'elles produisent est trop superficielle, et trop peu étendue, pour porter une atteinte grave et désorganisatrice à la peau, et pour avoir un retentissement sérieux sur la santé générale. Il en est de même des syphilides *vésiculeuses*, *varicelleuses*, ou *herpétiformes*, de même encore des syphilides *acnéiques*, ou *acniformes*, dont la double lésion anatomique (le tubercule et la pustule) n'apporte aucun trouble sérieux à la constitution de la peau. Il en est de même encore des syphilides *verruqueuses*, *granuleuses* et *pigmentaires*, et même des condylomes qui entourent l'anus ; ce n'est que très rarement que, abandonnés à eux-mêmes, ou soumis à un traitement intempestif, ils peuvent, soit par leur développement, soit par les fissures qui les séparent, déterminer les accidents d'une lésion maligne.

Le phagédénisme n'appartient, en propre, ni aux accidents primitifs, ni aux accidents secondaires, précoces ou tardifs ; c'est une complication, c'est une perturbation qui survient dans le cours de ces accidents, aussi bien et moins souvent encore que dans l'évolution du chancre mou, non syphilitique : le phagédénisme ne fait donc pas partie des syphilides primitives et secondaires, pas plus que l'orage, que la tempête, qui bouleversent et ravagent une forêt, ne font partie de cette forêt.

Il est donc vrai de dire que les lésions de la peau, qui caractérisent la syphilis, dans sa période primitive et dans sa période secondaire, sont toutes des lésions *bénignes*.

Il en est tout autrement des lésions cutanées symptomatiques de la syphilis, arrivée à la période tertiaire. Toutes ces syphilides sont des lésions, ou affections *malignes*; c'est-à-dire que, *toutes*, *à des degrés divers*, elles altèrent profondément, détruisent, désorganisent la peau, et de plus, par la gravité même des désordres anatomo-pathologiques qui les constituent, elles exercent sur la santé générale une influence des plus fâcheuses. Cette influence, ce retentissement grave et perturbateur sur la santé générale, sont, nous le répétons, en dehors de l'action malfaisante exercée par la diathèse elle-même, le résultat de lésions cutanées profondes, ulcératives, désorganisatrices de la peau, et par conséquent *malignes*.

Les syphilides *tertiaires*, c'est-à-dire les lésions, ou affections cutanées, symptomatiques de la syphilis arrivée à sa période tertiaire, sont :

Le *pemphigus*, l'*ecthyma*, les *gommes*, la *syphilide pustulo-crustacée, serpigineuse et non serpigineuse*, le *rupia*.

Pemphigus syphilitique.

Le pemphigus est une affection cutanée caractérisée par l'existence, à la surface de la peau, ou des muqueuses, de bulles d'un volume qui varie entre la grosseur d'une forte lentille, et la grosseur d'une pomme d'api, ou d'un œuf de dinde; ces bulles sont primitivement transparentes, analogues à la phlyctène de la brûlure, ou du vésicatoire, et contiennent un liquide d'abord translucide et citrin, et ensuite louche, opalin et puriforme. La bulle n'est que la vésicule exagérée; telle est la lésion anatomique mère qui constitue le pemphigus.

Nous n'avons point à faire ici la nosographie du pemphigus, que nous avons faite dans le premier volume de nos *leçons cliniques*, et ensuite dans le deuxième volume de ces mêmes leçons; nous n'avons à nous occuper du pemphigus qu'au point de vue syphilitique, et à vous dire quelle est sa valeur comme symptôme de la syphilis.

Or, ni Bazin, ni Hébra, ni Hardy n'admettent un pemphigus syphilitique chez l'adulte. Nous-même ne l'admettons pas non plus; et quand nous l'avons observé, dans le cours de l'évolution de la syphilis, il existait, non pas comme une lésion inhérente à la syphilis, et chargée de la traduire, mais comme l'expression d'un état cachectique de la constitution du malade, cachexie naturelle, habituelle, préexistante à la syphilis, ou dépendant de la syphilis; donc le pemphigus ne doit pas être considéré comme une affection syphilitique, par sa nature, chez l'adulte.

Les mêmes auteurs, auxquels nous pouvons joindre Cazeaux, Ricord, Cullerier, Diday, Tilbury-Fox, n'admettent pas non plus un pemphigus syphilitique chez le nouveau-né; pour ces auteurs, le pemphigus du nouveau-né congénital n'est rien autre chose qu'un symptôme de cachexie.

Quant à nous, malgré l'imposante autorité de ces hommes éminents, nous admettons qu'il existe, chez les enfants nouveau-nés, ou morts de la syphilis, dans la vie intra-utérine, un *pemphigus réellement syphilitique*, existant par le fait de la syphilis, et en étant le symptôme.

Le pemphigus syphilitique des nouveau-nés existe, le plus souvent, au moment de la naissance; il s'est donc développé dans la vie intra-utérine, c'est là un de ses premiers caractères. Que l'enfant soit vivant, ou mort, on trouve, sur son corps, des bulles, ou des restes de bulles de pemphigus, à différents degrés d'évolution. Quelquefois, mais plus rarement, le pemphigus syphilitique ne se développe que dans les deux ou trois mois qui suivent la naissance. Un deuxième caractère du pemphigus syphilitique, c'est d'avoir son siège à la paume des mains, et à la plante des pieds. Il peut exister sur toute la surface du corps, mais on le trouve toujours, en même temps, aux régions palmaires et plantaires; il peut n'exister qu'à ces seules régions exclusivement. Les autres espèces de pemphigus observées chez le nouveau-né, le pemphigus *cachectique*, le pemphigus *épidémique*, observés et décrits par MM. Hervieux, Parrot, Ranvier, et le pemphigus aigu, ou *fièvre pseudo-exanthématique pemphigode*, n'existent jamais dans les régions palmaires et plantaires, et ces pemphigus ne se développent que postérieurement à la naissance, dès les premiers mois de la vie, ou seulement vers la deuxième ou troisième année.

Le pemphigus *syphilitique* est donc caractérisé : 1° par son développement dans la vie ultra-utérine; 2° par son existence aux régions palmaires et plantaires. Un autre caractère lui appartient encore, c'est une excessive gravité; il existe, en effet, le plus souvent, en même temps que les lésions syphilitiques du foie, du thymus du poumon, c'est-à-dire de la syphilis viscérale, dont il est la manifestation sur la peau.

Le pemphigus congénital, plantaire et palmaire, des nouveau-nés, est donc de nature syphilitique; il est le symptôme de la syphilis d'*emblée* et par imprégnation constitutionnelle, contractée par le fœtus dans la vie intra-utérine ; syphilis lui arrivant par les vaisseaux utéro-placentaires, se traduisant tout de suite, et de prime abord, par des symptômes qui, en dehors de la vie intra-utérine, sont les plus tardifs, et indiquent la syphilis la plus ancienne, la plus invétérée, et la plus profonde.

La plupart des enfants atteints de pemphigus syphilitique, naissent morts ; la syphilis, gagnée dans la vie intra-utérine, étant, dans l'immense majorité des cas, en dehors des manœuvres criminelles et des accidents, la cause de presque tous les avortements.

Le petit nombre d'enfants qui naissent vivants, sont malingres, chétifs ; ils ont un nombre variable de bulles de pemphigus ; quelquefois deux ou trois seulement dans les régions palmaires ou plantaires ; d'autres fois un nombre variable de ces bulles, indépendamment de celles qui existent dans ces régions, parsèment l'étendue du corps et des membres. La durée de chaque bulle est de deux à quatre jours ; au bout de ce temps, elles s'affaissent ; le feuillet épidermique qui les formait, retombe à plat, et s'applique sur l'ulcération dermique, qu'il recouvre, en formant une croûte plate, foliacée, lamelleuse. Si cette croûte se détache par l'effet de la suppuration des parties dermiques sous-jacentes ulcérées, ou par les adhérences qu'elles contractent avec les vêtements, alors les ulcérations étant à nu, directement exposées au contact de l'air et des vêtements, deviennent le siège d'une inflammation intense, d'une suppuration puriforme plus abondante, qui, se produisant à la fois sur un grand nombre de surfaces, ou bien se perpétuant sur de nouvelles surfaces ulcéreuses, résultant de la production successive de nouvelles bulles, ne tarde pas à épuiser le petit malade; la mort est la terminaison la plus habituelle de la syphilide congénitale pemphigode; il y a cependant des cas de guérison, mais ils sont rares.

Ecthyma syphilitique.

On désigne sous le nom d'*ecthyma*, une maladie, ou affection de la peau, caractérisée anatomiquement par des pustules isolées, arrondies, persistantes, entourées d'un cercle érythémateux, formées par un pus de couleur grisâtre, dont la concrétion donne lieu à une croûte noirâtre, fortement adhérente au derme sous-jacent, dans lequel elle est comme enchâssée.

Or, l'ecthyma se caractérise, comme *syphilitique*, par des pustules larges (la pustule est un soulèvement épidermique de la grosseur d'une lentille environ, formée par du pus). Ces pustules sont généralisées, disséminées sur tout le corps, sur les membres, sur les fesses, et spécialement sur le tronc, sur le dos, sur le ventre et sur la poitrine; ces pustules donnent lieu à des croûtes noirâtres, lesquelles, en se détachant, laissent, après elles, des ulcérations profondes, à fond grisâtre, à bords tranchants, qui entament profondément l'épaisseur du derme, et produisent une suppuration abondante. Dans l'évolution de l'ecthyma syphilitique, il y a donc, le plus souvent, une période ulcéreuse, ou ulcérative, qui manque dans l'*ecthyma simplex*. Dans celui-ci, en effet, lorsque la croûte se détache, la partie sous-jacente qui avait été pustuleuse, est déjà cicatrisée, et cette cicatrice ne laisse aucune trace, l'ulcération pustuleuse ayant été très superficielle.

Dans l'ecthyma syphilitique, au contraire, il y a toujours, ou presque toujours, une période ulcéreuse, qui survit souvent très longtemps à la chute des croûtes, qui fatigue les malades par la suppuration, dont les ulcérations sont le siège ; et qui laisse, après elle, des cicatrices indélébiles, en raison de la profondeur que présentaient les ulcérations.

Ainsi, tandis que l'ecthyma *simplex*, ou *saisonnier*, de même que l'ecthyma *parasitaire* existent, surtout, aux membres supérieurs, aux mains, aux avant-bras, et disparaissent par le fait même de la chute des croûtes, sans laisser de traces ; tandis que l'ecthyma *cachecticum*, siège de préférence aux membres inférieurs, où il reste indéfiniment avec ses croûtes, à l'état croûteux, l'ecthyma syphilitique occupe les parties antérieures et postérieures du tronc ; ses croûtes se détachent de bonne heure, mettent à nu des ulcérations profondes, régulières, comme toutes les ulcérations de la syphilis, et laissent, après elles, des empreintes cicatricielles, ayant tous les caractères que nous avons assignés, dans notre première conférence, à la cicatrice syphilitique.

Gommes ou tumeurs gommeuses.

On désigne sous le nom de *gommes*, ou *tumeurs gommeuses* des nodosités, ou tumeurs de diverses grosseurs, variant entre le volume d'une noisette, et le volume d'une noix, développées dans le tissu cellulaire sous-cutané, d'une consistance, d'abord dure, ensuite molle, pouvant disparaître par résolution, et se terminant aussi par une suppuration gluante, analogue à une solution concentrée de gomme arabique.

Ces tumeurs ne sont pas douloureuses; le malade constate leur existence par la saillie qu'elles forment en soulevant la peau, mais il n'y perçoit aucune sensation douloureuse. Leur siège est le tissu cellulaire sous-cutané; pour se développer, elles soulèvent la peau, d'abord sans l'altérer, sans modifier sa couleur, sans y contracter d'adhérence; leur consistance est dure, solide, comme fibroïde et lipomateuse. La substance dont elles sont formées, est comme graisseuse et d'une couleur grisâtre. Dans cette première période de leur évolution, les gommes peuvent disparaître par un travail de résolution, qui s'opère sous l'influence de l'iodure de potassium, pris à l'intérieur, à la dose de 2 à 6 grammes par jour, et de diverses applications résolutives, telles que l'emplâtre de vigo-cum-mercurio, telles encore que des pommades iodurées.

Abandonnées à elles-mêmes, ou réfractaires au traitement, les gommes, dans la deuxième période de leur évolution, se ramollissent; la substance fibromateuse dont elles sont composées se désagrège et se transforme en un liquide grisâtre, épais, filant. Des adhérences se contractent avec la peau qui devient rouge, s'amincit et se perfore, en donnant issue au liquide renfermé dans la gomme. Celle-ci, après son ouverture spontanée, ou chirurgicale, n'est plus qu'une ulcération, dont la superficie est mesurée par l'étendue qu'avait la gomme. Cette ulcération est profonde ; elle comprend toute l'épaisseur du derme, et ne s'arrête qu'au siège primitif de la gomme, c'est-à-dire au milieu même du tissu cellulaire sous-cutané. Elle a tous les caractères que nous avons décrits aux ulcérations syphilitiques, et, après sa guérison, elle laisse une cicatrice indélébile, et pathognomonique, ayant et conservant indéfiniment le cachet syphilitique.

Les gommes siègent de préférence dans les régions qui avoisinent les clavicules, et dans les régions thoracique, abdominale et dorsale. On les trouve aussi sur les membres, et en particulier sur les membres inférieurs, plus rarement, dans les régions frontale et crânienne.

Remarquez, messieurs, combien les lésions cutanées de la syphilis deviennent de plus en plus profondes, à mesure que la diathèse, plus ancienne, atteint des phases plus avancées de son évolution. D'abord, et dans la première partie de sa phase secondaire, celle qui succède immédiatement au chancre infectant, ces lésions n'étaient que de simples taches congestives, que de simples papules et que des tubercules superficiels. Plus tard, dans la phase tardive de cette même période secondaire, vous voyez apparaître des vésicules, des pustules, des ulcérations superficielles et simplement érosives ; plus tard encore, et dans la période tertiaire, ces ulcérations deviennent plus profondes ; elles comprennent toute l'épaisseur du derme, et entament le tissu cellulaire sous-cutané. Si nous n'avions pas résolu de ne faire seulement que l'histoire des lésions extérieures et superficielles de la syphilis, si nous avions à faire la nosographie complète de cette diathèse, nous verrions ces lésions devenir plus profondes encore, nous les verrions atteindre le périoste et les os; et ces mêmes tumeurs gommeuses, que nous avons vues, dans la troisième période, s'arrêter au tissu cellulaire sous-cutané, nous les verrions, dans une quatrième période, s'établir au sein de nos organes viscéraux, dans les poumons, dans le foie, dans la rate.

Syphilide pustulo-crustacée serpigineuse et non serpigineuse.

Cette lésion est caractérisée par des pustules petites, tantôt très nombreuses, tantôt au contraire, isolées, éparses en petit nombre, quelquefois même par une pustule unique. Qu'il y en ait une seule, ou qu'il y en ait plusieurs, ces pustules présentent trois phases dans leur évolution : la première, c'est une phase érythémateuse, constituée par une simple tache, de couleur rouge-brun foncé; cette phase a une durée de un à deux jours. La deuxième phase est la phase pustuleuse, ou de suppuration; l'épiderme est soulevé, dans l'étendue de la tache érythémateuse, par un pus foncé, de couleur brunâtre; ce pus est formé dans une ulcération profondément creusée dans le derme, ulcération, dont la dimension n'est, le plus souvent, que peu considérable, et ne pouvant admettre que le volume d'une lentille environ; c'est à peu près le volume que représente le relief, ou la saillie de la pustule. Cette pustule ne persiste guère au delà de deux à trois jours; elle est remplacée par une croûte, qui constitue la troisième phase, ou phase croûteuse. Cette troisième phase est la plus importante, parce qu'elle est la plus longue, et surtout parce qu'elle est la plus caractéristique; son caractère pathognomonique, elle le tire de la croûte elle-même, dont la manière d'être suffit pour dénoter la syphilis, car la syphilis seule donne lieu à une croûte semblable; une seule de ces croûtes suffit, en l'absence de tout autre signe, de toute autre lésion, pour vous faire, hardiment, diagnostiquer la syphilis. Oui, nous ne craignons pas de le répéter : le diagnostic *syphilis*, dont nous vous faisions sentir, dans une de nos précédentes conférences, toute la difficulté, tout le danger, toute l'importance, au point de vue du malade, du médecin, de la famille et de la société, eh bien! ce diagnostic, qui peut être si grave dans ses conséquences, vous pouvez le déduire d'une seule de ces croûtes; une seule de ces croûtes suffit pour le justifier.

Voici donc le caractère de ces croûtes : elles sont épaisses, saillantes, formant quelquefois une saillie de plus d'un centimètre; elles sont d'un brun noirâtre, couleur bronze florentin; elles sont dures, sèches, très adhérentes et persistantes; si une violence extérieure ne les détache pas, elles peuvent rester en place pendant huit jours, quinze jours. Quand elles se détachent spontanément, l'ulcération pustuleuse qu'elles recouvraient peut être cicatrisée, et alors tout est fini; mais la croûte peut tomber, avant que cette ulcération soit fermée, avant que la suppuration soit tarie, et alors une nouvelle croûte, exactement semblable à la première, se forme, et si elle tombe à son tour, elle est remplacée par une troisième, dont les caractères sont toujours, et absolument les mêmes. La syphilis seule, nous le répétons, produit une croûte semblable; aussi l'importance de cette croûte a dû lui faire trouver place dans la dénomination même de la lésion, dont elle est le principal caractère pathognomonique et que nous appelons syphilide *pustulo-crustacée*. Le siège de cette syphilide peut être partout, sur le cuir chevelu, dans toute l'étendue de la région crânienne, sur le front, sur la face, sur le tronc et sur les membres. Elle laisse après elle une cicatrice indélébile, ayant tous les caractères de la syphilis, et pouvant, *à elle seule*, par conséquent, faire diagnostiquer la syphilis. Ainsi la croûte *seule*, et, après sa chute, la cicatrice *seule* de la syphilide pustulo-crustacée, peuvent, si vous savez les bien apprécier, vous suffire pour établir et affirmer, de la manière la plus positive, le diagnostic *syphilis*.

Rupia

La bulle, nous l'avons dit, est un soulèvement épidermique plus considérable que la vésicule, d'un volume variable, et formé par un liquide d'une nature également variable. Or, le rupia, comme le pemphigus, a pour lésion anatomique la bulle. La bulle du pemphigus, nous l'avons vu, est saillante, persistante et transparente, parce qu'elle est formée par un liquide clair et citrin, par une sérosité transparente elle-même. La bulle du rupia, au contraire, ne s'élève que très peu au-dessus de la surface de la peau, elle est enfoncée, et comme enfouie profondément dans l'épaisseur du derme; elle est opaque et d'une couleur brune noirâtre, parce qu'elle est remplie par un liquide épais et opaque, par une sanie purulente, c'est-à-dire par un mélange de pus et de sang.

Telle est la lésion mère, élémentaire du rupia; elle constitue la deuxième période de son évolution, période de très courte durée, parce que cette bulle est éphémère; elle ne dure pas plus que la période érythémateuse qui l'avait précédée ; au bout de six à douze heures, elle se crève et donne issu à la sanie purulente qu'elle contenait, et qui produit, en se concrétant, une croûte très épaisse, humide, composée de plusieurs couches stratifiées, lamelleuses, superposées en forme de pyramide, représentant une écaille d'huître, ou un bouclier antique, de couleur noirâtre, de consistance molle, reposant sur une couche de sanie purulente, qui, si on vient à presser la croûte, s'échappe et suinte entre ses interstices. Tel est, messieurs, le rupia. Sa troisième période, ou période croûteuse est vraiment sa période caractéristique, parce que c'est celle qui dure le plus longtemps, c'est la seule, le plus souvent, que nous puissions observer, les deux premières n'ayant qu'une existence fugace.

Ces croûtes, à large base, noirâtres, proéminentes, et d'un aspect hideux et sordide, que je vous présente, reposent sur des ulcérations, dont la largeur est représentée par la largeur de la croûte elle-même ; ces ulcérations sont aussi repoussantes que les croûtes qui les recouvrent; les croûtes et les ulcérations justifient pleinement leur nom de *Rupia*, qui dérive du mot grec Ρυπος, qui signifie saleté, ordure, immondice : rien, en effet, n'est aussi immonde que le rupia ; aucune affection, en dermatologie, n'est aussi dégoûtante. Vous avez vu les croûtes, voyez maintenant les ulcères sous-jacents ; en voici qui n'ont plus de croûtes, pour nous dérober tout ce qu'ils ont de hideux. Voyez comme ils sont larges, profonds, réguliers dans leurs contours, circonscrits par des bords taillés à pic ; ils sont d'un noir rougeâtre ; remplis d'une sanie purulente, infecte, d'une odeur nauséabonde qui s'en écoule : ces ulcères contractant des adhérences avec les vêtements, formant le point d'appui du corps, quand ils sont situés aux régions postérieures, supportant alors des pressions, des déchirements, des tiraillements continuels, deviennent, par cela même, très douloureux, d'indolores qu'ils étaient, quand les croûtes les recouvraient. Si ces ulcères sont nombreux, s'ils existent à la fois, en grand nombre, et sur le tronc et sur les membres, la vie du malade n'est plus qu'une insupportable torture. Chaque mouvement qu'il fait, dans son lit, donne lieu à des pressions, à des tiraillements d'une douleur excessive ; et la suppuration abondante, qui s'écoule des ulcères, répand, tout autour de lui, une puanteur insupportable, et lui fait une atmosphère fétide, dont la respiration l'empoisonne et empoisonne tout ce qui l'entoure.

Quand les ulcères de rupia sont nombreux, quand ils existent, à la fois, sur toute la surface du corps, ils constituent, vous le comprenez, une affection, qui, par elle-même, est le plus souvent mortelle. Elle ne tardera pas à engendrer des phénomènes d'épuisement, d'empoisonnement, de cachexie, de marasme, auxquels les malades ne sont pas longs à succomber.

Toutes ces cinq affections que je viens de vous décrire : le *pemphigus*, l'*ecthyma*, les *gommes*, la *syphilide pustulo-crustacée*, le *rupia* surtout, sont bien des affections *malignes*, puisque, toutes, elles détruisent, désorganisent, plus ou moins, la peau ; puisqu'en même temps, et par le fait même de ces atteintes désorganisatrices qu'elles portent à la peau, elles exercent sur l'état général, sur la constitution, sur la santé, un retentissement toujours fâcheux, quand il n'est pas délétère. Ainsi, vous le voyez, la syphilis, arrivée à sa période tertiaire, ne se traduit plus, sur la peau, que par des lésions *malignes*, c'est là ce que je voulais établir et vous démontrer.

Le rupia n'est pas toujours syphilitique ; il est quelquefois simplement *cachectique* ; c'est-à-dire la manifestation, sur la peau, d'un état général de cachexie, quelle que soit la cause de cette cachexie ; on l'appelle alors de différents noms : rupia *simplex*, rupia *senilis*, rupia *cachectilis*. Dans ce cas, ses croûtes sont en général peu épaisses, aplaties, elles ne sont ni saillantes, ni pyramidales, ni pointues, comme dans le rupia syphilitique, qui le plus souvent, en raison de l'épaisseur, et de la saillie de ses croûtes, a reçu le nom de rupia *proeminens*. De plus, dans le rupia, simplement cachectique, les croûtes n'existent guère qu'aux membres inférieurs, tandis que, dans le rupia syphilitique, on les trouve éparses, disséminées, et se développant, par des poussées successives, sur le front, sur la face, sur le tronc, et sur les membres.

Dans une de ses formes les plus malignes, le rupia syphilitique, ou non syphilitique peut être gangréneux; c'est le rupia *escharrotica*; à peine la bulle est-elle formée, qu'elle est remplacée par une eschare, qui peut être remplacée, à son tour, après son élimination, suivant les cas plus ou moins graves, soit par une surface bourgeonnante et tendant à la cicatrisation, soit au contraire par une ulcération creuse, sanieuse et de mauvaise nature.

Quand le rupia syphilitique guérit, il laisse toujours, après lui, une cicatrice indélébile, lisse, amincie, décolorée, moins pigmentée que la peau ambiante, à surface légèrement gaufrée, comme la cicatrice vaccinale, légèrement déprimée en forme de cupule, et sans adhérence avec les parties sous-jacentes, sur lesquelles elle glisse facilement. Telle est, en un mot, la cicatrice du rupia, qui n'est autre que la cicatrice *syphilitique*, pathognomonique de la syphilis, et devant suffire, à elle seule, et par elle-même, si on sait bien la reconnaître, et discerner ses caractères, pour énoncer et établir, d'une manière certaine, le diagnostic *syphilis*.

Quand l'évolution des lésions cutanées de la syphilis se fait d'une manière classique, régulière, et en quelque sorte normale, les lésions tertiaires, le rupia surtout, ne se manifestent qu'après un temps toujours très long écoulé, à partir de l'existence du chancre infectant. Ce temps est habituellement de plusieurs années; 8, 10, 15, 20, 30, 40 années s'écoulent quelquefois, entre le chancre infectant. et les accidents tertiaires. Entre ces derniers accidents et le chancre ont dû se placer la série des accidents secondaires précoces, puis toute la série, plus nombreuse encore, des accidents secondaires tardifs. Abandonnés à eux-mêmes, ces accidents évoluent quelquefois avec beaucoup de lenteur, et avec des intervalles souvent de plusieurs années, entre leurs poussées successives. Le traitement convenablement institué, s'il n'est pas absolument curatif, a, du moins, l'avantage de diminuer l'intensité des poussées, et de retarder souvent de beaucoup, leurs réapparitions ultérieures, de sorte que, nous le répétons, l'apparition des accidents cutanés tertiaires, ulcératifs, ou malins, constituant la syphilis *maligne*, n'a lieu qu'à une époque toujours très ancienne, très éloignée du moment où la syphilis a été contractée.

L'évolution de la syphilis est plus ou moins rapide, suivant les tempéraments. Une constitution parfaite, une vitalité bien développée, un tempérament sanguin, vigoureux, un état général des forces ne laissant rien à désirer, la jeunesse, sont autant de conditions favorables au développement rapide des lésions cutanées de la syphilis. Les lésions syphilitiques, pendant la jeunesse, et avec une santé parfaite, évolueront plus vite, se succéderont plus rapidement, et, en même temps, seront moins graves; elles auront un caractère moins malin, et guériront plus vite, et plus sûrement, que dans la vieillesse, et avec un tempérament usé, détérioré et plus ou moins cachectisé. Chez un scrofuleux, par exemple, l'évolution des accidents syphilitiques se fait avec une lenteur excessive; ces accidents sont des plus réfractaires au traitement; leur durée est presque interminable, et, en même temps, ils prennent facilement, et trop souvent malheureusement, un caractère ulcératif et malin. Lorsque les deux diathèses, scrofuleuse et syphilitique, sont réunies sur le même sujet, il en résulte un état général des plus graves. Les deux diathèses se fondent, en quelque sorte, l'une dans l'autre, pour constituer un état morbide hybride, plus tenace, plus difficile à déraciner, et dont les manifestations cutanées, tenant à la fois de l'une et l'autre diathèse, ont cessé de représenter exactement chacune d'elles, en particulier, et n'offrent plus à notre observation que des lésions mal définies, qui participant, en même temps, aux caractères fusionnés des deux diathèses, ressemblent vaguement à toutes les deux à la fois, sans être, pour cela, pathognomoniques ni de l'une ni de l'autre. Ce sont ces lésions auxquelles M. Ricord a donné le nom de *scrofulate de vérole.* Ces deux diathèses, ainsi réunies, ont souvent pour effet d'épuiser complètement les forces du malade, de ruiner sa vitalité, et d'aboutir finalement à une troisième diathèse, à la diathèse tuberculeuse qui termine la scène.

Il est donc impossible d'établir, d'une manière même approximative, la durée de l'évolution de la syphilis dans ses diverses phases, et par conséquent de déterminer l'époque de l'apparition des accidents tertiaires. Tout ce que l'on peut dire, c'est que ces accidents expriment toujours une syphilis ancienne, et vieille, habituellement, de plusieurs années.

Cependant il est une forme de syphilis que nous ne

ferons que rappeler ici, et que nous avons décrite, avec soin, dans le premier volume de nos *leçons cliniques*; nous l'avons appelée *syphilis maligne galopante*. Elle est caractérisée par des lésions qui revêtent d'emblée, et de prime abord, le caractère ulcératif et malin. Dans cette forme, on ne trouve pas ces lésions *malignes*, au bout de quinze ou vingt ans, et après que, par sa durée même, la syphilis a eu le temps de revêtir un caractère *malin;* mais on voit surgir ces lésions *malignes* dès le commencement de la période secondaire, à l'époque où la syphilis ne se révèle habituellement que par des lésions précoces, et toujours bénignes. Or, dans cette forme si redoutable de la syphilis, ces mêmes lésions précoces sont déjà des lésions *malignes*. Ainsi nous citons deux faits, observés dans notre service d'hôpital, où le rupia syphilitique le plus grave s'était déclaré *six semaines après le chancre infectant*. Nous n'en dirons pas plus long sur la syphilis maligne galopante; elle n'est qu'une exception dans la loi qui régit l'évolution de la syphilis, mais cette exception je devais vous la rappeler ici.

Si j'avais à vous faire l'histoire complète de la syphilis, je vous la montrerais pendant sa période tertiaire, dans laquelle elle ulcère, elle désorganise la peau, envahir déjà des tissus plus profonds, s'attaquer aux muscles, aux nerfs, au périoste et aux os : je vous la montrerais, dans une période plus avancée, devenir plus profonde encore; pénétrer dans nos cavités crânienne, thoracique et abdominale, où elle développe ses tumeurs, ses gommes, ses ulcérations, dans le cerveau, dans les poumons, dans le foie, comme elle les a développées dans la peau, et dans les muqueuses qui tapissent nos orifices. Mais ce serait outre-passer les limites que nous nous sommes assignées; nous n'avons voulu vous montrer la syphilis que sur la peau seulement, et sur nos ouvertures naturelles. C'est un champ assez vaste pour notre étude actuelle; ne la suivons donc pas plus loin, et restons sur la peau, où nous aurons, plus tard, à nous occuper du traitement à lui opposer.

CINQUIÈME CONFÉRENCE.

Caractères pathognomoniques généraux des lésions cutanées de la scrofule.

MESSIEURS,

Nous avons consacré nos dernières conférences à l'étude des lésions cutanées, symptomatiques de la syphilis, aux différentes périodes de son évolution. Dans la première conférence, sans nous préoccuper des diverses phases que présente la syphilis dans son développement, des caractères qui nous révèlent son âge, son ancienneté, ou l'époque récente de sa naissance, je vous l'ai montrée tout entière; je vous ai fait voir tout ce qui la distingue, tout ce qui la caractérise, tout ce qui lui appartient, tout ce qui peut vous la faire reconnaître et discerner, au milieu de tant d'autres lésions de nature si différente; je vous en ai tracé, à grands traits, et sans entrer dans les détails, un tableau général et synoptique, une vue d'ensemble, où je me suis efforcé de faire saillir, à vos yeux, sa physionomie spéciale et pathognomonique.

Mais ce n'était pas assez; il fallait la voir et l'étudier de plus près, vous montrer d'où elle sort, vous faire voir le chancre infectant, induré, son accident primitif; il fallait ensuite vous dire comment, dans son époque secondaire, elle se répand sur la peau : ç'a été l'objet de la deuxième conférence.

Les accidents secondaires, nous vous l'avons dit, se divisent en deux catégories : les uns sont *précoces*, nous les avons étudiés avec le chancre, dans la deuxième conférence; les autres sont *tardifs*, nous leur avons consacré notre troisième conférence. Dans la quatrième, nous vous avons décrit les accidents *tertiaires;* nous vous les avons montrés, avec leurs caractères de *malignité*, c'est-à-dire avec tout ce qu'ils ont de grave, de dangereux pour la peau qu'ils désorganisent, et pour la santé générale à laquelle ils portent de sérieuses atteintes, sur laquelle ils exercent, souvent, le plus fâcheux retentissement.

Nous avons suivi, pas à pas, en quelque sorte, le caractère de plus en plus grave des lésions, à mesure qu'elles traduisent un degré plus grand d'ancienneté de la diathèse. Ces lésions, quand elles ne sont encore que des accidents secondaires *précoces* ou *tardifs*, restent superficielles, elles n'entament que très peu, ou pas du tout la peau, mais quand elles deviennent *tertiaires*, nous les avons vues alors être profondes, pénétrant profondément dans l'épaisseur de la peau, qu'elles ulcèrent et qu'elles détruisent, et envahir le tissu cellulaire, et toutes les parties molles, jusqu'aux os.

A une quatrième époque, c'est-à-dire à une époque plus avancée encore de l'évolution et de l'ancienneté de la syphilis, ces mêmes lésions deviennent viscérales, elles atteignent le cerveau, le poumon, le foie; nous n'avons fait que vous l'indiquer sommairement, puisque nous n'avions à vous montrer la syphilis que sur la peau seulement, c'est-à-dire que dans ses lésions cutanées seulement.

Aujourd'hui, nous abordons la diathèse scrofuleuse, au même point de vue, c'est-à-dire, relativement aux lésions qu'elle détermine, elle aussi, sur la peau. La diathèse scrofuleuse, comme la diathèse syphilitique, choisit notre tégument externe pour un de ses principaux sièges d'élection; c'est sur la peau que la syphilis et la scrofule se rencontrent le plus habituellement; c'est leur premier caractère commun d'avoir le même siège; il faut donc, puisque nous les y trouvons côte à côte, que nous sachions les distinguer l'une de l'autre. Or, voyons aujourd'hui quels sont les caractères pathognomoniques de la scrofule, étudions bien ces caractères, afin de ne pas la confondre avec la syphilis.

La syphilis est une maladie constitutionnelle, générale, diathésique. Elle est virulente, contagieuse, transmissible par l'inoculation directe de son virus. Le virus syphilitique réside dans le chancre infectant, seule porte d'entrée, source unique de la syphilis, dont il est la lésion initiale, primitive et génératrice nécessaire; il réside aussi, mais à un moindre degré de puissance, dans ses accidents secondaires, dont l'inoculation, sur un autre individu, reproduit le chancre qui, sur ce second individu, devient, comme il l'avait été sur le premier, le principe de toutes les autres lésions de la diathèse. Non seulement la syphilis est inoculable, mais elle est encore héréditaire; l'enfant s'en imprègne d'emblée, dans la vie intra-utérine; il s'en pénètre, il s'en empoisonne par la circulation utéro-placentaire, et le plus souvent il en meurt avant d'être arrivé au terme de la vie fœtale. Cependant, bien que syphilitique, il peut naître vivant, mais il succombe à une époque plus ou moins éloignée de sa naissance; il peut aussi guérir par un traitement convenable, et rester indéfiniment guéri des accidents qu'il avait apportés en naissant.

Dans d'autres cas, la syphilis, dont il s'est imprégné dans le sein de sa mère, peut ne donner lieu, chez lui, à aucun phénomène morbide appréciable; elle peut rester, dans sa constitution, tout à fait ignorée, à l'état latent, et ne se révéler que plus tard, à une époque variable et indéterminée, soit de la vie infantile, soit même de sa vie d'adulte, par des affections dont le siège varie, ainsi que la manière dont elles se produisent, mais qui indiquent un état syphilitique diathésique, héréditaire; ce sont des affections tertiaires et quaternaires du même ordre que celles qui sont habituellement contractées dans la vie intra-utérine, telles que des gommes du tissu cellulaire, du cerveau, du poumon, du foie. Ainsi, la syphilis a deux sources : le chancre inoculé, et l'hérédité par imprégnation dans la vie intra-utérine.

La scrofule est, comme la syphilis, une maladie générale, constitutionnelle, diathésique, héréditaire; mais elle n'est pas virulente, elle ne possède pas de virus inoculable, elle n'est pas contagieuse ; elle se transmet par hérédité, mais nullement par contagion, ni par inoculation. Si elle est, comme la syphilis, héréditaire, elle n'est pas congénitale comme elle; elle ne se développe pas dans la vie intra-utérine; l'enfant ne naît pas scrofuleux; il n'y a pas la scrofule des néo-natorum, comme il y a la syphilis des néo-natorum. La scrofule héréditaire n'apparaît, ainsi que le professe, avec raison, M. Hardy, qu'à l'âge de deux à cinq ans, mais le plus souvent de dix à quinze ans seulement, et ses premières manifestations se font par les muqueuses nasales, palpébrales et auriculaires.

En dehors de toute hérédité, la scrofule se développe d'elle-même, ce que ne fait jamais la syphilis, sous l'influence de certaines causes. Ainsi une mauvaise hygiène, une mauvaise nourriture, le défaut d'air, le manque d'exercice, la séquestration, le défaut de soins peuvent engendrer la scrofule. Elle peut même se développer spontanément, sans cause appréciable d'aucune sorte, en vertu d'une prédisposition idiosyncrasique toute spéciale, et indépendante de tout principe héréditaire, comme de toute cause hygiénique.

Les premières manifestations extérieures de la scrofule, nous l'avons dit, se produisent sur les muqueuses du nez, des paupières, des oreilles; il y a un coryza chronique, une sorte de jetage nasal, des ulcérations de la muqueuse de Schneider, des croûtes à l'ouverture, et dans l'intérieur des fosses nasales, un ozène ou punaisie de nature scrofuleuse. Il y a aussi une ophthalmie scrofuleuse; un épaississement du rebord libre des paupières, une congestion de la muqueuse palpébrale, qui semble granuleuse, par le fait de l'hypertrophie des follicules de Meïbomius; ces follicules hypertrophiés sont le siège d'une hypersécrétion, aussi les paupières sont chassieuses, collées, croûteuses; les follicules ciliaires sont atteints; il y a une blépharite ciliaire, un trichiasis: la congestion inflammatoire gagne la conjonctive oculaire, et souvent la cornée, qui devient ulcéreuse, est le siège d'un hypopyon; il y a alors de la photophobie, du larmoiement; et l'œil, très douloureux, reste fermé avec un entropion, ou trop largement ouvert, avec la difformité répugnante de l'ectropion. Du côté des oreilles, c'est une otorrhée; il s'écoule un muco-pus, souvent abondant et fétide. C'est ainsi que la scrofule manifeste ses premiers accidents, et cela vers l'âge de deux à cinq ans. Vous voyez que ses commencements n'ont rien de commun avec ceux de la syphilis.

Les lésions cutanées de la scrofule, qui ont reçu le nom de *scrofulides*, n'apparaissent que plus tard, vers l'âge de six à dix ans; après ces premières lésions des muqueuses, et après l'engorgement ganglionnaire sous-maxillaire.

L'adénite scrofuleuse est tout à fait différente de l'adénite syphilitique; ne parlons ici que de l'adénite cervicale, puisque ce n'est qu'au cou seulement que se rencontrent les deux adénites. L'adénite syphilitique, dénommée aussi chapelet ganglionnaire, occupe les ganglions longitudinaux et latéraux du cou, tandis que l'adénite scrofuleuse affecte les ganglions sous-maxillaires, c'est-à-dire transversaux; par conséquent, ces deux adénites se coupent, dans leur direction, à angle droit. Si ces deux adénites diffèrent l'une de l'autre par leur siège, elles ne diffèrent pas moins par leurs caractères et par leur mode d'évolution. L'adénite syphilitique est granuleuse, elle est formée comme par des granulations, situées au-dessus les unes des autres, granulations dont le volume n'est jamais plus gros que celui d'une petite noisette, qui ne présentent jamais aucune trace de congestion inflammatoire, ni de tendance à la suppuration.

Dans l'adénite scrofuleuse, au contraire, les ganglions prennent souvent un volume considérable, on en voit d'aussi gros qu'une noix, qu'une pomme d'api ; ils peuvent n'exister que d'un seul côté; il peut n'y avoir qu'un seul ganglion engorgé, tandis que dans la syphilis, l'adénite est toujours double, bilatérale, et formée par un grand nombre de ganglions. De plus, l'adénite scrofuleuse se termine très souvent par suppuration; les ganglions engorgés se ramollissent, deviennent fluctuants, contractent des adhérences avec la peau qui s'amincit, rougit, s'ulcère, et donne issue à un pus séreux, mal lié, mélangé de fragments ganglionnaires encore solides, et quand cet abcès ganglionnaire, appelé aussi *abcès froid*, s'est vidé, il laisse après lui une cicatrice indélébile, des brides cicatricielles, sur le caractère desquelles nous reviendrons plus loin ; tout ce qui appartient à la scrofule a toujours une remarquable tendance à la suppuration.

La syphilis se reconnaît à une couleur d'un rouge sombre, cuivré; la scrofule se distingue à une teinte d'un rouge foncé, violacé, vineux. Ces teintes, d'un ton chaud, son disposées en larges surfaces, en placards ; à elles seules, et sur une plaque hypertrophiée, d'un niveau plus élevé que les parties environnantes, desquelles elles se détachent, par une sorte de rebord tranché, et nettement accusé; à elles seules, ces teintes vineuses constituent quelquefois toute la lésion; plaques vineuses développées sur une surface cutanée, surélevée par l'hypertrophie du tissu cellulaire sous-cutané ; d'autres fois, ces mêmes teintes entourent, comme d'une auréole, d'autres lésions, dont la nature scrofuleuse est accusée par la couleur rouge vineux au milieu de laquelle elles se sont développées.

Si les lésions de la scrofule se distinguent des lésions de la syphilis par leur couleur, très nettement différente, elles leur ressemblent en ce que, comme les lésions syphilitiques, elles ne sont pas douloureuses; de part et d'autre, du côté de la syphilis, comme du côté de la scrofule, il y a une complète immunité de douleur. Toutes les lésions muqueuses et cutanées de la syphilis, nous l'avons vu, ont pour caractère de n'être pas douloureuses; quelles que soient ces lésions, chancres, tubercules, papules, gommes ulcérées, ou non ulcérées, vastes ulcérations serpigineuses ou phagédéniques, la douleur n'y existe pas. Il en est de même pour la scrofule; ses lésions les plus graves, les plus profondes, ses destructions de tissu les plus épouvantables, les ravages qu'elle exerce, non pas seulement sur la peau, mais dans les muscles, et jusque dans les os, ne donnent lieu à aucune douleur.

Le développement des lésions syphilitiques, nous l'avons vu, est souvent accompagné, et même précédé d'une fièvre que nous avons appelée fièvre syphilitique, et quand cette fièvre n'existe pas, pendant le cours de l'évolution des lésions syphilitiques, on observe, souvent du moins, un certain malaise général, de la courbature, de la faiblesse.

Il n'en est pas de même dans le développement e l'évolution des lésions de la scrofule; elles se produisent et persistent pendant toute leur durée, et quelle que soit leur importance anatomo-pathologique, non pas seulement sans douleur, mais encore sans aucun trouble général, sans malaise aucun; vous verrez, et vous pouvez voir dans cet hôpital, les infirmiers, infirmières et autres employés, presque tous scrofuleux, quelques-uns défigurés par les destructions de tissus ou d'organes, les plus avancées, les plus larges, comme les plus profondes, vous pouvez les voir, jouissant malgré cela de la plénitude de la santé, actifs, laborieux, pleins d'entrain, et se mariant entre eux.

Cependant, lorsqu'il s'est produit des ravages qui amènent nécessairement des troubles fonctionnels, lorsque, par suite de ces ravages, certaines fonctions physiologiques sont gênées, entravées dans leur libre action, alors il en résulte des accidents qui, à la longue, se traduisent par une véritable cachexie. Cette même cachexie est encore la conséquence de l'existence indéfinie, et sans guérison, de lésions, dont la persistance indique que l'économie est toujours au pouvoir de la diathèse. Or, à la longue et finalement, le principe vital en est atteint, amoindri, et qu'il y ait des troubles fonctionnels résultant de lésions, ou qu'il n'y en ait pas, le malade ne tombe pas moins dans la cachexie. La diathèse scrofuleuse a sa cachexie tout comme les diathèses syphilitique, herpétique, tuberculeuse, cancéreuse.

Les lésions syphilitiques, nous l'avons dit, ont pour caractère d'être généralisées; tantôt elles couvrent en même temps le corps entier; tantôt elles n'existent que limitées, restreintes à certaines régions; mais quand elles ont parcouru, sur ces régions, les diverses phases de leur évolution, quand elles s'y sont éteintes, elles apparaissent dans d'autres régions, souvent très éloignées de leur premier siège. Les lésions syphilitiques, comme toutes les lésions *diathésiques*, avons-nous dit encore, ont pour caractère *la durée*; mais cette durée n'est pas continue, elle est signalée par des intermittences, des récidives, des réapparitions à termes plus ou moins éloignés. La syphilis est donc, relativement à ses lésions extérieures, *généralisée*, *nomade*, *intermittente*.

Il en est tout autrement de la scrofule : elle aussi est longue dans la durée de ses lésions; elle est même plus longue que les autres diathèses, puisqu'on l'a appelée avec raison la diathèse *torpide*; mais quelle que soit la longueur de sa durée, elle ne se généralise pas, elle ne se supprime pas temporairement, elle n'est sujette à aucune disparition momentanée, elle n'est pas intermittente dans ses manifestations; elle est essentiellement fixe et immuable dans sa durée.

Elle est également fixe et immuable dans le siège qu'elle s'est choisi; elle ne se promène pas, elle reste invariablement, là où elle s'est développée; elle a donc, pour double caractère, la *fixité de durée* et la *fixité de siège*. Ce double caractère de fixité de siège et de durée est de la plus haute importance, car à lui seul, il suffit pour vous apprendre que vous n'avez affaire ni à la syphilis, ni à l'herpétis, qui sont essentiellement *nomades* et *intermittentes*, et pour vous faire diagnostiquer la scrofule.

Si la scrofule est toujours fixe dans sa durée et dans son siège, si sa durée est toujours continue et sans intermittence, elle est encore essentiellement *chronique*. La *chronicité* est encore un des caractères de la scrofule; la chronicité, c'est-à-dire la longueur dans la durée et l'absence, en même temps, de tout caractère aigu, inflammatoire et sujet à des changements d'aspect, de forme et de manière d'être.

La scrofule a encore une autre fixité, c'est *la fixité de forme*, c'est-à-dire la fixité de lésion, par laquelle elle se caractérise sur le même individu; tandis que la syphilis justifie sa qualification de *diathèse protéique* par la diversité des aspects qu'elle revêt, par la diversité des lésions par lesquelles elle se manifeste, pendant sa durée chez le même individu, la scrofule reste représentée par *la même lésion* pendant tout le temps de sa longue existence. Cette lésion s'agrandit, s'étale en surface, devient plus profonde, fait des progrès, poursuit ses ravages, opère ses destructions, mais c'est toujours la même lésion; elle a évolué, elle a parcouru ses diverses phases, elle a subi les transformations par lesquelles se caractérise son développement, mais c'est toujours la lésion primitive, la même lésion initiale. Ainsi, tandis que du côté de la syphilis *tout est chan-*

geant et variable, le siège, la forme, la durée; du côté de la scrofule, au contraire, *tout est fixe et immuable : le siège, la forme et la durée.*

La syphilis, nous vous l'avons dit, a pour sièges d'élection, le front, les sillons naso-labiaux, la paume des mains, la plante des pieds, et les zones génito-anales; on la trouve partout, puisqu'elle se généralise, et que la généralisation est précisément un de ses caractères, mais la constatation de lésions dans un des sièges que nous venons d'indiquer est une raison de penser que ces lésions sont syphilitiques ; sans doute la considération du siège, à elle seule, ne suffit pas pour imprimer à ces lésions la nature syphilitique, car, dans toutes ces régions, et en particulier dans la zone génito-anale, on trouve fréquemment des affections sébacées, herpétiques, et de cause purement locale; mais dans des cas douteux, mal ou incomplètement tranchés, la considération que ces lésions, sans caractère parfaitement défini, occupent l'un de ces sièges, est une raison qui devient, pour le diagnostic, une lumière, et qui fait pencher la balance du côté de la syphilis.

La scrofule, elle aussi, a des sièges d'élection, et ces sièges d'élection sont la face et le cou; elle ne siège pas indistinctement sur toutes les régions de la face et du cou; elle choisit les points les plus apparents pour s'y installer. C'est sur le nez, sur la pointe, sur le sommet du nez, et aux parties les plus saillantes des joues, sur les pommettes, c'est là qu'on la voit le plus souvent, et qu'elle s'établit de préférence; et c'est là précisément une des considérations qui la rendent si redoutable;

car, dès lors qu'elle dégrade, qu'elle défigure et qu'elle détruit les parties qu'elle atteint, ces parties étant les plus visibles, celles qu'il est le plus impossible de cacher, ses ravages deviennent des monstruosités hideuses et repoussantes, qu'il est impossible de dissimuler, et de soustraire aux regards.

Sur la face, elle n'atteint pas seulement le nez et les régions malaires, on trouve encore ses lésions sur le front, aux lèvres supérieure et inférieure. Sur le cou, dans les régions sous-maxillaires, la peau ne devient pas seulement malade consécutivement à la suppuration des ganglions cervicaux ; elle est dans certains cas, que nous vous ferons connaître, atteinte primitivement par la diathèse.

Plus rarement, on trouve les lésions cutanées de la scrofule sur le tronc, sur les membres supérieurs, sur les membres inférieurs. Mais quel que soit son siège sur la peau, et quel que soit son degré d'ancienneté, jamais les lésions scrofuleuses ne sont généralisées, éparpillées sur tout le corps ; elles sont toujours circonscrites, limitées à une seule région, et cette région, nous le répétons, c'est la face, dans l'immense majorité des cas.

La syphilis, arrivée à sa période tertiaire, nous vous l'avons dit, attaque et détruit les parties profondes, le périoste, les cartilages, les os. La scrofule opère les mêmes destructions ; mais, dans leur travail rongeur, et de désorganisation, les deux diathèses suivent une marche inverse, et cette considération, sur laquelle nous ne saurions trop insister, est de la plus haute importance pour le diagnostic. En effet, de part et d'autre, les ravages sont les mêmes, mais ces ravages s'opèrent d'une manière différente, et en sens inverse, suivant la diathèse qui les produit.

Si c'est la syphilis, le travail de destruction s'opère de la profondeur à la superficie; si, par exemple, il s'agit du nez, la destruction commencera par la muqueuse des fosses nasales, puis elle envahira les os propres du nez, ainsi que les cartilages, et elle s'arrêtera après les avoir anéantis; et alors la peau restant saine, le nez sera complètement aplati et sa saillie presque effacée, si les cartilages et les os ont été complètement détruits; si au contraire la destruction n'a atteint que les os seuls, laissant les cartilages intacts, le nez sera écrasé dans le milieu de sa longueur; au toucher, on le sentira mou, sans soutien intérieur, et sa pointe saillante basculera et sera comme renversée d'avant en arrière, en sorte que la vue pourra pénétrer dans l'intérieur des fosses nasales; double difformité, également hideuse, qui, d'après les caractères que nous venons de décrire, devra être attribuée à la syphilis.

La scrofule, nous l'avons dit, agit d'une manière toute différente; elle procède, dans son travail de désorganisation, de la surperficie à la profondeur. Ainsi, lorsqu'elle s'est fixée sur le nez, elle attaque d'abord la peau, et ce n'est qu'après l'avoir détruite qu'elle atteint, pour les détruire à leur tour, les cartilages et les os, en sorte que le travail destructeur de la scrofule est plus complet que celui de la syphilis; la syphilis avait au moins respecté la peau (l'époque à laquelle elle s'attaque à la peau étant passée pour elle depuis longtemps), tandis que la scrofule détruit tout, et la peau et les os, si bien qu'il ne reste plus du nez que le trou, que la cavité béante, et à ciel ouvert des fosses nasales, difformité plus hideuse encore, que celle que produit la syphilis.

Lorsque la syphilis étale ses lésions sur la peau, celle-ci ne présente, autour et au siège même de ces lésions, aucun gonflement, aucune surélévation ; son niveau ne dépasse pas le niveau des parties cutanées qui restent saines, et exemptes de lésions. Les lésions de la scrofule, au contraire, ont toujours pour siège des parties de peau épaissies, bouffies, hypertrophiées, et visiblement plus saillantes que les parties de peau saine ambiantes. Cette bouffissure, cette hypertrophie sont le résultat d'un épaississement du tissu cellulaire sous-jacent. Les lésions de la scrofule sont donc, dans une première phase de leur évolution, des lésions *hypertrophiques* ; elles sont toujours précédées et accompagnées de l'hypertrophie des parties sur lesquelles elles se sont établies. Quand elles guérissent, quand elles entrent dans une période de déclin, les parties hypertrophiées deviennent le siège d'une résolution, d'une intussusception interstitielle, et d'une véritable résorption, qui, dépassant dans ses effets d'amoindrissement le premier travail hypertrophique, amène une véritable déperdition de substance, et une atrophie réelle, et toujours très sensible à la vue. Cette atrophie se manifeste, sur les joues, par des dépressions irrégulières, et dont la surface est comme réticulée, et traversée par des brides cicatricielles ; sur le nez, cette atrophie se traduit par l'amincissement, par la rétraction et la diminution de longueur et d'épaisseur des ailes du nez, et, en même temps, par la diminution de volume de la pointe de cet organe qui paraît plus aigu. Voilà ce qui explique la forme aiguë, lancéolée, et en lame de couteau des nez qui ont été le siège d'une lésion scrofuleuse. Ainsi, dans la première partie de leur évolution, et dans leur période de développement et d'état, les lésions de la scrofule sont des lésions *hypertrophiques*, et, dans leur période de déclin, ou de guérison, elles deviennent *atrophiques*, de telle sorte qu'elles laissent après elles une atrophie *déformante et irrémédiable*.

Les ulcérations que produit la syphilis sur la peau sont caractérisées, nous vous l'avons dit, par une forme arrondie, régulière, par des bords tranchants, coupés à pic, et toujours adhérents ; elles sont profondes, et faites comme à l'emporte-pièce, et leur fond est d'une teinte grisâtre mêlée de rouge cuivre.

Les ulcérations de la scrofule sont irrégulières dans leurs contours ; leurs bords, remarquables par leur coloration vineuse, sont amincis, déchiquetés et décollés, en sorte que le doigt, ou un instrument quelconque, peut les soulever et se promener dans leur pourtour, sur toute la partie circonférentielle de l'ulcère qu'ils recouvrent, et dont ils dissimulent ainsi une partie de la surface ; leur fond, inégal, et comme mamelonné, a la même couleur vineuse que les bords.

Les croûtes de la syphilis, nous l'avons vu, sont d'une

couleur brunâtre, d'un vert foncé ; elles sont sèches, dures et saillantes.

Les croûtes de la scrofule, au contraire, sont stratifiées de noir et de gris ; leur teinte générale est plutôt d'un blanc sale et grisâtre ; le gris domine, et leur donne un aspect blanchâtre.

Les cicatrices de la syphilis sont lisses, gaufrées, superficielles ; la peau en est amincie, décolorée, dépigmentée, déprimée en forme de cupule, et sans adhérence avec les parties profondes sur lesquelles elle glisse facilement.

Les cicatrices de la scrofule, indélébiles comme celles de la syphilis, s'en distinguent par leur surperficie, qui est inégale, réticulée, traversée par des brides saillantes, et séparées les unes des autres par des enfoncements ; elles sont profondes, adhérentes aux parties qu'elles recouvrent, et dont elles ne peuvent pas être séparées ; elles sont couturées, et semblables à celles de la brûlure.

Tels sont, messieurs, les principaux traits qui distinguent la scrofule de la syphilis. Ces deux diathèses impriment sur la peau des lésions de même espèce, mais avec des caractères spéciaux à chacune d'elles ; nous vous les avons fait voir ; ainsi l'une et l'autre ont des ulcérations, mais ces ulcérations ont une physionomie assez tranchée, de part et d'autre, pour que vous ne puissiez pas les confondre. L'une et l'autre peuvent être serpigineuses ; mais si l'ulcère serpigineux est scrofuleux, vous le reconnaîtrez d'abord à la surface hypertrophiée qui l'entoure, et sur laquelle il repose, puis aux cicatrices bridées, saillantes et couturées qui se produisent à ses parties centrales, à mesure que de nouvelles ulcérations se creusent à la périphérie. La syphilis, comme la scrofule, a aussi ses ulcérations profondes qui désorganisent, qui détruisent les cartilages et les os, mais la syphilis opère ses ravages d'une façon dissimulée, sourde et latente; elle ménage les parties superficielles, de manière à masquer ses destructions profondes ; la scrofule, au contraire, quand elle se manifeste par cette même forme de lésions graves, ne respecte rien ; elle détruit d'abord la peau, les parties molles sous-jacentes, les muscles et les os, aussi ses ravages ont un degré de monstruosité que n'ont pas habituellement les lésions de la syphilis. A la face vous la voyez détruire le nez, puis perforer la voûte palatine, faire communiquer les cavités nasale et buccale, et tenir la bouche constamment béante, par la rétraction atrophique des lèvres devenues insuffisantes à la fermer, et à empêcher l'écoulement de la salive au dehors. La syphilis ne produit presque jamais des difformités aussi hideuses et aussi repoussantes.

SIXIÈME CONFÉRENCE

Caractères que doit présenter une lésion cutanée pour être dénommée une scrofulide.

MESSIEURS,

C'est à Bateman et à Willan que revient l'honneur d'avoir discerné, décrit à part, et catégorisé les lésions cutanées symptomatiques de la scrofule, confondues avant eux, avec les lésions de la dartre et de la syphilis ; pour exprimer le caractère malin, rongeur et destructeur de ces lésions, ces auteurs leur avaient donné le nom générique de *Lupus*. Par ce nom seul, ils indiquaient tout ce qu'elles ont de dangereux et de redoutable. M. Cazenave leur a conservé ce même nom, que MM. Bazin et Hardy ont heureusement remplacé par le nom de *scrofulides*.

Sans doute le nom de *Lupus*, qui rappelle un des animaux les plus féroces et les plus dangereux, caractérise parfaitement tout ce qu'il y a de malfaisant dans les lésions de la scrofule ; mais malheureusement, ce nom ne convient pas qu'aux lésions de la scrofule seulement; par conséquent, il n'établit pas nettement leur individualité générique ; il ne les spécialise pas, il ne les range pas dans une classe pathologique spéciale, car, ce ne sont pas les seules lésions cutanées qui présentent ce caractère de *malignité*. Certaines lésions de la diathèse herpétique ne sont-elles pas des lésions malignes? L'eczéma fluent, aigu, généralisé, qui épuise le malade et le conduit au marasme, à la fièvre hectique, et à la consomption, par l'abondance d'une sécrétion incessante et intarissable, n'est-il pas une affection maligne? La dermatite exfoliatrice qui le dépouille de son épiderme, l'expose à tous les dangers qu'entraîne l'abolition des fonctions de la peau, et la dénudation du derme, et ruine sa vitalité, par d'effrayantes sécrétions épidermiques, qui se détachent et se renouvellent sans cesse, n'est-elle pas encore une de ces lésions malignes qui détruisent et dévorent la vie, et à laquelle on pourrait donner le nom de Lupus? Les lésions syphilitiques tertiaires, le rupia en particulier, les ulcérations qui détruisent les cartilages et les os, les ulcérations serpigineuses, et phagédéniques, dont les ravages sont si épouvantables, ne mériteraient-elles pas aussi le nom de Lupus? Et ces ulcères atoniques des jambes, qui produisent des ravages si étendus, si larges et si profonds, ne pourraient-ils pas, à juste titre, être aussi appelés des Lupus?

Vous le voyez donc, le nom de Lupus inventé par Willan et par Bateman, et consacré ensuite par Cazenave est impropre à dénommer, et à caractériser une classe de maladies spéciale et tout à fait à part, puisque n'exprimant qu'un seul des caractères de cette classe de maladies, il pourrait tout aussi bien convenir à d'autres maladies, dont la nature est toute différente, et qui cependant présentent le même caractère de malignité. MM. Bazin et Hardy ont donc, avec raison, substitué à ce nom vague et sans signification pathognomonique, le nom de *scrofulides*, qui indique, tout de suite, la nature des lésions que la scrofule développe sur la peau.

Nous avons vu, dans notre dernière conférence que la scrofule se déclare chez l'enfant, à trois époques différentes, de trois manières différentes, et sur trois sièges différents. Sa première apparition se fait sur les muqueuses, vers l'âge de deux à quatre ans. Ne vous étonnez pas que les muqueuses soient son premier siège ; vous savez combien, chez l'enfant, les membranes muqueuses sont sujettes à subir une altération inflammatoire, congestive, ou autre. Les muqueuses sont, chez l'enfant, un champ toujours ouvert au développement d'un principe morbide quelconque.

Rappelez-vous combien sont fréquentes, chez l'enfant, les affections des muqueuses : le coryza, les épistaxis, les diverses espèces, ou formes de stomatites, d'angines, de bronchites, de vulvites spontanées, d'entérites ; or, les muqueuses étant toujours disposées à devenir le siège d'une maladie quelconque, la scrofule s'en empare, et ce sont elles qui deviennent le premier siège de ses manifestations. Nous ne vous rappelons que par une simple indication, ce que nous vous avons dit, dans notre dernière conférence, sur le coryza chronique, sur l'ozène, sur le jetage du nez, ou écoulement muqueux épais, qui obture l'ouverture des narines, soit par lui-même, soit par les croûtes qui résultent de sa concrétion. Rappelez-vous la blépharite ciliaire, dont nous vous avons parlé, le rebord rouge des paupières, l'hypertrophie des follicules de Meibomius, les yeux toujours chassieux, les paupières croûteuses et agglutinées; la conjonctive oculaire injectée, couverte d'un lacis vasculaire, ou pannus ; la cornée, enflammée, ulcérée, la photophobie, le trichiasis, ou renversement des paupières en dedans, avec contact irritant des cils sur le globe oculaire; l'ectropion, ou renversement des paupières inférieures en dehors, avec boursouflement, rougeur, état fongueux de la muqueuse palpébrale : rappelez-vous l'otorrhée, cet écoulement mucoso-purulent, quelquefois si abondant, si infect, qui, du pavillon de l'oreille suinte, dans certains cas, jusque sur les parois latérales du cou, et que produit la muqueuse du conduit auditif externe, devenue congestionnée, épaissie et d'une couleur rouge vineuse.

Ainsi donc le premier acte de la manifestation extérieure de la scrofule, se fait par l'intermédiaire, et aux dépens des muqueuses.

Le second acte se produit sur les ganglions cervicaux sous-maxillaires. Vous pouvez alors observer l'adénite scrofuleuse, remarquable par sa direction transversale, par sa situation parallèle aux branches horizontales du maxillaire inférieur, par le développement considérable des ganglions engorgés, par leur tendance à l'inflammation, à la suppuration, et par leur adhérence avec la peau, qu'ils rougissent, amincissent et perforent, de manière à donner issue au pus qu'ils contenaient. Ce pus, formant les abcès ganglionnaires ou abcès froids, est séreux, mal lié, mélangé de fragments glandulaires encore solides, et de particules de tissu conjonctif, qui n'ont point encore subi la fonte purulente. Que l'ouverture de la peau se soit faite spontanément, ou qu'elle ait été faite par le bistouri, le plus souvent elle s'ulcère, elle devient un ulcère scrofuleux, avec sa couleur rouge lie de vin, ses bords amincis, déchiquetés, décollés, irréguliers dans leurs contours, et sa surface mamelonnée, inégale et comme fongueuse. Quand cette ulcération, au bout d'un temps, toujours très long, finit enfin par se cicatriser, elle laisse après elle une cicatrice pathognomonique de la scrofule, c'est-à-dire indébile, ineffaçable, couturée, anfractueuse, avec des aspérités, des brides transversales, saillantes, séparées par des dépressions, par des enfoncements. Cette cicatrice adhère aux tissus sous-jacents, dont elle ne peut pas être séparée; elle est habituellement très apparente, et constitue une difformité irrémédiable; l'ensemble de ces lésions cervicales de nature scrofuleuse, était autrefois désigné sous les noms vulgaires d'*écrouelles, ou d'humeurs froides.*

Telles sont les deux premières manifestations extérieures de la scrofule; elles ont pour siège, les muqueuses d'abord, et ensuite les ganglions cervicaux.

La troisième manifestation se produit sur la peau, et ce n'est habituellement que vers l'âge de dix à quinze, ou même vingt ans. C'est alors seulement qu'apparaissent les lésions cutanées, appelées *scrofulides.* Ne vous étonnez pas de cette manifestation si tardive de la scrofule sur la peau, vous allez en avoir l'explication.

La scrofule est la plus torpide de toutes les diathèses; la chronicité est un de ses caractères ; jamais elle ne prend, dans ses signes, dans ses lésions symptomatiques, les allures de ce que l'on appelle une maladie aiguë, c'est-à-dire une maladie à évolution rapide, à type inflammatoire. Tout, dans la scrofule, se traîne dans les lenteurs, ou plutôt dans l'immuabilité d'un état, qui semble n'admettre aucun changement, et devoir être fixé dans un *statu quo* indéfini. Or la diathèse scrofuleuse ayant ce caractère d'inaltérable et immuable chronicité, les lésions extérieures, qui en sont la traduction et le symptôme, doivent avoir le même caractère, c'est-à-dire qu'elles doivent être exemptes de toute acuité, de tout caractère inflammatoire, de toutes les vicissitudes qui dénotent dans une lésion anatomique de la peau, le type aigu. Pour représenter la scrofule, il faut que ses lésions cutanées symptomatiques aient son caractère de chronicité ; il faut que leur évolution soit lente, torpide, et d'une durée indéfinie, sans quoi ces lésions ne seraient pas des lésions scrofuleuses ; elles ne représenteraient nullement la diathèse dont elles sont l'expression.

Ce principe de pathologie étant admis, il y a un autre principe de dermatologie qu'il faut admettre aussi, parce que sa vérité est démontrée par l'observation. Ce principe est celui-ci : le caractère que présentent les affections cutanées est en rapport avec la constitution anatomique et physiologique des régions cutanées, sur lesquelles ces affections se produisent : une région dans laquelle la peau est épaisse et sèche, sera le siège habituel des affections, dont le caractère est la chronicité et l'absence d'acuité ; et réciproquement, une région dont la peau est fine, humide, et d'une vitalité très développée, produira des affections à évolution rapide, à type aigu, inflamatoire.

C'est ainsi, messieurs, que nous voyons le prurigo et le psoriasis, deux types d'affections chroniques, à marche lente, à évolution torpide, le psoriasis surtout, appelé par les anciens la *dartre morte*, se développer de préférence, et comme siège de prédilection, sur les genoux, sur les coudes, sur la partie antérieure des jambes, sur la partie externe et postérieure des avant-bras et des bras, et sur la face postérieure du tronc, là, où la peau est épaisse, sèche, où la couche épidermique, notamment, est d'une épaisseur considérable. C'est ainsi, au contraire, que les affections à type aigu, inflammatoire, à évolution rapide, telles que l'herpès, l'ecthyma, l'eczéma, que les anciens appelaient la *dartre vive*, la dartre chaude, se développent de préférence sur la face, sur la partie antérieure du tronc, à la partie interne des membres, et dans la zone génito-crurale.

Eh bien ! la peau de l'enfant présente, et d'une manière plus prononcée encore, les mêmes qualités que nous constatons dans ces dernières régions. Elle est d'une finesse, d'une impressionnabilité excessives, traversée par un lacis vasculaire et nerveux de la plus grande richesse, recouverte par un feuillet épidermique très mince ; sa vitalité est extrêmement développée ; elle est chaude, congestionnée, humide et sudorale.

Elle présente donc toutes les conditions convenables pour le développement des affections, à type aigu, inflammatoire, à sécrétions humides, à évolution rapide ; aussi nous la voyons le siège de l'eczéma fluent, de l'herpès, de la varicelle, de la rougeole, de la scarlatine, de la variole, de l'érythème. Elle n'a rien qui puisse convenir au développement des affections sèches, et à type chronique ; c'est pourquoi le prurigo et le psoriasis, surtout, sont très rares chez l'enfant, et ne s'y rencontrent qu'exceptionnellement. Voilà pourquoi aussi les scrofulides n'y existent pas. La peau de l'enfant est un terrain trop chaud, trop brûlant pour leur nature froide et torpide. Aussi elles n'y apparaissent qu'après les premières années, et quand déjà la peau a perdu un peu de cette vitalité en excès, qui ne lui permettait de produire que des affections aiguës, et à type inflammatoire.

Toutes les affections de la peau, de la première enfance, des quatre ou six premières années, présentent toutes le cachet de l'acuité et de l'inflammation ; elles sont toutes d'une évolution rapide, et toutes, comme le disaient les anciens, des *dartres vives*. Elles tiennent ce caractère, à la fois, et de la finesse de la peau, de son impressionnabilité, de son état congestif habituel, et de la disposition native de l'enfant à contracter toutes les inflammations ; sa constitution physiologique l'y prédispose, sa circulation rapide, son excitabilité nerveuse, sa vivacité naturelle, la rapidité avec laquelle s'opèrent toutes ses fonctions physiologiques ; toutes ces conditions anatomo-physiologiques font que l'enfance, le printemps de la vie, est la saison des maladies aiguës, à développement rapide, chaud et inflammatoire, de même que le printemps de l'année est la saison de toutes les efflorescences vigoureuses et rapides.

C'est sur la peau de l'enfant, surtout, que se développent ces vastes surfaces d'eczéma aigu fluent, ces belles carapaces d'impétigo, d'un jaune de miel, ces plaques, ces papules d'érythème intertrigineux, ces éruptions d'herpès, de lichen ruber, de strophulus prurigineux, de macules rosées, de rougeole et de roséole. Tous, ou presque tous les enfants sont atteints de l'une, ou de plusieurs de ces éruptions, parce que tous y sont prédisposés par leur constitution physiologique, et par l'exquise impressionnabilité de leur peau. Mais nous ne saurions admettre avec M. Bazin, notre illustre prédécesseur, que toutes ces affections, si naturelles à l'enfance, sont de nature scrofuleuse. Nous ne pouvons pas admettre que des affections si légères, si superficielles, si fugaces, qui passent si vite, et sans laisser de trace de leur passage, soient le symptôme et la manifestation cutanée de la plus chronique de toutes les diathèses. S'il en était ainsi, les caractères séméiologiques de la diathèse seraient en pleine contradiction, et en opposition flagrante avec les caractères de la diathèse elle-même. Comment comprendre, en effet, que la plus chronique, la plus longue dans sa durée, la plus torpide de toutes les diathèses, ait pour symptômes des éruptions aiguës, inflammatoires et fugaces ? Cela est contraire à toutes les données d'une pathologie saine et raisonnée ; cela, de plus, révolte le bon sens ; car ces éruptions existant chez tous, ou presque tous les enfants, si elles étaient de nature scrofuleuse, il en résulterait nécessairement que tous, ou presque tous les enfants sont des scrofuleux.

D'après toutes ces considérations et tous ces principes, qui nous semblent inattaquables, nous ne pouvons pas admettre, et en cela, nous sommes à la suite et à l'exemple de M. Hardy, la théorie des *scrofulides, bénignes, superficielles, primitives, exsudatives* de M. Bazin. Déjà nous avons développé cette thèse dans le deuxième volume de nos *leçons cliniques*, nous n'y insisterons pas davantage.

Les scrofulides n'appartiennent donc pas aux premières années de l'enfance. Il faut arriver à la dixième, ou la quinzième année, pour trouver, sur la peau, des affections bien et nettement déterminées, dont les caractères, toujours les mêmes, dont l'évolution et la durée toujours longues et continues, dont les lésions toujours graves, profondes et chroniques, et laissant toujours après elles des cicatrices pathognomoniques, et toujours les mêmes, conviennent à la scrofule, lui appartiennent réellement, donnent l'idée de ce qu'elle est, sont sa fidèle représentation, portent son empreinte toujours reconnaissable, et méritent vraiment le nom de *scrofulides*.

La scrofule, en n'envisageant que ses manifestations extérieures, et, en laissant de côté les lésions osseuses qu'elle produit, dès les premières années quelquefois, l'ostéite, les caries osseuses des tibias, des côtes, des clavicules, du sternum, lésions que l'on observe indistinctement à toutes les époques de son évolution, aussi bien à son début, et chez l'enfant de 6 à 10 ans, que plus tard, chez l'adulte, la scrofule, disons-nous, en ne considérant que ses lésions superficielles, revêt donc trois formes : 1° la forme muqueuse ; 2° la forme ganglionnaire ; 3° la forme cutanée. Ces trois formes indiquent trois degrés différents de son évolution, ou de son ancienneté, nous l'avons dit. Mais, quand elle en est arrivée à la forme cutanée, c'est-à-dire à être représentée sur la peau, par ces lésions spéciales, et pathognomoniques, que nous appelons des *scrofulides* et qui ne conviennent, qui n'appartiennent qu'à elle seule, quand elle en est là, à cette troisième période, à cette troisième étape de son évolution, nous offre-t-elle encore à considérer, comme la syphilis, divers degrés dans son avancement, et des périodes distinctes, signalées par des scrofulides distinctes, aussi, et appartenant à des époques déterminées de son évolution? en d'autres termes, y a-t-il des scrofulides primitives, secondaires et tertiaires, de même qu'il y a des syphilides primitives, secondaires et tertiaires? — Non, messieurs. Lorsque la scrofule a franchi sa période muqueuse et sa période ganglionnaire, lorsqu'elle n'a pas pu être arrêtée et guérie, dans l'une ou l'autre de ces deux périodes, qui peuvent se prolonger indéfiniment, et compliquer la période cutanée pendant toute sa durée; lorsqu'elle en est arrivée à la période des scrofulides, alors vous constatez chez elle cette triple fixité de lésion, ou de forme, de siège et de durée, qui fait un de ses principaux caractères. La première lésion qu'elle imprime sur la peau, peut être la plus légère, la moins grave de celles qui lui appartiennent; mais elle peut être aussi, et d'emblée, la plus grave, la plus redoutable dans ses effets destructeurs. Cette lésion, une fois établie, reste indéfiniment toujours la même; au bout d'un certain temps de son existence, elle n'est pas remplacée, comme dans la syphilis, par une autre lésion, ayant un autre caractère, ou un degré de gravité plus considérable; non, c'est toujours la même lésion; elle parcourt les diverses phases de son évolution; elle subit les divers changements, les diverses transformations qui marquent les diverses périodes de son évolution, toujours lente et torpide, mais c'est toujours, au commencement comme à la fin, aujourd'hui, comme c'était il y a vingt ans, c'est toujours la même lésion, fixe dans son siège primitif, qu'elle n'a jamais quitté, fixe dans sa durée, qui n'a jamais subi aucune interruption, fixe dans son espèce native et originelle, qui est restée la même, qui ne s'est point effacée, pour être remplacée par une lésion d'une autre espèce, et procédant d'une autre lésion anatomique primitive.

Ainsi donc, le plus ou le moins de gravité des lésions cutanées de la scrofule, n'indique pas l'âge, ou le degré d'ancienneté de la diathèse, mais seulement son degré de malignité. Chez tel individu, scrofuleux depuis trente ans, la lésion cutanée sera relativement bénigne; cette bénignité relative, indiquera que la diathèse n'existe chez cet individu que dans des proportions faibles, et avec une médiocre intensité. Chez tel autre individu, au contraire, tout jeune, n'ayant que douze ou quinze ans, et par conséquent n'étant affecté que d'une scrofule récente, vous pourrez constater une scrofulide de la pire espèce ; et la malignité de cette scrofulide, les ravages qu'elle a produits vous indiqueront, non pas l'ancienneté de la diathèse, mais sa large, sa profonde imprégnation dans l'économie, et le degré excessif d'intensité avec lequel elle y sévit.

SEPTIÈME CONFÉRENCE

Des diverses espèces de scrofulides.

Messieurs,

Après avoir établi, dans notre dernière conférence, des principes importants et fondamentaux de doctrine pathologique, relatifs aux scrofulides, et connaissant maintenant quels sont les caractères que doit présenter une lésion cutanée, pour que nous puissions la dénommer *scrofulide*, voyons combien nous pourrons reconnaître d'espèces différentes, ou de classes, parmi les scrofulides.

Il y en a six, c'est-à-dire que la scrofule se manifeste sur la peau de six manières différentes, en d'autres termes, par des lésions de six espèces différentes, ayant chacune une lésion anatomique primitive, spéciale et différente, et par conséquent des caractères pathognomoniques différents. Ces six lésions, ou affections cutanées, sont :

1. La scrofulide érythémateuse.
2. La scrofulide phlegmoneuse.
3. La scrofulide pustulo-crustacée.
4. La scrofulide tuberculeuse, ou tuberculo-ulcéreuse.
5. La scrofulide rupiforme.
6. La scrofulide ulcéro-gommeuse.

1° *Scrofulide érythémateuse.* — Elle comprend trois

variétés : 1° la scrofulide érythémateuse simple, appelée aussi érysipèle chronique ; 2° la scrofulide érythémato-squameuse ; 3° la scrofulide érythémato-acnéique.

La scrofulide érythémateuse est caractérisée par une teinte d'un rouge lie de vin, teinte fortement accentuée, formant un placard, dont les contours sont nettement tranchés, et ne se fondent nullement avec la coloration de la peau environnante ; ils en sont séparés par une ligne régulière, et très visiblement délimitée. Cette surface rouge vineuse, qui occupe, le plus souvent, le nez seul, le bout du nez spécialement, ou les régions malaires seules, ou bien le nez et les régions malaires en même temps, est surélevée ; elle occupe un plan visiblement plus élevé que les régions environnantes. Elle est formée par une congestion active des capillaires de la peau ; elle disparaît à la pression du doigt, pour se reproduire immédiatement, c'est donc bien un érythème, un exanthème ; c'est l'exanthème de la scrofule ; la voussure qu'il forme, au-dessus des parties saines environnantes, la régularité de ses contours, lui ont fait donner le nom d'érysipèle chronique.

La durée de cet exanthème est indéfinie. Il est plus commun chez la femme que chez l'homme ; est-ce parce que la femme a la peau plus fine, plus impressionnable, plus riche que la peau de l'homme en vaisseaux capillaires ? — Cette espèce de scrofulide se manifeste souvent à la suite de plusieurs poussées successives de ces érysipèles bâtards, appelés érysipèles blancs œdémateux, qui ne sont précédés et accompagnés que d'une très faible réaction générale. Ces érysipèles, fréquents chez des sujets lymphatiques, et dont les poussées ne sont séparées que par des intervalles souvent peu considérables, sont quelquefois le début de cette scrofulide, qui se trouve définitivement constituée par la continuité, et la permanence de l'état congestionnel qui caractérisait la poussée érysipélateuse. Cette scrofulide ne donne lieu, comme toutes les autres, à aucune douleur; sa durée peut être indéfinie. Quand elle guérit, deux phénomènes se produisent: l'un est la disparition progressive de la teinte érythémateuse, par le dégorgement des capillaires, qui reviennent, petit à petit sur eux-mêmes, se rétractent, se resserrent, et, par conséquent, n'admettant plus, dans leur calibre, que la quantité de sang qu'ils doivent normalement contenir, cessent de donner lieu à la coloration érythémateuse anormale, qui était l'un des éléments pathologiques de la scrofulide. Le deuxième phénomène qui se produit dans la guérison de la scrofulide érythémateuse, c'est, en même temps que sa décoloration progressive, son aplatissement, sa mise de niveau avec les parties saines ambiantes. Il y avait, dans cette scrofulide, ne l'oublions pas, un élément hypertrophique constitué par un épaississement du tissu cellulaire sous-cutané; or, cette partie hypertrophiée devient le siège d'un travail de résorption, d'intussusception interstitielle, qui la ramène d'abord à son état normal. Mais, ce travail de résolution ne s'arrête pas aux parties hypertrophiées; il continue à s'exercer sur les parties saines, et produit par conséquent de véritables pertes de substance, des dépressions de niveau, des inégalités de surfaces; il en résulte des rétractions partielles, des brides, des adhérences vicieuses, en un mot des cicatrices; en sorte que cette scrofulide, bien que n'ayant donné lieu à aucune ulcération, n'en laisse pas moins, après elle, des cicatrices ayant les caractères que nous avons indiqués à toutes les cicatrices scrofuleuses.

Nous avons dit que la scrofulide érythémateuse présente deux variétés, ou deux complications : 1° la variété, ou la complication *squameuse*, et devenant alors la *scrofulide érythémato-squameuse.* Sa surface se recouvre alors de squames, ou écailles épidermiques ; ces *squames* sont blanches, sèches, constituées uniquement par de l'épiderme; elles sont plus ou moins épaisses, et plus ou moins adhérentes aux parties sous-jacentes; leur adhérence y est quelquefois si forte, qu'elles ne peuvent en être détachées que par un grattement allant jusqu'à l'excoriation du derme, et jusqu'à l'extravasation de quelques gouttelettes de sang. La production de ces squames continue quelquefois de s'opérer, même après la guérison ; elles recouvrent alors la surface cicatricielle. En sorte que, toute coloration érythémateuse et toute élévation de niveau, toute saillie hypertrophique ayant disparu, et étant remplacées par la surface inégale cicatricielle, dont nous avons parlé, cette surface cicatricielle, reste encore squameuse.

La deuxième variété est la *scrofulide érythémato-acnéique.* L'altération de tissu qui constituait la scrofulide érythémateuse simple s'est étendue à l'appareil sébacé; les glandules sébacées ont été hypertrophiées, altérées dans leur intégrité, leurs canaux excréteurs ont été dilatés, épaissis dans leur parois; la matière sébacée, altérée elle aussi, s'y est concrétée, indurée, jusqu'à prendre la consistance de la corne; une quantité, quelquefois considérable de saillies, de petites pointes, ou aspérités cornées se fait remarquer. et sentir au toucher sur toute la surface malade. Cette variété de scrofulide a été décrite par M. Hardy, sous le nom de *scrofulide acnéique cornée*. M. Hardy en a fait une scrofulide à part, une des cinq classes de scrofulides qu'il admet. — Mais comme la lésion qui la caractérise n'existe jamais que consécutivement à la scrofulide érythémateuse, et sur le champ même occupé primitivement par la scrofulide érythémateuse, nous pensons que cette scrofulide cornée ne doit être considérée que comme une variété, ou une simple complication de la scrofulide érythémateuse, et qu'elle ne constitue pas, par elle-même, une individualité morbide. Elle nous représente les complications sycosiques de l'eczéma, constituant l'*eczéma sycosiforme*. De part et d'autre, il y a eu propagation d'un travail inflammatoire, congestif et hypertrophique occupant le derme, d'un côté, aux glandules sébacées, de l'autre, aux follicules pileux.

Lorsque la matière sébacée et indurée se détache, les canaux excréteurs qui la contenaient restent béants; puis ils se rétractent, et, en se rétractant, ils produisent des dépressions cicatricielles considérables, et indélébiles. Ce sont ces cicatrices profondes et indélébiles consécutives à l'existence d'une acné développée sur une scrofulide, qui établissent la distinction existant entre l'acné simple, et la forme de l'acné scrofuleuse que nous venons de décrire.

2° *Scrofulide phlegmoneuse.* Elle a été décrite par M. Hardy ; elle consiste, en petits abcès siégeant dans l'épaisseur du derme. Ces petits abcès sont situés principalement sur les parties latérales et inférieures de la face, au niveau de la branche horizontale du maxillaire inférieur; on les trouve, aussi, sur le cou, et au-dessous de cette branche horizontale. Ils se forment sans douleur ; ils amincissent la peau, la font rougir, et l'ulcèrent, pour donner issue au pus séreux qu'ils contiennent. Après leur guérison, ils laissent, après eux, comme toutes les scrofulides, une cicatrice couturée, déprimée, à fond inégal, réticulé, traversée par des brides, adhérente aux parties sous-jacentes, et tout à fait indélébile.

3° *Scrofulide pustulo crustacée.* C'est l'analogue de la syphilide pustulo-crustacée ; comme elle, elle revêt deux formes ; la forme *fixe*, et la forme *mobile ou serpigineuse.* Les scrofulides, nous l'avons dit, sont toujours fixes dans leur siège ; elles le sont encore, même quand elles sont mobiles et serpigineuses, car elles restent, dans leur mobilité, et leur serpiginisation, toujours fixées dans la même région. La coloration grisâtre des croûtes stratifiées de couches noires et de couches blanchâtres, et le développement des pustules, et de ces croûtes, sur des surfaces hypertrophiées, et de couleur vineuse, distinguent facilement l'une de l'autre, deux lésions identiques en elles-mêmes et au point de vue anatomique, mais essentiellement différentes par leur nature.

La durée de la scrofulide pustulo-crustacée est toujours très longue; les ulcérations recouvertes par les croûtes, sont quelquefois très étendues en surface, mais généralement elles ne sont pas très profondes; elles restent superficielles, et en surface, elles ne vont pas au-delà des parties molles, qu'elles ne dépassent point; elles respectent les cartilages et les os. Quand elles guérissent, elles se dessèchent, se resserrent petit à petit, par-dessous les croûtes, et quand celles-ci se détachent, il ne reste plus qu'une cicatrice. Mais les choses ne sont pas toujours aussi heureuses; le travail ulcératif peut continuer à s'étendre sous les croûtes; la suppuration y est abondante, une grande partie de la face peut être atteinte, et transformée en une grande surface suppurante et croûteuse; la constitution du malade peut s'altérer, et il peut tomber, au bout d'un temps toujours long, dans le marasme, et s'éteindre dans la fièvre hectique et la consomption : cette forme de scrofulide est plus grave que les deux autres décrites précédemment.

4° *Scrofulide tuberculeuse.* Cette scrofulide a pour lésion mère le tubercule. On désigne, vous le savez, sous le nom de *tubercule*, une petite tumeur de la grosseur d'une lentille à un haricot. Cette petite tumeur développée sur la couche la plus superficielle du derme, fait, à la surface de la peau, une petite saillie qui se prolonge dans l'épaisseur du derme. Les tubercules ont différents caractères et différents aspects, suivant leur nature. Le tubercule syphilitique, nous l'avons vu, est arrondi, large de base, convexe, lisse, et de couleur de viande fumée. Le tubercule scrofuleux, au contraire, est pointu, petit, violacé, et de consistance molle. Telle est la lésion mère de la scrofulide tuberculeuse.

Or cette scrofulide présente quatre variétés. Dans la première variété, le tubercule, ou les tubercules développés, comme d'habitude, sur le nez, ou sur les joues, au milieu d'une zone violacée et hypertrophiée, ne s'ulcèrent pas : ils restent indéfiniment à l'état tuberculeux, et peuvent persister, sans subir aucune modification, aussi longtemps que dure la vie du malade, *fixes* dans leur siège, *fixes* dans leur durée, *fixes* dans leur lésion primitive, qui reste immuable, et dans un *statu quo* immobile et indéfini.

Dans une deuxième variété, les tubercules, après une existence toujours longue, sont résorbés ; ils disparaissent petit à petit, s'affaissent progressivement, sous l'influence du même travail de résolution, dont nous avons parlé, à propos de la scrofulide érythémateuse, et laissent, à leur place, une dépression cicatricielle indélébile.

Dans une troisième variété, les tubercules s'ulcèrent. Cette ulcération qui les détruit, s'étend à leur base, elle peut y rester localisée, mais elle peut, aussi, se propager de proche en proche, comme par une puissance excentrique, centrifuge et serpigineuse ; elle peut envahir ainsi toute une moitié de la figure, et même la figure tout entière, en partant du nez, comme point central et primitif de l'ulcération primitive. La figure, tout entière peut se trouver ainsi, y compris les oreilles et le cou, transformée en une vaste ulcération superficielle entrecoupée de parties cicatrisées, et de parties suintantes, c'est ce que l'on appelait autrefois le *Lupus vorax en superficie, ou en surface.*

Dans la quatrième variété, la plus redoutable de toutes, et qu'on appelait le *Lupus vorax en profondeur*, l'ulcération des tubercules est profonde, elle détruit la peau, le tissu cellulaire, les muscles, les cartilages, les os : c'est elle qui produit les plus épouvantables ravages qui, de toutes parts, affligent nos yeux dans cet hôpital. C'est elle, c'est cette quatrième variété du lupus tuberculeux, qui défigure si horriblement les visages, qui nous fait voir des figures sans nez, ou des nez devenus rudimentaires, semblables à de petits et informes tubercules, n'ayant plus d'ouvertures, l'oblitération des fosses nasales étant complète ; c'est elle qui, dans d'autres cas, effile le nez, le lancéole, le transforme en une sorte de lame aplatie et sans épaisseur ; c'est elle encore, qui, dans des cas plus graves, détermine de véritables et écœurantes monstruosités, qui détruit complètement le nez, détruit ensuite la voûte palatine, fait une seule cavité de la bouche et des fosses nasales, atrophie les lèvres, et laisse ainsi, affreusement béante, une double et horrible ouverture. L'inférieure fournit incessamment un perpétuel écoulement de salive ; son pourtour est violacé, tuberculeux, bourgeonnant, à vif et suintant, et son entrée est défendue par une double rangée dentaire, que rien ne dissimule, qui se montre, qui se développe dans toute sa hauteur, dans toute son étendue, et produit l'effet le plus hideux et le plus repoussant. L'ulcération, pour compléter le ravage et la monstruosité, peut s'étendre en même temps, du côté des yeux, renverser, ou détruire les paupières, envahir la conjonctive oculaire, attaquer, ulcérer la cornée, la perforer et amener ainsi la perte définitive et irrémédiable de l'œil. Cette affreuse scrofulide, quand elle se guérit, c'est-à-dire quand ses progrès envahissants et rongeurs s'arrêtent, et quand une partie des désastres accomplis sont recouverts de cicatrices, qui, elles aussi, sont une difformité de plus, laisse, après elle, de telles déperditions de substance, de telles difformités, de tels désordres fonctionnels, que la santé générale en subit de graves atteintes, et que les forces s'affaiblissent et déclinent jusqu'au marasme, et au complet épuisement d'une cachexie, dont le malade peut ne pas se relever, et à laquelle il succombe.

5° *Scrofulide rupiforme.* Nous ne ferons que mentionner cette forme de scrofulide que nous avons été le premier à signaler. Nous l'avons décrite dans le premier volume de nos leçons cliniques, assez exactement, pour que nous n'y insistions pas davantage aujourd'hui.

6° SCROFULIDE ULCÉRO-GOMMEUSE.

Comme la syphilis, la scrofule produit des gommes, c'est-à-dire des tumeurs, des nodosités qui se développent dans le tissu cellulaire sous-cutané. Ces tumeurs, du volume habituellement d'une noisette, ou d'une noix, dures, solides d'abord, peuvent, sous l'influence d'un traitement convenable, se résorber et disparaître. Mais aussi, elles peuvent suppurer, et c'est là ce qui arrive le plus souvent. Alors elles contractent des adhérences avec la peau, qu'elles rougissent, qu'elles amincissent, qu'elles usent, qu'elles perforent, et qu'elles ulcèrent. Elles produisent donc sur la peau, une ulcération secondaire, puisqu'elle n'est que la conséquence de leur fònte purulente; mais ces ulcérations ont des caractères pathognomoniques de leur nature scrofuleuse; leur surface est inégale, bourgeonnante et mamelonnée; elles fournissent un pus séreux abondant; leurs bords sont déchiquetés, amincis, décollés; ils présentent la couleur violacée vineuse qui appartient à la scrofule, et qui est un de ses caractères. Bien que cette lésion cutanée de forme ulcéreuse soit secondaire à la gomme qui s'est formée par-dessous, et plus profondément, cependant nous pouvons bien la considérer comme une *scrofulide*, puisque nous trouvons en elle tous les caractères de la scrofule.

Telles sont, messieurs, les lésions, par lesquelles la scrofule signale, sur la peau, son existence. Si la peau est le siège commun des manifestations extérieures de la syphilis et de la scrofule, vous voyez que ces deux diathèses y sont très nettement distinctes par des caractères spéciaux, appartenant à chacune d'elles, et qui ne permettent pas de les confondre.

D'autre part, les six classes de lésions que nous venons de vous décrire, ont une manière d'être, une idiosyncrasie qui n'appartiennent qu'à elles, et que vous ne rencontrerez nulle part ailleurs dans la dermatologie. Leur physionomie est toute spéciale et représente parfaitement la diathèse dont elles sont l'expression, et la traduction extérieures. Nous vous avons dit que la scrofule est une maladie constitutionnelle, non contagieuse, non virulente, non inoculable, à forme essentiellement chronique, non douloureuse, sans réaction générale, lente, torpide dans son évolution, toujours très longue dans sa durée, et remarquable par un caractère de malignité que signalent l'altération profonde, l'ulcération et la destruction des parties qu'elle atteint.

Eh bien ! n'avez-vous pas reconnu tous ces caractères dans les six classes de lésions cutanées que nous vous avons présentées, sous la dénomination de scrofulides? et comme les affections décrites par M. Bazin, sous le nom de *scrofulides primitives, bénignes et superficielles* en sont, au contraire, totalement dépourvues, nous avons dû avec raison, les rayer du cadre de la scrofule.

Les scrofulides, essentiellement chroniques dans leur forme et dans leurs allures, sans réaction locale et générale comme la diathèse, dont elles sont la fidèle représentation, présentent, cependant, dans certains cas, quelques-unes de ces exacerbations, connues en dermatologie, sous le nom de *poussées*. Sous certaines influences, au moment du printemps, par exemple, après des émotions violentes, après des fatigues excessives, on les voit prendre une physionomie plus vive; leur coloration s'accentue d'un rouge plus chaud; l'hypertrophie qui les accompagne se prononce davantage; il semble que quelque chose d'aigu se manifeste en elles, et qu'elles subissent une transformation aiguë. Ces poussées ne sont jamais aussi prononcées que les poussées que présentent, dans le cours de leur évolution, les syphilides et les herpétides; mais elles existent cependant, et nous devions vous les signaler.

D'un autre côté, les scrofulides deviennent quelquefois le point de départ et la cause locale et occasionnelle d'érysipèles, qui se développent autour d'elles, comme on en voit se développer autour des lésions cutanées de nature herpétique. Dans ce cas, les scrofulides font l'office d'un corps étranger, dont la présence au milieu de la peau y détermine, sous la forme érysipélateuse, une inflammation circonférencielle, et par excitation et irritation locales. Ces érysipèles, que nous trouvons souvent dans la dermatologie, développés par le fait de lésions cutanées préexistantes, ont quelquefois pour effet d'enlever, d'emporter avec eux, l'affection de la peau qui leur avait donné naissance, si bien que cette affection disparaît et s'éteint avec l'érysipèle lui-même. Mais il faut pour cela que l'affection cutanée soit légère et superficielle. Les scrofulides intéressent trop profondément la peau, elles produisent, dans sa texture, des lésions trop graves, pour être ainsi enlevées, et comme balayées par une de ces tempêtes passagères qu'on appelle érysipèle. Elles peuvent bien faire naître un érysipèle, mais l'érysipèle ne peut rien contre elles ; elles sont inattaquables. Il passe, elles restent ; on les retrouve après, ce qu'elles étaient avant lui.

De cette conférence, messieurs, et de celles qui l'ont précédée, vous devez conclure qu'il existe, bien réellement, une diathèse distincte de toutes les autres, ayant des caractères spéciaux, qui ne conviennent qu'à elle seule, et qui, par conséquent, lui assurent dans les cadres de la pathologie, un nom spécial ; ce nom est celui de *scrofule*. Et cependant, on a voulu nier la réalité, l'autonomie de cette diathèse ; on a voulu ne voir en elle qu'une des formes de la diathèse tuberculeuse. C'est là une vue spéculative qui ne soutient pas l'examen. Une saine et rigoureuse observation, l'appréciation logique et judicieuse des faits observés, doivent vous faire rejeter ce système de négation, tout aussi faux que celui qui consiste à nier l'existence de la diathèse herpétique. Il y a, répétons-le bien haut, une diathèse qu'on appelle la diathèse scrofuleuse; elle s'affirme par un ensemble de caractères qui n'appartiennent qu'à elle, et qui, par conséquent, lui donnent un nom spécial et tout à fait à part dans la pathologie. Cette diathèse s'affirme, en particulier, par des lésions cutanées, parfaitement définies, toujours les mêmes, comme il ne s'en trouve pas de semblables dans toute la dermatologie, au milieu de laquelle elles forment une classe à part, distincte de toutes les autres classes; or ces lésions cutanées, à elles seules, et sans même tenir compte de tout ce qui est en dehors de la peau, prouvent incontestablement l'existence de la scrofule, la constituent en entité morbide, et lui assurent son autonomie, comme diathèse essentiellement distincte de toutes les autres.

HUITIÈME CONFÉRENCE

Caractères généraux pathognomoniques des lésions cutanées de l'herpétis.

MESSIEURS,

Je ne vous ai pas fait l'histoire de la syphilis, ni de la scrofule ; je me suis contenté de vous en montrer les caractères extérieurs : je ferai de même pour la diathèse herpétique, je ne vous en ferai pas non plus la monographie. Je ne commencerai pas par vous démontrer son existence, comme entité morbide ; je pourrais le faire, cependant, d'autant plus qu'elle est niée par Hébra, par M. Pidoux, et par quelques autres dermatologistes. Je présenterai simplement, à votre observation, un ensemble d'affections cutanées, qui auront un caractère à part, une physionomie toute spéciale. Ces lésions, ou affections cutanées ne ressembleront ni à celles que produit la syphilis, ni à celles que produit la scrofule ; elles s'en distingueront par un aspect parfaitement tranché ; et quand vous aurez reconnu que ces affections n'appartiennent, ni à la scrofule ni à la syphilis, qu'elles en sont absolument distinctes, qu'elles sont tout à fait étrangères à l'une et à l'autre de ces deux diathèses, qu'elles n'ont avec elles, aucun air de parenté, vous serez bien forcés de conclure, que, liées, toutes, par des points de ressemblance, qui ne se retrouvent qu'en elles seules, et qui les rapprochent toutes les unes des autres, vous serez, nous le répétons, forcés d'admettre qu'elles sont bien réellement l'expression d'une maladie générale diathésique spéciale, qui, n'étant ni la syphilis, ni la scrofule ne peut être que l'*herpétis*, ou la diathèse herpétique, ce qui est la même chose.

Durée, récidivité, ténacité. Le premier caractère distinctif des lésions herpétiques, que nous appellerons *herpétides*, c'est la *durée* ; ce sont des lésions diathésiques, donc la durée de leur évolution doit être longue, et c'est par cette longue durée qu'elles affirmeront, dès le premier abord, leur nature diathésique. Mais au point de vue, et par le fait même de cette durée, vous allez voir les herpétides se distinguer, tout de suite, des scrofulides et des syphilides qui, elles aussi, sont remarquables par leur durée.

Les scrofulides, nous l'avons dit, sont continues dans leur durée ; elles ne présentent aucune interruption, aucune intermittence, mais une continuité constante et non interrompue. Les syphilides sont essentiellement intermittentes, elles disparaissent spontanément, ou par l'effet d'un traitement, et leurs réapparitions se font sans régularité, sans périodicité, à des intervalles variables, souvent aux changements de saisons, au printemps surtout, et quelquefois après plusieurs années d'effacement complet. Les herpétides réunissent, dans leur évolution, ces deux caractères d'intermittence et de continuité. A leur début, dans leur première période, elles sont essentiellement intermittentes : après un certain temps de durée, elles s'effacent d'elles-mêmes, et disparaissent quelquefois, sans même que le malade s'en aperçoive, pour reparaître ensuite, et surtout au printemps, aux premières chaleurs, comme aussi aux premiers froids. Mais, après une série d'un nombre plus ou moins considérable de disparitions, et de réapparitions, irrégulièrement intermittentes, et qui se produisent souvent pendant un grand nombre d'années, elles entrent dans leur deuxième période, qui est une période de continuité ; elles sont alors persistantes, continues, permanentes ; elles ont pris une possession définitive de la peau, et le malade ne peut plus en être débarrassé. Leur durée présente donc le double caractère d'intermittence et de continuité, suivant qu'elles sont à la première, ou à la deuxième période de leur évolution.

Ce caractère de durée toujours longue, soit dans leur poussées intermittentes, soit dans leur continuité, implique *la ténacité*, c'est-à-dire la persistance opiniâtre avec laquelle se reproduisent, ou persistent les lésions, en dépit du traitement. *La ténacité* dans les récidives, et dans la continuité, est donc un caractère des herpétides.

Douleurs. Rappelez-vous que les lésions cutanées de la syphilis les plus graves, les plus malignes sont toujours exemptes de douleurs ; rappelez-vous que les ulcérations, les destructions de tissu les plus profondes de la scrofule, sont également indolores ; ce caractère d'immunité de la douleur est de la plus haute importance; à lui seul, dans les cas mal tranchés et douteux, il suffit pour éclairer le diagnostic. Or, si du côté de la syphilis et de la scrofule, nous ne trouvons jamais de douleurs, nous en trouvons toujours, ou presque toujours dans l'herpétis; toutes, ou presque toutes les herpétides sont douloureuses. Le phénomène douleur s'y trouve sous plusieurs formes différentes, et à des degrés d'intensité également différents. Tantôt, comme dans l'eczéma aigu, non fluent, c'est une sensation de tension, de cuisson, de brûlure; c'est un feu, dont l'ardeur cause une douleur insupportable, et dont le toucher apprécie la haute température; tantôt, comme dans le lichen, aigu et chronique, c'est une sensation intolérable de pointes d'aiguilles, qui s'enfonceraient dans la peau; le plus souvent, comme dans le prurigo, comme dans l'eczéma sec, comme dans l'eczéma rubrum, c'est une sensation douloureuse toute particulière, appelée prurit ou démangeaison, sensation vive, aiguë, insupportable, mélange indéfinissable de chatouillements, de picotements et d'élancements, qui porte le malade à se gratter irrésistiblement.

L'intensité de la douleur, dont les herpétides sont le siège, varie autant que la forme ou modalité de cette douleur, tantôt légère, vague, à peine sensible, tantôt atroce, et d'une violence telle, que toutes les fonctions physiologiques en sont troublées, que l'appétit, que le sommeil en sont perdus, que les troubles nerveux les plus sérieux se produisent, et que le malade tombe dans l'amaigrissement, le marasme et la cachexie.

Ainsi dans l'impétigo, dans l'herpès, dans le psoriasis, la sensation douloureuse, semblable à un chatouillement, à une démangeaison est à peine sensible, elle manque même tout à fait, le plus souvent, dans le psoriasis; dans le lichen, dans le prurigo, au contraire, la douleur est quelquefois tellement insupportable qu'elle devient une frénésie, et que dans ses paroxysmes, les malades se livrent à des emportements qu'ils sont impuissants à maîtriser.

En général, l'intensité de la douleur, dont les herpétides sont le siége est en raison inverse de la gravité de la lésion qui constitue cette herpétide; plus la lésion anatomique sera importante, large et profonde, et moins la douleur sera prononcée; plus cette lésion cutanée sera légère, superficielle et minime, et plus violente sera la douleur.

Ainsi les vastes carapaces impétigineuses, les grosses pustules d'ecthyma, les plaques larges, épaisses et saillantes du psoriasis sont à peine douloureuses, tandis que les papules du prurigo, tandis que les papules presque imperceptibles du lichen, tant elles sont peu prononcées, sont au contraire le siège des plus intolérables souffrances. Répétons, en passant, comme un fait bien précieux pour le diagnostic, que la même lésion anatomique constitutive du lichen, si douloureuse, quand elle est de nature herpétique, est au contraire indolore et insensible, quand elle est syphilitique.

Un autre fait important à signaler est celui-ci : parmi les herpétides, les unes sont *sécrétantes*, et les autres *non sécrétantes;* c'est-à-dire, que leurs lésions anatomiques constitutives sont tantôt le siège d'une sécrétion, et tantôt, au contraire, restent sans aucun changement, sans aucune modification dans leur] état primitif, immuables et dans le *statu quo* le plus complet. Or, que la sécrétion, soit sèche, épidermique, comme dans le psoriasis, comme dans l'herpétide exfoliatrice, ou qu'elle soit humide, comme dans l'eczéma, comme dans l'ecthyma, par cela seul qu'elle existe, la douleur n'y existe pas; le phénomène *douleur* et le phénomène *sécrétion* n'existent pas ensemble dans la même affection, ils s'excluent réciproquement. La même affection, est suivant les différentes périodes *alternativement* douloureuse et secrétante, mais elle ne l'est pas en même temps; ainsi l'eczéma, dans sa première et dans sa seconde période, quand la sécrétion n'existe pas encore, ou n'existe qu'à peine, est le siége de chaleur, de cuisson, de brûlure et de tension. Lorsque, dans la troisième période, les vésicules se sont ouvertes, et que la sécrétion se produit largement sur les surfaces exulcérées du derme, alors toute douleur cesse; et lorsque plus tard, dans sa quatrième période, lorsque la sécrétion du liquide séro-gommeux s'est tarie, quand l'eczéma, en voie de guérison, est devenu sec, alors la douleur reparaît, sous une autre forme que dans les deux premières périodes; elle se réveille, avec une intensité souvent insupportable, sous la forme des démangeaisons les plus vives, les plus énervantes, qui mettent le malade dans la nécessité irrésistible de se gratter, au risque que l'action irritante des ongles ne rouvre les ulcérations dermiques cicatrisées, et n'y ramène la sécrétion séreuse, ne remette tout en question, et n'éternise la maladie.

Couleur. — Les syphilides, nous l'avons vu, ont pour empreinte et pour cachet, une coloration d'un rouge brun foncé; les scrofulides, une coloration d'un rouge vineux lie de vin; les herpétides n'ont pas de couleur à elles, leur appartenant en propre et à toutes en même temps; elles n'ont pas de teinte pathognomonique les caractérisant toutes à première vue. Ainsi, nous les voyons d'un jaune mielleux dans l'impétigo (*melitagra flavescens*), d'un blanc brillant, argenté, noir ou opaque, terne et plâtreux dans le psoriasis; d'un rouge rose d'abord, puis brillant comme vernissé, et à reflets métalliques, dans l'eczéma; et d'autres fois, presque avec la couleur normale de la peau, comme dans le prurigo et le lichen. (N'oublions pas que le caillot noirâtre qui couronne les papules du prurigo n'est qu'un accident, que le produit d'une gouttelette sanguine extravasée par l'action des ongles; la papule du prurigo, en elle-même, et quand elle est intacte, a la couleur de la peau normale.)

Forme aiguë; forme chronique. — Si les herpétides ne sont pas *unicolores*, si elles n'ont pas toutes la même teinte, elles ne sont pas non plus *uniformes*; elles n'ont pas toutes, comme les scrofulides, et même comme les syphilides, une forme identique, toujours la même, toujours chronique. Elles nous présentent, relativement aux formes qu'elles revêtent, la même variété qu'elles nous ont présentée par rapport à leur coloration. Dans le prurigo, elles nous montreront toujours la *chronicité* ainsi que dans le psoriasis, la *dartre morte* des anciens dermatologistes; dans l'eczéma, *la dartre chaude, brûlante* des anciens, elles seront au contraire *aiguës*, ainsi que dans l'herpès, ainsi que dans l'impétigo; et, de même que nous les avons vues alternativement, et dans la même affection, douloureuses et non douloureuses, sécrétantes et non sécrétantes, nous les verrons aussi, dans la même affection alternativement aiguës et chroniques. Elles commenceront, tantôt par l'acuité, pour se terminer dans la chronicité, et tantôt aussi la même affection pourra être exclusivement aiguë, ou exclusivement chronique dans toute son évolution. C'est ainsi que l'eczéma, dans certains cas, aigu d'abord, devient ensuite chronique; et que dans d'autres cas, il est, et reste, du commencement à la fin, avec son caractère primitif d'acuité, ou de chronicité originelle et native; il en est de même du lichen, de même aussi du pityriasis. *Unité, fixité de lésion; variété de siège; généralisation; symétrie.*

Les scrofulides nous représentent l'immobilité absolue; la lésion cutanée, ou muqueuse reste toujours la même, elle ne change pas; le siège toujours le même, il ne varie pas; la forme chronique toujours la même; la durée toujours continue sans intermittence; donc pour les scrofulides, fixité dans la lésion, fixité dans le siège, fixité dans la forme, fixité dans la durée.

Dans les syphilides au contraire, tout est variable, tout est changeant; elles sont l'expression de la diathèse *nomade protéique*, elles ne nous offrent aucune stabilité;

nous ne voyons en elles que des variétés : variété dans leur durée essentiellement intermittente, variété dans leur siège, variété dans leurs lésions constitutives ; dans toutes leurs récidives, dans toutes leurs poussées nouvelles, elles prennent un aspect nouveau, elles nous montrent une lésion nouvelle sur un siège nouveau.

Les herpétides, elles aussi sont intermittentes dans toute la première période de la diathèse ; mais, après une disparition plus ou moins longue, quand elles disparaissent, c'est toujours avec *la même lésion* ; quel que soit le nombre de leurs réapparitions, quelle que soit l'ancienneté de la diathèse, c'est toujours *la même lésion cutanée* qui représente la diathèse ; et la lésion primitive, originelle, *toujours la même*, est *seule*, *unique*, aucune autre lésion, herpétique comme elle, ne l'accompagne. Sans doute deux diathèses différentes peuvent coexister : la syphilis peut se placer à côté de l'herpétis ; nous pouvons voir, sur le même sujet, et en même temps, des lésions syphilitiques, et des lésions herpétiques ; mais tandis que la syphilis varie ses lésions à ses différents âges, tandis qu'elle peut être représentée *en même temps*, et *sur le même malade*, par des lésions d'espèces différentes, telles que, à sa période tardive, une roséole circinée, à côté d'une éruption de tubercules, et d'une éruption de papules, la diathèse herpétique, au contraire, de son premier jour à son dernier, restera fidèle à la même lésion cutanée, primitive, ce sera *toujours la même, et il n'y en aura qu'une seule.* Si la lésion cutanée est un eczéma, au bout de vingt, de trente, de quarante ans, et quel qu'ait été le nombre des récidives, ce sera toujours le même eczéma initial qui reparaîtra, et il reparaîtra seul, et sans autre lésion concomitante symptomatique de la même diathèse; ce que nous disons de l'eczéma, nous pouvons le dire du psoriasis, du prurigo, du lichen.

Mais si l'herpétis ne varie pas ses lésions pathognomoniques, elle varie le siège de cette lésion; et ici, sous ce rapport, elle se rapproche de la syphilis. Les herpétides sont essentiellement nomades; à chacune de leurs récidives, elles peuvent choisir un siège différent, une région différente; elles peuvent aussi, sans avoir quitté leur siège primitif, s'étendre de proche en proche, envahir une région voisine et limitrophe, ou bien se manifester dans la région la plus éloignée de la première, apparaître à l'extrémité du corps opposée à celle qu'elles occupaient en premier lieu.

Les herpétides, comme les syphilides, peuvent se généraliser, s'universaliser, c'est-à-dire occuper la surface entière du corps; telle est l'herpétide exfoliatrice, tel est encore l'eczéma généralisé, aigu, fluent; tel est encore le psoriasis dans sa forme la plus grave, dite *inveterata* alors qu'il recouvre le corps tout entier d'une cuirasse écailleuse. Mais, à part ces cas extrêmes, la généralisation des herpétides se fait d'une manière qui n'appartient qu'à elles seules, et qui pourrait suffire à les faire reconnaître; en se généralisant, elles adoptent une disposition *symétrique*. Elles s'étalent sur deux parties correspondantes du tronc, de la face ou des membres; elles occupent ces deux parties correspondantes, avec une même étendue et une même configuration géométrique, de telle sorte que si elles pouvaient être appliquées l'une sur l'autre, elles se confondraient exactement l'une avec l'autre, comme les deux parties d'un même tout, comme deux feuillets d'un livre ouvert qu'on fermerait. C'est cette disposition parallèle et similaire de lésions, sur deux régions correspondantes, qui constitue la symétrie ; et cette disposition symétrique affectée par les herpétides, dans leur généralisation, n'appartient, nous le répétons, qu'à elles seules, et devient un de leurs caractères pathognomoniques les meilleurs, et les plus constants.

Sièges d'élection des herpétides. Les scrofulides et les syphilides ont chacune leurs sièges d'élection ; les scrofulides y restent fixées, et n'en sortent pas. Or, les herpétides, ont-elles, elles aussi, leurs sièges d'élection ? Et, des affections cutanées, quelles qu'elles soient quant à leur espèce, quant à la lésion anatomique qui les constitue, ont-elles, en vertu même de la diathèse herpétique dont elles sont la réprésentation, un siège, que l'on puisse appeler le siège d'élection de l'herpétisme ? — Non, messieurs ; nous vous l'avons dit, les lésions herpétiques se rencontrent partout, sur toutes les régions du corps indistinctement, sans que l'on puisse leur attribuer telle ou telle région de prédilection. Si leur nature herpétique peut être déduite de leur disposition symétrique, elle ne saurait l'être de leur existence dans telle ou telle région. Les régions qu'elles se choisissent pour siège sont déterminées, non par la diathèse, mais par la lésion anatomique même qui représente la diathèse.

Ainsi, les affections herpétiques à évolution lente, à forme chronique, sans réaction inflammatoire locale ou générale, telles que que le prurigo et le psoriasis, se fixent de préférence, et c'est leur terrain favori, sur toutes les régions où la peau est épaisse, où elle est sèche et riche en épiderme. Les affections herpétiques, au contraire, à évolution plus rapide, à type inflammatoire, telles que l'eczéma, le lichen agrius, ou eczéma lichénoïde, l'herpès, l'impétigo, choisissent de préférence les régions où la peau est plus fine, plus humide, plus vivace ; et quand une de ces affections s'est implantée sur une région qui ne lui convient pas, dont la constitution anatomique n'est pas telle qu'elle puisse favoriser son développement, et lui fournir les éléments dont elle a besoin, alors cette lésion est modifiée dans sa manière d'être, elle ne se présente plus avec tous ses caractères les plus tranchés, elle en est altérée, amoindrie, et comme défigurée. C'est ainsi que le psoriasis est méconnaissable quand il siège dans une région où la peau est humide, largement pourvue de follicules sébacés, de glandules sudorales, et recouverte d'une couche très mince d'épiderme. Voyez-le, par exemple, dans la zone génito-crurale, à peine pourrez-vous le reconnaître ; vous ne lui trouverez plus, ni ses belles squames épaisses, sèches, blanches, brillantes et imbriquées, ni ses surfaces dermiques hypertrophiées, et surélevées ; il sera modifié par cette région qui n'est pas faite pour lui ; il y trouvera une humidité qui est contraire à sa nature; et comme il n'y trouvera pas toute l'épaisseur, toute l'abondance d'épiderme dont il a besoin, aussi ses squames minces, foliacées, et s'enlevant facilement d'une surface quelque peu humide, lui donneront-elles un faux air d'eczéma.

NEUVIÈME CONFÉRENCE

Mode de disposition des herpétides, suivant l'ancienneté de la diathèse. — Leur influence sur la santé générale.

MESSIEURS,

Après vous avoir montré quels sont les caractères pathognomoniques des lésions cutanées de l'herpétis, voyons aujourd'hui comment ces lésions se comportent sur la peau, comment elles s'y développent et quelle disposition elles y affectent ; nous allons trouver dans cette étude, d'importants caractères qui nous dénonceront la diathèse herpétique, et qui n'appartiennent qu'à elle seule.

Les syphilides *précoces*, celles qui se développent les premières après l'induration du chancre, nous l'avons dit, sont éparpillées sans ordre, sur toute la surface du corps, qui en est moucheté et constellé ; elles le recouvrent tout entier, de leurs innombrables lésions : les syphilides *tardives*, celles qui n'apparaissent qu'à une époque beaucoup plus avancée de l'évolution de la syphilis, et qui annoncent, par conséquent, que la diathèse est de vieille date, et compte plusieurs années, ne se produisent que sur quelques points restreints et limités du corps ; elles y forment un nombre de groupes, d'autant moins considérable que la maladie est plus ancienne ; et quand elle en est à sa période *tertiaire*, c'est-à-dire la plus ancienne, on ne trouve plus habituellement qu'une seule lésion cutanée, ou du moins qu'un nombre encore peu considérable de lésions. Ainsi, plus la syphilis est ancienne, et plus elle est grave, et moins elle occupe de place sur la peau. Les lésions y deviennent plus malignes, plus profondes, mais en revanche, infiniment plus rares, moins nombreuses et plus restreintes.

Il en est tout autrement de la diathèse herpétique ; le développement de ses lésions se fait dans un sens absolument inverse. Au début, dans les premiers temps de l'herpétis, à ses premières manifestations, la peau n'est que très peu atteinte ; on n'y trouve qu'un petit nombre de lésions, insignifiantes par elles-mêmes, et limitées à une ou deux régions du corps seulement ; ces lésions sans gravité, et sans étendue ne sont ni persistantes, ni continues dans leur durée essentiellement intermittente. Mais, à mesure qu'elles se reproduisent et que, par conséquent, la diathèse est plus ancienne, leurs récidives sont plus rapprochées, plus fréquentes, séparées par des intervalles de moins en moins longs ; et en même temps les lésions cutanées sont de plus en plus graves, leur intensité est, de plus en plus prononcée ; elles s'étalent de plus en plus sur la peau, dont elles prennent une possession de plus en plus complète, si bien qu'elles finissent par la recouvrir tout entière, et par ne plus la quitter ; au commencement elles ne formaient que quelques petits points isolés, sans étendue et sans continuité dans leur durée ; plus tard, ces petits points se sont élargis, multipliés, et sont devenus de vastes surfaces confluentes, qui la recouvrent entièrement, et sans interruption.

C'est ainsi qu'à son origine, le psoriasis n'est représenté que par de petits points éloignés les uns des autres, et n'occupe qu'une petite partie du corps seulement, c'est *le psoriasis punctata* ; plus tard, ces petits points s'étalent et deviennent comme des gouttes de cire qu'on aurait fait tomber sur la peau (*psoriasis guttata*) ; plus tard encore ces gouttes de cire s'élargissent et acquièrent la dimension de pièces de monnaie, *psoriasis nummularia*; puis ces pièces de monnaie, à leur tour, prennent des dimensions plus grandes, elles forment de vastes et irrégulières surfaces, qui, dans leurs accroissements progressifs, se rencontrent, se réunissent, se soudent les unes aux autres, pour ne plus former qu'une seule carapace enveloppant le corps tout entier, comme dans une peau nouvelle, écailleuse, épaissie et desséchée (*psoriasis diffusa, psoriasis inveterata*). Tout ce que nous venons de dire du développement progressif du psoriasis, s'applique également à l'eczéma ; ce sont les deux herpétides les plus communes, les plus importantes, et celles qui caractérisent le mieux la diathèse herpétique. Ainsi, à l'inverse de la syphilis, plus l'herpétis est grave et ancienne, et plus elle s'étend et se généralise sur la peau. On apprécie l'âge, l'ancienneté et la gravité de l'herpétis par l'étendue et la généralisation de ses lésions cutanées.

Bénignité; malignité. Nous avons dit, dans une précédente conférence, quels sont les caractères qui, dans une lésion cutanée, constituent la *bénignité* et la *malignité*. Eh bien ! les herpétides sont, les unes toujours malignes, et d'autres, tantôt bénignes et tantôt malignes. Les herpétides toujours bénignes sont l'herpès, l'impétigo, le lichen. Les herpétides, toujours malignes sont les plus rares ; c'est l'herpétide exfoliatrice, c'est le pemphigus ; devons-nous y ajouter le rupia ? — Oui, peut-être. Il y a des cas, en effet, dans lesquels le rupia, n'est pas syphilitique ; dans ces cas, il est *cachectique*, et comme il y a une cachexie qui est la conséquence de l'herpétis, on peut bien admettre que, dans ces cas, le rupia devient la manifestation de l'herpétis à l'un de ses plus hauts degrés de gravité. Il y a d'autres cas, dans lesquels, des lésions herpétiques, primitivement bénignes, sont transformées en lésions malignes, soit par des excès de tout genre, soit par un traitement intempestif : ainsi nous avons vu, chez une femme, un eczéma du bras être transformé en un pemphigus, par des applications de pommade irritante ; nous avons vu un eczéma des jambes dégénérer en un rupia, par l'usage d'eaux sulfureuses irritantes, autant par leur température élevée que par leur composition chimique. Mais s'il y a des herpétides toujours bénignes, et d'autres toujours malignes, il y en a, et ce sont les plus habituelles, que nous trouvons avec un caractère mixte, tantôt de bénignité et tantôt de malignité, suivant la forme que prennent ces herpétides, suivant leur degré de généralisation, suivant les désordres locaux, ou généraux qu'elles produisent par l'abondance de leurs sécrétions, ou par l'intensité des douleurs qu'elles déterminent. Ainsi, le prurigo herpétique sera bénin, s'il n'entraîne pas de troubles fonctionnels considérables, mais s'il se présente sous les formes que l'on a appelées *prurigo ferox, prurigo formicans;* si, par l'excessive intensité des douleurs dont il est le siège, il enlève le sommeil, l'appétit, s'il produit une incessante et irrésistible agitation nerveuse, s'il amène la fièvre hectique, le marasme, l'épuisement des forces et la consomption, alors il devient une affection maligne.

L'eczéma est une affection bénigne, s'il est limité, circonscrit; mais quand il occupe le corps tout entier, quand il a dénudé, transformé en ulcérations toute la surface du derme, quand de ces ulcérations s'écoule incessament une sécrétion tellement abondante, qu'elle anéantit les forces, qu'elle abat et ruine toute la vitalité du malade épuisé et mené au marasme, alors l'eczéma devient aussi une affection maligne.

Les mêmes considérations s'appliquent au psoriasis, affection bénigne, dans l'immense majorité des cas. Mais si le psoriasis est généralisé, universalisé, s'il étreint le corps tout entier, dans une véritable carapace écailleuse, aride, desséchée, inextensible, n'ayant plus rien des qualités normales de la peau; si toutes les fonctions physiologiques de la peau, sont abolies, si le travail incessant de sécrétion, d'absorption, d'élimination qui s'opère en elle, et par son intermédiaire, est rendu impossible, alors, l'équilibre étant rompu, entre la peau et les muqueuses, de graves désordres, des troubles fonctionnels sérieux surviennent, des catarrhes bronchiques, des diarrhées colliquatives, et une cachexie souvent irrémédiable ; le psoriasis peut donc aussi, dans certains cas, être considéré comme une herpétique maligne.

Influence des herpétides sur la santé générale ; crises salutaires ; rétrocession. — Il y a donc des cas, dans lesquels les herpétides désorganisent la peau, et rendent absolument impossible le libre exercice de ses fonctions physiologiques ; il est bien évident que, dans tous ces cas, leur existence est incompatible avec la santé, sur laquelle elles exercent le plus désastreux retentissement ; mais il y a un autre cas dans lequel elles n'exercent pas une influence moins fâcheuse sur la santé générale. C'est le cas, où, sous l'action d'une cause accidentelle venant du dehors, ou bien sous l'influence d'une disposition idiosyncrasique, elles quittent brusquement la peau, pour se porter sur les organes viscéraux, ou, tout au moins, sur les muqueuses qui tapissent l'intérieur des organes.

Ces disparitions brusques, ces transports rapides et imprévus, d'une affection extérieure sur nos organes intérieurs, constitue ce que l'on appelle une métastase ou rétrocession. Or, les accidents généraux les plus sérieux quelquefois, en sont la conséquence. En général, plus l'affection cutanée est grave par son étendue, ou par la lésion anatomique qui la constitue, et plus graves aussi sont les accidents métastatiques produits. Ces accidents métastatiques sont habituellement du même type, ou du même caractère que l'affection, dont la rétrocession leur a donné naissance. Si cette affection avait la forme aiguë, inflammatoire, les lésions viscérales métastatiques, auront le même caractère. Si, au contraire, l'affection cutanée avait la forme chronique, sa rétrocession entraînera le développement de lésions internes chroniques aussi.

Ainsi, la rétrocession d'un eczéma aigu, fluent amènera une méningo-encéphalite, un ramollissement cérébral aigu, un catharre pulmonaire suffocant, une entéro-colite, etc... La rétrocession d'une acné boutonneuse, d'un psoriasis amènera une affection chronique de l'estomac ou des intestins, un cancer, ou bien la tuberculose pulmonaire.

Mais, il y a aussi des cas, dans lesquels l'existence des herpétides ne trouble en rien la santé générale qui n'en reçoit aucune atteinte fâcheuse. Il en est des herpétides, ce qu'il en est des scrofulides qui, en général, n'occasionnent aucun désordre physiologique. Ainsi, il y a des psoriasis, des eczémas, des lichens, des prurigos, dont la durée permanente et indéfinie est compatible avec la santé, qu'ils ne troublent aucunement. Il y a même des cas dans lesquels l'existence de l'une ou de l'autre de ces affections cutanées, est nécessaire à la santé; elles sont comme une sorte d'émonctoire naturel, de soupape de sûreté, de révulsif par lesquels s'échappe un principe vicieux, dont la présence au sein de l'économie occcasionnerait des troubles sérieux. Ce principe vicieux, malfaisant, en se portant au dehors, sur notre tégument externe, assure par cela même, l'intégrité de tout ce qui est interne, ou viscéral ; si la peau n'en était pas affectée, ce serait les muqueuses principalement, les muqueuses étant la peau du dedans, qui en seraient le siège. Ces deux membranes, l'une extérieure, l'autre intérieure sont solidaires. Souvent l'état pathologique de l'une, assure l'état physiologique de l'autre. Or, si les herpétides qui sont essentiellement mobiles, nomades et intermittentes, par un mouvement de va-et-vient qui leur est naturel, abandonnent brusquement la peau, on voit, par cela même, se produire des désordres fonctionnels d'autant plus graves, que les herpétides étaient graves elles-mêmes ; et ces désordres qui constituent de véritables maladies internes, résisteront à toute médication, et ne disparaîtront que le jour, où l'herpétide dont la rétrocession leur avait donné naissance, reparaîtra sur la peau ; ce jour-là, ils cesseront, comme par enchantement, et l'équilibre sera rétabli.

C'est ainsi que vous verrez des bronchites, des toux incoercibles, des dyspepsies, des inappétences, des diarrhées colliquatives, que rien n'avait pu arrêter, cesser brusquement, lorsque des plaques d'eczéma, ou de psoriasis qui avaient abandonné la peau, y reparaissent spontanément.

Telles sont, messieurs, les considérations que nous avions à vous présenter sur les affections cutanées que MM. Bazin et Hardy ont appelées *herpétides*. Si j'ajoute que ces affections sont *héréditaires*, qu'elles se localisent en quelque sorte dans une famille, qu'elles s'y transmettent de génération en génération, et qu'elles se communiquent de l'homme à la femme, par imprégnation spermatique, si je vous dis tout cela, vous serez bien obligés d'en conclure, que ces affections sont des affections constitutionnelles et générales, et qu'elles sont les manifestations d'un état diathésique particulier. Elles ont des caractères particuliers, pathognomoniques qui en font une classe d'affections cutanées particulière et distincte des syphilides et des scrofulides ; par conséquent, la diathèse qu'elles représentent, et dont elles sont la manifestation extérieure, n'est et ne peut être ni la syphilis, ni la scrofule : il s'agit évidemment d'une autre diathèse, et cette diathèse, c'est l'herpétis, ou diathèse herpétique, que nous pouvons dénommer aussi dartre, ou *diathèse dartreuse.*

Il existe donc, une diathèse que nous appellerons, l'herpétis ou diathèse herpétique. Sa réalité est aussi positive que la réalité de la syphilis et de la scrofule, dont elle se distingue par des caractères spéciaux et parfaitement tranchés. Elle est héréditaire, et de plus, elle se transmet par imprégnation spermatique. Elle n'est pas inoculable ; elle n'est pas non plus contagieuse, mais elle s'acquiert par une mauvaise hygiène et par d'incontestables influences morales ; des chagrins, des secousses morales violentes la développent. Dès les premières années de la vie, elle apparaît chez l'enfant ; elle arrive, avec lui, à la jeunesse, puis à l'âge adulte, et se prolonge souvent jusque dans la vieillesse. Elle a pour sièges d'élection, les muqueuses, mais surtout la peau. Lorsqu'elle la quitte brusquement, des troubles généraux métastatiques peuvent se produire, et ne se terminer que par son retour sur la peau. Ses manifestations ont tantôt le caractère de l'acuité, et tantôt le caractère de la chronicité; intermittentes dans une première période, elles finissent dans une deuxième période, par devenir continues, et dans une troisième, et ultime période, elles quittent quelquefois définitivement la peau, pour devenir viscérales, et occasionner les plus graves désordres intérieurs. L'herpétis peut guérir, mais sa guérison est toujours longue et difficile à obtenir. Abandonnée à elle-même, elle s'aggrave progressivement. Compatible d'abord avec la santé, elle finit par l'altérer, et par amener un état cachectique, qui est une de ses terminaisons; il y a la cachexie herpétique, comme il y a la cachexie syphilitique, et la cachexie scrofuleuse. Une autre de ses terminaisons est le cancer; le cancer de l'estomac et de l'intestin principalement. Le cancer est souvent l'aboutissant de l'herpétis, et comme sa terminaison finale. Les lésions cutanées en ayant été comme l'annonce, le prélude.

Pour finir tout ce qui a rapport aux manifestations cutanées de la diathèse herpétique, ne manquons pas de dire que ses lésions ne laissent après elles aucune trace cicatricielle. La syphilis et la scrofule, vous le savez, se survivent à elles-mêmes par leurs cicatrices; elles ont, chacune, leur cachet cicatriciel spécial, et caractéristique, tellement que ce cachet qui porte leur empreinte ineffaçable et indélébile, peut à lui seul suffire à dénoncer leur existence passée, et à établir avec toute certitude, leur diagnostic posthume et rétrospectif. Il n'en est pas de même de l'herpétis. Les lésions pathognomoniques qui manifestent son existence, sont trop superficielles pour produire une cicatrice ; elles n'entament que la couche la plus superficielle du derme, elles ne font que l'effleurer ; aussi la perte de substance qu'elles occasionnent, est facilement et rapidement réparée, sans aucune trace appréciable. Sous ce rapport, l'herpétis se distingue encore de la scrofule et de la syphilis, en ce qu'elle ne laisse rien après elle, comme le font ces deux autres diathèses. Il n'y a pas de cicatrices herpétiques, et cette considération encore est d'une grande utilité pour le diagnostic. Si l'on admet que dans des cas exceptionnels le rupia est herpétique, ce serait, dans ce cas seulement, que l'on trouverait une cicatrice, après la guérison d'une lésion herpétique. Cette cicatrice d'une affection, *peut-être herpétique*, dans des cas très rares, serait une exception ; et cette exception ne détruirait pas ce principe, que les affections herpétiques n'ont pas de cicatrices qui leur survivent, et qui témoignent de leur existence passée

DIXIÈME CONFÉRENCE

Caractères pathognomoniques des trois principales herpétides :

ECZÉMA. — PSORIASIS. — PRURIGO.

MESSIEURS,

Après vous avoir montré d'une manière générale et synthétique, quels sont les caractères des lésions cutanées de la diathèse herpétique, abordons de plus près l'étude de ces lésions extérieures, et faisons, pour la diathèse herpétique, ce que nous avons fait pour la syphilis et pour la scrofule. Nous avons pris chacune de leurs lésions à part ; nous vous les avons décrites isolément, afin de vous mettre à même de les reconnaître, de les discerner, partout où vous les rencontrerez ; eh bien ! faisons de même pour l'herpétis. Pour vous donner une idée exacte et précise du caractère des lésions qu'elle produit sur la peau, et par lesquelles elle se manifeste, choisissons seulement trois des affections cutanées les plus fréquentes, et dans lesquelles se résument le mieux les caractères dont je vous ai fait voir l'ensemble. Nous allons retrouver ces caractères, en traits saillants et parfaitement tranchés, dans ces trois herpétides. En les observant avec soin, et dans leurs détails, vous allez reconnaître, dans chacune d'elles, une physionomie spéciale, qui, d'abord, les distinguera les unes des autres, mais qui les rattachera toutes les trois à la même famille, c'est-à-dire à la même diathèse herpétique.

Les trois affections herpétiques dont nous allons vous présenter une description sommaire, comparative et différentielle, sont, le *prurigo, l'eczéma* et *le psoriasis*. Toutes les trois, de nature herpétique, elles vous offriront la réunion des mêmes caractères diathésiques, et en même temps, vous les verrez se distinguer les unes des autres par une manière d'être spéciale qui établit, pour chacune d'elles, une individualité morbide particulière.

Les affections cutanées diathésiques, quelle que soit la diathèse qu'elles représentent, sont remarquables, nous l'avons dit, par leur durée ; elles ont toutes, ce même caractère de durée toujours très longue. Or, il en est ainsi du prurigo, du psoriasis et de l'eczéma. Le prurigo herpétique, nous dit Hébra, ne guérit jamais ; il est incurable, quoi qu'on fasse. Sans adopter pleinement cette doctrine désespérante, nous reconnaissons que la durée du prurigo est indéfinie ; il en est de même du psoriasis, et trop souvent aussi de l'eczéma. Ces trois affections, si différentes par leurs lésions anatomiques constitutives, par leur aspect, par tout ce qui caractérise leur évolution, par les phénomènes pathologiques dont elles sont le siège, ont, au milieu de toute cette dissemblance, les traits similaires et communs, que leur donne leur nature herpétique. Elles représentent l'herpétis, non pas seulement par la longueur de leur durée, mais encore par les intermittences de leur existence sur la peau, par leurs récidives, par la ténacité de leurs réapparitions, et la persistance de leur séjour sur notre tégument externe, en dépit de tous les efforts de la thérapeutique pour les combattre. Elles représentent encore l'herpétis, par leur étiologie, par leur origine, leur filiation héréditaires, par leur généralisation sur la peau, par le développement et l'accroissement progressifs qu'elles y prennent avec le temps, par la disposition symétrique qu'elles y affectent, et l'isolement qu'elles savent y conserver, en y restant seules de leur espèce, et sans se mêler à aucune autre affection de la même nature, que l'on ne voit jamais se placer à côté d'elles, pour y devenir un symptôme concomitant de plus de la même diathèse.

Ces trois affections vous représenteront encore les trois formes que revêtent les herpétides. Les herpétides sont, nous vous l'avons dit, tantôt *aiguës*, tantôt *chroniques*; et tantôt, réunissant, dans le cours de leur évolution, ces deux caractères d'acuité et de chronicité, elles ont, sous ce rapport, un caractère mixte que nous vous avons signalé. La chronicité vous la trouverez dans le prurigo et le psoriasis ; l'acuité dans l'eczéma : mais l'eczéma vous offrira, en même temps un caractère *mixte*, car vous le verrez sous trois formes différentes : tantôt, dans tout le cours de son évolution, sous la forme toujours aiguë ; tantôt sous la forme exclusivement chronique, et d'autres fois, sous la forme aiguë, dans une première période, et sous la forme chronique dans une seconde et terminale période.

Le psoriasis, l'eczéma et le prurigo vous offriront encore les trois types différents et parfaitement tranchés, de chacune des trois grandes classes des maladies de la peau, dont le caractère distinctif repose sur l'existence, ou la non-existence du phénomène de la sécrétion.

Considérées à ce point de vue, toutes les maladies de la peau se divisent en trois catégories : les unes ne sont pas *sécrétantes* ; c'est-à-dire qu'aucun phénomène de secrétion ne se produit, au sein de la lésion anatomique qui les constitue ; elles restent, pendant toute leur durée, dans un *statu quo* permanent et immuable, sans qu'aucun changement survienne dans leur manière d'être, sans qu'aucune modification se produise dans leur physionomie, dans leur aspect. Elles représentent, relativement à leur apparence extérieure, des proliférations inertes, inorganiques, et dénuées de vitalité ; car une fois constituées, elles restent, pendant toute leur durée, et jusqu'à leur disparition, ce qu'elles étaient à leur premier jour ; tel est le prurigo.

Les affections, ou maladies *sécrétantes*, constituent la deuxième grande catégorie des maladies de la peau. Cette seconde grande division est fondée sur le phénomène d'une sécrétion s'opérant, au sein même de la lésion anatomique qui constitue la dermatose. En vertu, et par le fait de cette sécrétion, la dermatose revêt, à ses différentes périodes, des aspects nouveaux ; elle subit de véritables métamorphoses, qui la rendent quelquefois méconnaissable, tant elle devient protéique, et différente d'elle-même. L'eczéma et le psoriasis sont les deux types principaux des affections sécrétantes. Mais ce n'est pas tout ; la grande classe des maladies *sécrétantes* comprend deux sous-divisions. Elle se divise, suivant la nature du produit sécrété, suivant que ce produit est liquide ou solide, en affections : *sécrétantes sèches*, et affections *sécrétantes humides*. Or l'eczéma et le psoriasis, sont les deux principaux types de chacune de ces deux sous-divisions. L'eczéma est la plus importante des affections à sécrétion humide, et le psoriasis, la plus importante des affections à sécrétion sèche ou solide.

Dans le psoriasis, le produit sécrété est constamment sec, et solide, puisque c'est de l'épiderme : c'est un épiderme anormal, n'ayant plus ses qualités et propriétés physiologiques, et devenant par le fait de cette sécrétion morbide, tout à fait différent de ce qu'il est à l'état sain. Il se présente sous la forme de lamelles, de squames, si intimement imbriquées les unes dans les autres, qu'elles ne peuvent pas être séparées, qu'elles constituent une masse épaisse, dure, comme métallique, blanche et quelquefois d'un brillant de nacre, ou d'argent, masse saillante, et qui, par le grattage, se désagrège en petits fragments pulvérulents, en véritable poussière blanche. Or cette hypersécrétion épidermique qui donne au psoriasis son véritable et pathognomonique caractère, lui donne en même temps, au moment où elle se produit, un aspect tout nouveau. Dans sa première et dans sa deuxième période, le psoriasis n'était constitué que par deux éléments pathologiques, une coloration d'un rouge brun, et une plaque dermique légèrement épaissie, hypertrophiée et surélevée ; la sécrétion morbide d'épiderme s'opère sur cette plaque dermique, et alors tout change. La coloration rouge brunâtre disparaît ; elle n'est plus conservée que sous la forme d'un liseré entourant la circonférence de la plaque, dont toute la superficie devient blanche, à reflets métalliques et argentés, rugueuse, dure, sèche, écailleuse et cassante.

Dans l'eczéma, les métamorphoses, par le fait de la sécrétion, sont plus nombreuses et plus remarquables encore. A sa première période, l'eczéma n'était constitué que par une simple coloration érythémateuse disposée en plaque d'un rouge rosé, et à surface lisse unie. Mais à sa deuxième période, il s'opère, à la surface de cette plaque, une sécrétion humide. Cette sécrétion consiste en un liquide clair, incolore, transparent qui, produit à la surface du derme, soulève l'épiderme sous la forme de petites vésicules agglomérées, pointues, semblables à de petites granulations. Ces vésicules développées sur la plaque érythémateuse, lui donnent un aspect nouveau. Mais elles ne persistent pas ; elles se rompent, et à leur place apparaissent de petites ulcérations superficielles, sur lesquelles continue à se produire la sécrétion de ce même liquide gommeux, visqueux et collant, analogue à une solution de gomme arabique. Cette sécrétion liquide s'opérant ainsi, à ciel ouvert, sur de petites surfaces ulcéreuses, donne à l'eczéma un troisième aspect différant essentiellement des deux premiers ; et quand le liquide sécrété se concrète en croûtes lamelleuses d'un jaune blanchâtre, l'affection prend, par cela même, un quatrième aspect, en attendant qu'elle en prenne un cinquième, lorsque les croûtes étant détachées, les ulcérations sous-jacentes sont remplacées par une large surface miroitante, brillante, comme vernissée, sur laquelle on voit se produire des lamelles d'un épiderme mince, foliacé, qui se renouvellent à mesure qu'elles se détachent, et constituent ainsi une deuxième, et temporaire sécrétion anormale et morbide, préparatoire à la sécrétion définitive et normale, d'un épiderme sain, dont la reconstitution indique la fin et la guérison de la maladie.

Vous voyez quels changements radicaux apporte le phénomène sécrétion, dans les affections cutanées ; la division de ces affections en *affections sécrétantes*, et *non sécrétantes*, et des premières en *sécrétantes sèches*, et *sécrétantes humides* est donc parfaitement naturelle et légitime, et les trois affections que nous vous avons présentées, nous offrent un type de chacune de ces trois grandes divisions.

Le prurigo, l'eczéma et le psoriasis nous offrent encore à constater, dans leurs lésions anatomiques constitutives, l'existence du phénomène *douleur* que nous avons considéré comme un des symptômes les plus constants, et pathognomoniques de l'herpétis. Le phénomène sécrétion n'est pas exclusivement le propre, et le trait caractéristique des herpétides ; on trouve la sécrétion sèche et humide dans les exanthèmes, dans les pseudo-exanthèmes, et dans les affections de cause externe, professionnelles et parasitaires; mais si elle existe dans ces affections, elle ne s'y trouve jamais au même degré, que dans les herpétides; sa durée y est toujours courte et la quantité du produit sécrété n'est jamais abondante, tandis que dans les herpétides, on trouve la sécrétion à son maximum de durée et d'abondance. Dans l'eczéma aigu, fluent, généralisé, de nature herpétique, la sécrétion humide est quelquefois si longue, si tenace et si abondante qu'elle épuise les forces du malade, et le mène au marasme et à la consomption. Dans l'herpétide maligne exfoliatrice, la sécrétion épidermique s'opère sur une si grande surface, et en si grande quantité, elle se renouvelle incessamment à mesure qu'elle s'exfolie et se détache, avec une si désespérante rapidité, que le malade peut en mourir d'épuisement.

Dans le psoriasis, la même sécrétion épidermique se produit aussi avec une abondance excessive, mais sous une tout autre forme, et d'une tout autre manière. Ce ne sont plus, comme dans l'herpétide exfoliatrice, des folioles épidermiques qui se produisent, se détachent, tombent et se reproduisent sans fin, et presque à vue d'œil, tant cette reproduction est rapide. Dans les psoriasis, on ne voit plus le malade se dépouiller de son épiderme, le semer, le perdre tout autour de lui, comme les arbres perdent leurs feuilles; on voit au contraire, se produire et s'accumuler quelquefois sur toute l'étendue du corps, des masses épidermiques compactes, épaisses et indurées, qui forment des saillies, des reliefs considérables, et une véritable cuirasse qui revêt en quelque sorte tout le corps. Cette sécrétion psoriasique n'est plus caduque, mais les produits sécrétés, s'imbriquent, s'enchevêtrent les uns dans les autres, et restent intimement fixes et adhérents au derme, comme ils sont adhérents entre eux; ils font corps avec la peau; ils n'en peuvent être détachés que par la violence; mais ils n'en sont pas moins très abondants. Ainsi donc, si la sécrétion sèche ou humide se trouve en dehors de l'herpétis, et dans des lésions cutanées qui ne lui appartiennent pas, elle ne s'y trouve jamais en aussi grande abondance que dans les herpétides, dont elle devient un des caractères ; voilà pourquoi nous en avons parlé avec des détails que comporte ce phénomène important.

Les mêmes considérations s'appliquent au phénomène *douleur*. Si la douleur, ainsi que nous l'avons dit, n'existe ni dans les lésions syphilitiques, ni dans les lésions scrofuleuses, on la trouve quelquefois dans les exanthèmes et dans les pseudo-exanthèmes; on la trouve en particulier dans l'urticaire ; on la trouve aussi dans les affections de cause locale, professionnelle et parasitaire, mais jamais à un degré aussi intense, et avec une persistance aussi longue et aussi opiniâtre que dans les herpétides.

Le phénomène douleur, avons-nous dit, est un des caractères pathognomoniques des herpétides ; elles nous présentent la douleur avec des modalités, des formes diverses, et des degrés d'intensité divers : chaleur, cuisson, brûlure, tension, élancement, picotement, démangeaison, ou prurit; telles sont les diverses formes que revêt la douleur dans les herpétides, et elle y prend aussi les degrés d'intensité les plus divers.

Or le prurigo, l'eczéma et le psoriasis, que nous avons

choisis, comme les trois types principaux des herpétides, nous présentent, à eux trois, toutes les différentes modalités de douleur, de même qu'ils nous ont présenté les faits de sécrétion, et de non-sécrétion les plus importants.

Le psoriasis dans sa troisième période, c'est-à-dire dans sa période de sécrétion épidermique, n'est pas douloureux en raison même, et par le fait de cette sécrétion, les malades quelquefois même ne s'aperçoivent pas de son existence. Mais dans ses deux premières périodes, [quand il n'est encore constitué que par une simple macule, et ensuite par une plaque dermique hypertrophiée, et maculeuse, alors il est le siège d'une douleur qui n'est jamais intense, c'est une démangeaison toujours légère. Le psoriasis représente dans les herpétides, le phénomène douleur, à son minimum d'intensité.

Le prurigo, au contraire, nous offre la douleur avec toutes ses violences, avec tous ses paroxysmes les plus intolérables. C'est la douleur sous la forme du prurit, ou démangeaison, c'est-à-dire constituée par un mélange indéfinissable de chatouillements, de picotements, d'élancements, douleur dont l'acuité est excessive, insupportable, et qui entraîne le besoin irrésistible de se gratter. Tandis que dans le prurigo parasitaire, et dans le prurigo senilis ou cachectique, la démangeaison, avec le besoin de se gratter, n'ont que peu d'intensité, cette intensité est extrême dans le prurigo herpétique, et devient même le signe dénonciateur de sa nature herpétique. Rien ne peut donner une idée des douleurs atroces, intolérables que fait endurer, aux malades, le prurigo herpétique dans ses formes les plus graves, dans ses formes dites *formicans, et ferox*. Ce sont des démangeaisons, des élancements, dont la violence est excessive. Tandis que dans le lichen, autre herpétide, la douleur ne consiste qu'en picotements, comparés par le malade, à la sensation que feraient éprouver des pointes d'aiguilles s'enfonçant dans la peau, dans le prurigo, la douleur revêt à la fois tous les caractères réunis du picotement, du chatouillement, de l'élancement ; elle procède par des accès, dont les paroxysmes existent surtout la nuit, et prennent, quelquefois, une violence intolérable, qui pousse les malades à des emportements furieux, et qui va jusqu'à la frénésie et jusqu'au délire. Le prurigo est, de toutes les herpétides, celle où le phénomène douleur existe à son plus haut point d'intensité ; cette douleur est, dans certains cas, si excessive, qu'elle a pu conduire les malades au suicide ; trop souvent elle les mène à l'amaigrissement, au marasme, à la consomption, par épuisement nerveux, et par le trouble, ou plutôt la suppression de toutes les fonctions physiologiques les plus importantes, telles que l'appétit, la digestion, le sommeil.

L'eczéma, nous présente la douleur à un degré d'intensité moindre, mais avec des modalités variées, et sous les diverses formes que nous avons indiquées dans les herpétides. Dans sa première et sa deuxième période, il justifie sa dénomination, dérivée du verbe grec ἐκζέω (je brûle) ; les surfaces eczémateuses sont le siège de chaleur, de brûlure, de tension. Dans la quatrième période, quand la secrétion séro-gommeuse est tarie, la tension, la chaleur, la brûlure qui avaient disparu, au moment où cette secrétion se produisait, sont remplacées par la démangeaison, ou prurit, dont l'intensité est souvent assez prononcée pour que le grattage et l'action des ongles, irresistibles, ramènent l'affection à un état d'acuité qu'elle n'avait plus.

Nous avons dit que dans les herpétides, l'intensité de la douleur est en raison inverse de la gravité des lésions anatomiques. Nous en avons la preuve dans les trois affections qui nous occupent. Les lésions épidermiques si prononcées que nous offre le psoriasis, les vastes plaques dermiques hypertrophiées et recouvertes d'une carapace d'épiderme si épaisse, ne sont pas douloureuses. L'eczéma est douloureux, quand les lésions si prononcées de sa troisième période ne sont pas encore formées ; il cesse d'être douloureux, lorsque ses ulcérations s'étalent largement, et il le redevient, quand ces ulcérations se sont desséchées et cicatrisées. Le prurigo, la plus douloureuse de toutes les herpétides, est, avec le lichen, celle, dont la lésion mère, ou anatomique, a le moins d'importance, puisque cette lésion, de la grosseur d'une petite tête d'épingle, est constituée par la simple hypertrophie d'une papille sensitive du derme.

Un des caractères des herpétides, avons nous dit, c'est leur *généralisation*, l'envahissement progressif et de plus en plus prononcé de la peau, et leur disposition symétrique. Or ces caractères sont manifestes, dans les trois herpétides que nous étudions en ce moment. Si vous avez affaire à un prurigo localisé à la base du cou, entre les deux épaules, par le seul fait de cette localisation, diagnostiquez la nature *parasitaire* de ce prurigo. Si au contraire le prurigo est généralisé, s'il occupe le tronc, dans presque toutes ses parties, et les membres, par cela seul, diagnostiquez la nature herpétique de ce prurigo ; à moins que le peu d'intensité de la douleur, l'âge avancé, l'amaigrissement, la cachexie du malade ne vous indiquent que vous avez affaire au *prurigo cachectilis ou prurigo senilis*, signe de la décrépitude de l'âge, et de la dégradation des forces.

L'envahissement progressif de la peau, la généralisation de plus en plus marquée, sur toute son étendue, et la disposition symétrique, ne sont jamais plus accusés, et d'une manière plus tranchée, que par l'eczéma et le psoriasis. Dans leur première période, ces deux affections ne sont pas permanentes ; elles n'occupent la peau, que d'une manière intermittente ; elles y apparaissent, surtout au printemps ; et après une durée variable, elles disparaissent, souvent spontanément, pour se réveiller ultérieurement, alors que le malade pouvait s'en croire à tout jamais débarrassé. Ce n'est qu'à une époque avancée de leur existence qu'elles deviennent permanentes, et continues. A cette époque, non seulement, elles ne quittent plus la peau, mais encore elles l'occupent en larges étendues : elles y forment de vastes surfaces, de vastes ilots, et quelquefois, même, elles n'y laissent que peu ou point d'endroits sains. Cette extension progressive a été très remarquable ; car, à leur début, les lésions eczémateuses et psoriasiques ne formaient, sur la peau, que des petits points épars, de la dimension d'une goutte de cire, et d'une pièce de monnaie. Non seulement, avec le temps, le psoriasis et l'eczéma s'élargissent et s'étendent de plus en plus, mais ils présentent encore, l'un et l'autre, et d'une manière plus visible, et plus tranchée que nulle autre affection, la disposition symétrique, si importante à considérer, puisqu'à elle seule, elle suffit pour établir la nature herpétique de telle ou telle dermatose. Jamais la symétrie n'est plus marquée, n'est plus régulière que dans l'eczéma et le psoriasis : jamais les deux côtés parallèles et correspondants du tronc et des membres, ne sont couverts de lésions plus identiques et plus semblables, par leur configuration et leur étendue, que dans l'eczéma et le psoriasis.

La diathèse herpétique, avons-nous dit, n'a pas, comme la scrofule, et comme la syphilis, de sièges, de régions, qui lui soient spéciaux sur la peau, et qui soient, pour ses dermatoses, un caractère pathognomonique de leur nature herpétique ; mais avons-nous dit encore, les herpétides, à type chronique, à secrétion sèche, ou non secrétantes, à évolution lente et torpide, se choisissent, sur la peau, un siège spécial, et tout différent des herpétides à caractère inflammatoire et à sécrétion humide. Les premières se choisissent, pour s'y développer, les régions où la peau a le plus d'épaisseur et de sécheresse, où elle a le plus faible degré de vitalité, où elle est le plus riche en épiderme : les secondes, au contraire, se développent de préférence, sur les régions, où la peau a le plus de finesse, le plus d'humidité, le plus de sensibilité, où elle réunit le plus grand nombre des éléments nécessaires au développement de l'inflammation.

Or ces caractères de sièges, vous sont très manifestement indiqués par les trois affections que nous vous offrons comme exemples, et comme types des herpétides. Le prurigo qui n'a jamais aucun caractère inflammatoire, qui ne présente jamais rien d'aigu, se fixe de préférence sur le dos, à la partie postérieure du tronc, sur le côté externe des membres. Le psoriasis, un des types les plus prononcés de la chronicité, et que, pour cette raison, les anciens appelaient *la dartre froide*, *la dartre morte*, le psoriasis a les mêmes sièges d'élection, et, en particulier, les genoux et les coudes. L'eczéma, au contraire, *la dartre vive*, *la dartre chaude*, affecte de préférence le visage, la partie antérieure du tronc, la face interne des membres, les régions, où la peau, en opposition avec elle-même, a le plus de finesse, de chaleur, de sensibilité et d'humidité, telles que les régions axillaires, poplitées, interdigitales, anales et génitales.

Un autre caractère des herpétides, avons-nous dit, c'est la rétrocession et la métastase ; c'est-à-dire une disposition toute particulière à quitter brusquement la peau, à entrer plus profondément dans l'économie, à pénétrer plus avant dans nos organes, à cesser d'être superficielles, pour devenir profondes, viscérales, et à déterminer, par cela même, des accidents internes, habituellement beaucoup plus graves que ceux qui étaient la conséquence de leur séjour sur la peau. Ces accidents internes, avons-nous ajouté, sont d'autant plus sérieux, que les lésions cutanées rétrocédées avaient d'importance et d'étendue, et de plus, ils ont le même caractère d'acuité, ou de chronicité que ces lésions présentaient sur notre tégument externe.

Or le psoriasis et l'eczéma nous offrent la démonstration de ce principe. La rétrocession brusquè, spontanée, ou accidentelle d'un psoriasis, ancien et invétéré est habituellement le signal du développement de bronchites chroniques, de catarrhes pulmonaires, de la tuberculose pulmonaire, de dyspepsies rebelles, et du cancer de l'estomac ou des intestins, maladies ayant toutes le même caractère de chronicité que le psoriasis avait lui-même. La rétrocession de l'eczéma, au contraire, surtout d'un eczéma aigu, et à larges surfaces, amène des accidents internes aigus aussi, comme des accidents cérébraux, méningés ou encéphaliques, des bronchites aiguës, des inflammations intestinales. Mais si la rentrée, si la rétrocession de l'eczéma et du psoriasis, si le transport de ces maladies sur des organes internes et profonds, produisent de si redoutables conséquences, en revanche, leur retour sur la peau, après avoir abandonné leurs sièges internes et profonds, est le signal de guérisons rapides et spontanées, qu'aucun moyen thérapeutique n'avait pu obtenir. Il y a donc des psoriasis et des eczémas, dont l'apparition et le retour, sur la peau, peuvent être considérés comme une crise salutaire, comme un effort de la nature pour mettre fin à une maladie interne et viscérale, comme un bienfait pour la santé, et comme une condition nécessaire au rétablissement, et au libre exercice des fonctions physiologiques. Ce sont comme des émonctoires naturels, dont l'action révulsive doit être soigneusement entretenue et ménagée, sous peine de voir survenir les accidents internes, souvent les plus redoutables.

Les diathèses scrofuleuse et syphilitique ont leurs cicatrices spéciales et pathognomoniques, qui survivent à leurs lésions, et conservent leur empreinte indélébile ; de telle sorte qu'à l'aide de ces cicatrices, on peut encore en faire un diagnostic posthume et rétrospectif. Ces diathèses se survivent indéfiniment à elles-mêmes, par les cicatrices qu'elles laissent après elles, et qui gardent leur cachet ineffaçable, que vous ne devez jamais laisser passer, sans en reconnaître le caractère, et sans remonter, grâce à lui, jusqu'à la lésion dont il est le fidèle vestige.

La diathèse herpétique, qui n'a pas de couleur spéciale, nous l'avons vu, n'a pas non plus de cicatrices caractéristiques. Ses lésions sont trop superficielles pour laisser, après elles, des cicatrices ; nous vous l'avons dit, dans notre dernière conférence, mais aujourd'hui je tiens à vous en donner la preuve, en plaçant sous vos yeux, ce qui se passe dans l'évolution des affections herpétiques, que je vous ai proposées comme types des herpétides.

Les papules de prurigo dans leur période de déclin, sont le siège d'un travail de résorption, d'intussusception interstitielle, qui fait progressivement disparaître les éléments hypertrophiques, dont l'accumulation, sur une, ou sur plusieurs des papilles sensitives du derme, avait transformé ces papilles en une papule, c'est-à-dire en une petite tumeur de la grosseur d'une tête d'épingle

Or ce travail de résorption ne s'exerçant que sur les parties morbides, que sur les éléments hypertrophiques seulement, aucune perte de substance n'a lieu ; aucune atrophie locale, aucune rétraction de tissu ne se produisent, comme il s'en produit dans les scrofulides. Les lésions de la syphilis tertiaire pénètrent trop profondément dans le derme, pour que le tissu cicatriciel qui se forme, étant plus dense que le tissu dermique ambiant, se mette parfaitement à son niveau, et ne produise pas une légère dépression; en outre la couche pigmentaire et le corps muqueux de Malpighi, sont trop sérieusement atteints par ces lésions, pour que l'épiderme cicatriciel ne soit pas quelque peu altéré et décoloré; aussi les cicatrices de ces syphilides sont-elles légèrement creuses, déprimées, et recouvertes d'un épiderme aminci et décoloré. Les lésions de l'herpétis, au contraire, n'étant jamais profondes, et ne faisant qu'effleurer la superficie du derme, sans en détruire, même la couche la plus superficielle, en résulte qu'aucune réparation de tissu n'est nécessaire pour le derme, et que les éléments de la secrétion épidermique étant conservés, la réparation de l'épiderme s'opère sans que l'épiderme de formation nouvelle présente aucune modification anormale. Voilà comment il se fait que les herpétides ne laissent après elles, aucune cicatrice apparente.

Le prurigo, nous vous le disions tout à l'heure, est résorbé et nivelé, sans qu'il en reste aucune trace. L'eczéma le plus grave, le plus aigu, le plus fluent, ne laisse non plus aucun vestige cicatriciel ; remarquez, en effet, que ses lésions s'étalent en surface, et n'ont pas de profondeur ; ses ulcérations sont tellement superficielles qu'on les appelle des *exulcérations*, plutôt que des ulcérations, l'épiderme seul est détruit. Les lésions du psoriasis si considérables, si saillantes, ne sont aussi que des lésions de surface, et non point de profondeur. Ce sont des accumulations d'un épiderme vicieux, qui s'entassent sous la forme de squames, et qui recouvrent des portions de derme épaissi. Or, il n'y a là qu'une prolifération dermique, qu'un état hypertrophique et morbide du derme, ayant pour conséquence l'hypersécrétion d'un épiderme hypertrophié et morbide lui-même. Dans la période de déclin du psoriasis, le travail de résolution ne s'opérant que sur les parties dermiques hypertrophiées, n'allant pas au delà de ces parties, ne faisant rien autre chose que de les remettre de niveau avec les parties circonférencielles, il en résulte qu'aucune perte de substance n'a lieu ; les tissus reprennent purement et simplement leur état physiologique ; le derme qui était épaissi et desséché reprend son état normal, et secrète, alors comme auparavant, un épiderme normal, sans qu'il y ait de trace subsistante des lésions passées. Ainsi donc nous trouvons après le prurigo, après le psoriasis, après l'eczéma, cet important caractère d'absence complète de cicatrice, que nous avons indiqué comme étant un des caractères des herpétides.

Nous n'avons point à faire ici la monographie de ces trois affections si importantes, du psoriasis et de l'eczéma surtout, qui dominent, en quelque sorte, toute la dermatologie ; ou plutôt, pour n'employer qu'un langage d'une exactitude plus rigoureuse, qui se placent à la tête de toutes les herpétides, et qui en résument tous les caractères. Cette monographie, nous l'avons faite dans le premier volume de nos *leçons cliniques*, nous n'avons donc point à la recommencer. Nous n'avons voulu que faire saillir, dans ces trois affections, leurs caractères diathésiques, leur nature herpétique, afin de ne vous laisser aucun doute sur l'existence réelle et indéniable de la diathèse herpétique, démontrée de la manière la plus évidente et la plus incontestable, par des affections, ou maladies cutanées qui n'en sont que les symptômes et la manifestation extérieure.

Le prurigo démontre sa nature herpétique, et par conséquent la réalité de l'herpétis, par son origine héréditaire, par sa généralisation sur la peau, aussi bien que sur le tronc, et sur les membres, par sa durée interminable, par ses récidives, par l'intensité des douleurs qu'il occasionne, et aussi par la cachexie diathésique, dont il devient souvent l'aboutissant.

L'eczéma et le psoriasis, les deux affections les plus communes de toute la dermatologie, héréditaires aussi, sont aussi celles dont les caractères subjectifs et anatomiques, et dont le mode d'évolution démontrent le mieux, leur nature diathésique.

Rappelez-vous que l'un et l'autre sont le siège d'une sécrétion des plus remarquables par son abondance. Le psoriasis est la plus commune et la plus importante des affections à sécrétion sèche ; l'eczéma, la plus importante et la plus commune des affections à sécrétion humide. Malgré la sécrétion dont ils sont le siège, l'eczéma et le psoriasis sont douloureux, et, ensemble ils présentent à peu près toutes les modalités, toutes les variétés de la douleur, à ses divers degrés d'intensité, telle qu'on la trouve dans les herpétides. L'eczéma et le psoriasis sont intermittents dans la première période de leur durée, toujours longue et indéfinie, comme la durée des affections diathésiques, et ils sont continus dans leur dernière période. Quand ils disparaissent, ils ne laissent aucune cicatrice. L'un et l'autre, à mesure qu'ils sont plus anciens, prennent une possession de plus en plus large de la peau ; on peut en quelque sorte, mesurer leur degré d'ancienneté, à l'étendue des surfaces qu'ils y occupent, à leurs récidives de plus en plus rapprochées, et surtout à leur existence, qui finit par y devenir fixe, permanente, et sans discontinuité. L'eczéma et le psoriasis, en se généralisant, nous offrent les plus remarquables, et les plus parfaits exemples de cette symétrie, de cette disposition symétrique qui n'appartient qu'à la diathèse herpétique. L'un, la dartre sèche, la dartre morte, toujours chronique, et sans caractère inflammatoire, occupe les régions où la peau a le moins de vitalité, le plus de sécheresse, et la couche épidermique la plus épaisse ; l'autre, la dartre humide, la dartre chaude, choisit de préférence les régions où la peau est plus fine, plus humide, plus impressionnable, et plus favorable au développement d'une affection à type aigu, et inflammatoire. Le psoriasis et l'eczéma commencent par être, l'un et l'autre, compatibles avec la santé, qu'ils n'altèrent pas ; mais, dans leurs formes les plus graves, ils lui portent la plus sérieuse atteinte, et aboutissent, l'un et l'autre, à la cachexie, au marasme et à la consomption. Tous deux sont sujets à des mouvements de va-et-vient, à des rétrocessions suivies des accidents métastatiques les plus graves, mais aussi à des réapparitions, véritables crises salutaires, qui mettent fin à ces accidents internes et généraux. L'eczéma, *tenace* comme tout ce qui est herpétique, peut guérir, mais à la longue, au bout d'un temps toujours bien long : le psoriasis, plus *tenace* encore, ne guérit pas ; le traitement ne peut que retarder, qu'atténuer ses réapparitions, que les rendre moins graves, et plus rares ; il est comme la branche de lierre qui s'attache à l'arbre, et ne s'en détache plus : compagnon de la jeunesse et de l'âge adulte, la vieillesse le retrouve encore, et il descend, avec sa proie, dans le tombeau. L'eczéma et le psoriasis n'abrègent pas toujours l'existence ; quelquefois même, comme des émonctoires salutaires, ils sont nécessaires à la santé ; mais quelquefois aussi ils la perdent et la détruisent, par l'extension qu'ils ont prise sur la peau, par les troubles fonctionnels qu'ils occasionnent, et les complications qu'ils éveillent. D'autres fois ils se terminent en se transformant en herpétide maligne exfoliatrice, leur commune dégénérescence, ou bien ils éveillent des perturbations viscérales profondes, des altérations organiques, des dégénérescences cancéreuses.

Telles sont, Messieurs, en quelques traits, rapidement esquissés, ces deux affections qui dominent toute la dermatologie, et sont les premières, les plus fréquentes et les principales manifestations de la diathèse herpétique.

ONZIÈME CONFÉRENCE

Caractères généraux pathognomoniques des lésions cutanées du cancer.

Messieurs,

La peau, nous l'avons vu, est le siège d'élection des lésions de la syphilis, de la scrofule, de l'herpétis ; c'est sur la peau que ces trois diathèses manifestent surtout leur présence ; c'est par la peau, et par les muqueuses qui confinent à la peau, qu'elles entrent dans notre économie, qu'elles y prennent racine, et qu'elles s'y développent. C'est la peau, plus que tout autre organe, qui est leur terrain ; c'est sur la peau, plus que partout ailleurs, que nous les voyons proliférer, et s'affirmer, chacune par les lésions spéciales qui leur sont propres, qui établissent leur individualité, en les distinguant les unes des autres. Dans les premiers temps de leur existence, ces trois diathèses ne produisent, sur notre peau, que les empreintes les plus légères, elles n'en touchent que la superficie, elles restent à la surface, elles ne font que l'effleurer. En vieillissant, et dans des périodes plus avancées, elles s'enfoncent davantage dans l'épaisseur de notre tégument externe ; elles attaquent son intégrité, pour pénétrer plus profondément dans notre économie. Plus tard encore, et dans leurs périodes ultimes, elles deviennent de plus en plus profondes; la scrofule traverse la peau de part en part, elle atteint les muscles, les cartilages et les os qu'elle détruit. La syphilis, après avoir passé à travers la peau, sur laquelle elle laisse ses empreintes cicatricielles ineffaçables, pénètre jusque dans nos cavités splanchniques, et atteint nos viscères. L'herpétis, après avoir pris, de la peau, une possession de plus en plus complète, après s'y être étalée au point de la recouvrir quelquefois dans toute son étendue, plonge, comme la syphilis, dans les cavités thoracique et abdominale, pour y déterminer les lésions organiques les plus profondes.

Ainsi ces trois diathèses suivent, dans leurs envahissements, la même marche. Leur action nocive, devient, avec le temps, de plus en plus profonde; leur cours se dirige invariablement, de la surface, de la superficie du corps, vers ses organes les plus profonds, qu'elle n'atteignent qu'au bout d'un temps toujours très long, et quand elles sont arrivées à la dernière période de leur évolution.

La diathèse cancéreuse se comporte tout différemment; tantôt elle se manifeste d'emblée, sur un organe splanchnique, sur l'estomac, sur l'intestin, sur le foie; et quand elle s'est fixée sur un de ces organes, elle y accomplit son œuvre de destruction, non pas seulement par les désastres anatomiques qu'elle y produit, mais encore par les troubles fonctionnels qui en sont la conséquence, et par l'intoxication générale et diathésique, qu'elle porte avec elle. Dans ce cas, ses lésions anatomiques restent intérieures, viscérales et splanchniques.

D'autres fois le cancer se fixe sur des organes moins

profonds, mais communiquant avec l'extérieur, comme la glande mammaire, comme l'utérus ; dans ces cas, il irradie, il se propage de la profondeur vers la superficie, c'est-à-dire de l'organe primitivement affecté, à des organes moins profonds ; ainsi, de l'utérus, le cancer se propage au vagin, et du vagin, il monte aux ganglions inguinaux. Si le cancer affecte la glande mammaire, il gagne, secondairement, les ganglions de l'aisselle ; il gagne aussi la peau, il l'amincit, l'ulcère et la détruit au niveau même de son siège mammaire. Dans quelques cas aussi, ses éléments néoplasiques se répandent périphériquement dans la trame de la peau ; ils s'y développent, ils y prolifèrent dans une zone quelquefois très étendue. Le cancer a donc envahi la peau, mais d'une manière secondaire ; la peau l'a reçu d'un organe qu'elle recouvrait, et qui le lui a transmis. Dans ces cas, la marche envahissante du cancer a été ascendante ; elle a monté de la profondeur à la superficie, au lieu d'être descendante, et d'aller de la superficie à la profondeur, comme le font la syphilis et l'herpétis.

D'autres fois, le cancer, en se généralisant, suit une marche inverse, et comme la syphilis et l'herpétis, il se dirige, d'organes relativement superficiels, vers des organes plus profonds. Ainsi de la mamelle, de l'utérus, il envoie des irradiations à l'estomac, au foie, aux ganglions mésentériques...

La diathèse cancéreuse, suit donc un double courant, un courant ascendant, et un courant descendant, de manière à envahir, à occuper plus sûrement, et plus rapidement l'économie tout entière. Mais tandis que la syphilis et l'herpétis n'occupent nos viscères et ne pénètrent dans nos cavités splanchniques, qu'après avoir abandonné la peau ; tandis qu'elles ne deviennent profondes, qu'après avoir été superficielles, et avoir cessé de l'être ; le cancer lui, est à la fois, et en même temps, superficiel et profond. Il possède, et il a pour caractère la fixité de la scrofule. Quand il a envahi un organe, il ne le quitte plus, il y reste fixé, comme la scrofule ; mais en même temps, et tout en restant fidèle à son premier siège, il envoie des irradiations jusque dans les régions qui en sont le plus éloignées. Il a donc, à la fois, et la fixité de la scrofule, et la puissance d'expansion, et de généralisation de la syphilis et de l'herpétis. Cette puissance, il la possède, à un plus haut degré encore, que ces deux diathèses, et comme il a aussi un degré de malignité plus grand, il en résulte qu'il imprègne, qu'il empoisonne plus rapidement, et plus complètement qu'elles ne peuvent le faire, l'économie tout entière de ses sucs toxiques et délétères. Voilà pourquoi la cachexie cancéreuse est plus prononcée, plus grave, et arrive plus vite que la cachexie herpétique, et que la cachexie scrofuleuse ; voilà pourquoi aussi les ablations de tumeurs cancéreuses superficielles, opérées par la chirurgie, sont si fréquemment suivies de repullulations, soit locales, soit éloignées et générales.

Si le cancer débute, le plus souvent, sur des organes plus ou moins profonds, il y a aussi des cas, où il commence par la peau ; il est alors cutané, de prime abord ; et c'est essentiellement le cancer de la peau.

Nous n'avons point à faire l'histoire de la diathèse cancéreuse.

Nous n'avons à nous occuper que des lésions produites par le cancer sur la peau, autrement dit que des lésions cutanées pathognomoniques de la diathèse cancéreuse. Or, après vous avoir montré d'une manière générale, et en quelques mots seulement, comment, et de quelle manière évolue le cancer, comparativement aux autres diathèses, nous allons maintenant le considérer exclusivement sur la peau, et vous faire voir comment il s'y comporte, et par quels caractères il s'y manifeste.

Le premier caractère des lésions cutanées du cancer c'est la malignité. Toutes les lésions produites par le cancer sur la peau, sont invariablement empreintes de ce caractère que nous avons appelé la *malignité*; c'est-à-dire que, d'une part, elles désorganisent, et détruisent la peau, et que d'autre part, elles exercent une action réflexe, et d'un rétentissement des plus fâcheux sur la santé générale. Nous avons dit tout à l'heure que la diathèse cancéreuse possède un degré de malignité plus grand que les diathèses scrofuleuse herpétique et syphilitique; or ce degré de malignité plus considérable se reflète dans toutes ses lésions cutanées. Tandis que les lésions cutanées de la scrofule, de l'herpétis et de la syphilis commencent, toutes, par être des lésions bénignes; tandis qu'elles ne deviennent malignes que dans certains cas seulement, dans certaines de leurs formes, et à une période avancée de l'évolution de la diathèse, les lésions du cancer, toutes, sans exception, et de prime abord, sont des lésions malignes.

Le degré de malignité de ces lésions est variable, suivant la forme que revêt le cancer; la malignité s'y développe plus ou moins tardivement, elle y suit une marche plus ou moins rapide, mais elle y est toujours; elle peut y rester longtemps comme à l'état latent, et sans se manifester, au point qu'une lésion de nature cancéreuse peut être prise pour une lésion torpide, et sans caractère malin; mais il arrive un jour, où la malignité se réveille et se manifeste dans cette lésion, qui paraissait en être exempte.

Ainsi qu'y a-t-il de plus bénin, de moins grave en apparence que la lésion initiale du cancroïde? Cette lésion n'est d'abord qu'une squame, ou qu'une verrue, qu'une sorte de papillome. Elle peut rester sous cette forme pendant des mois, et quelquefois des années, sans changer d'aspect, sans s'ulcérer, sans occasionner de douleur, sans altérer aucunement la santé : cette lésion, bien que cancéreuse, a donc tous les caractères d'une lésion bénigne, et cependant c'est bien réellement une lésion maligne. La malignité n'y est qu'endormie, et, d'un instant à l'autre, elle peut s'éveiller, et se manifester de la manière la plus positive, la plus rapide, et la plus inattendue. La malignité s'y éveillera spontanément, sans cause appréciable, et sous la seule influence de la nature même de la lésion : elle s'y éveillera aussi par le fait d'un traitement intempestif, de pansements irritants, d'une cautérisation, d'une ablation incomplète, de telle sorte que la lésion la plus innocente en apparence, sera brusquement transformée, en une lésion de la pire espèce, et dont le caractère essentiel avait été jusque-là méconnu.

En quoi donc consiste cette malignité si redoutable, et qui est un des caractères des lésions symptomatiques du cancer? C'est ce que nous allons examiner.

La malignité dans les lésions cutanées du cancer, se manifeste sous deux formes différentes : 1° sous la forme végétante ou hypertrophique ; 2° sous la forme ulcéreuse. Ces deux formes sont inséparables, la première aboutit fatalement à la seconde, dont elle n'est que le premier degré.

La forme végétante appartient à l'encéphaloïde, au squirrhe, au cancroïde. Dans le cancroïde, la surface malade se recouvre d'une véritable végétation d'un développement champignonneux de proliférations fongoïdes, molles, violacées, suintantes, acquérant quelquefois un volume énorme, formant une masse saillante, une tumeur considérable, et donnant lieu à la sécrétion d'un liquide appelé ichor, mélange infect de pus, de sérosité et de sang, et d'une odeur spéciale, d'une fétidité sui generis, qui à elle seule possède un caractère pathognomonique assez tranché, pour faire diagnostiquer le cancer. Cette odeur se répand tout autour du malade; elle est souvent assez prononcée pour remplir la chambre qu'il habite ; elle lui fait comme une atmosphère empoisonnée qu'il respire, qu'il absorbe, dont il s'imprègne, et dont les effluves fétides et vénéneuses, pénétrant dans son organisme, y introduisent une source nouvelle et incessante de décomposition, et de désorganisation. Cette respiration d'un air nauséeux et vicié engendre une véritable septicémie, et contribue à produire la consomption et la fièvre hectique, qui emmènent le malade.

Ces masses végétantes, quelquefois si développées, subissent les conséquences du principe de malignité qu'elles représentent. Elles deviennent le siège d'un travail ulcératif qui les désorganise ; la puissance qui les produit les détruit bientôt; elles se détruisent elles-mêmes incessamment, et finissent par ne plus consister qu'en un hideux et dégoutant putrillage. Ce que nous venons de dire des végétations champignonneuses des cancroïdes, s'applique aussi aux proliférations molles fongoïdes et mamelonnées de l'encéphaloïde, qui n'apparaît sur la peau, que dans des cas exceptionnellement rares.

Le squirrhe s'y développe plus fréquemment. Il y revêt deux formes différentes, la forme granuleuse, et la forme hypertrophique. Ne parlons actuellement que de cette dernière forme. Elle se révèle de deux manières : par des masses dures constituant de véritables tumeurs, et par des tubercules isolés.

Les masses ou tumeurs squirrheuses composées d'éléments de formation nouvelle, d'un néoplasme blanc, dur, compact et napiforme se développent, soit dans la trame même, et dans l'épaisseur de la peau, soit dans le tissu cellulaire sous-cutané. Nous en avons observé un cas très remarquable chez une femme, pendant notre internat à la maison municipale de santé en 1849. Cette femme présentait à la région ombilicale une tumeur du volume d'un œuf de dinde; cette tumeur était d'une dureté cartilagineuse, inégale, bosselée dans ses contours, offrant sur toute sa surface, des saillies comme marronnées; elle était le siège de douleurs lancinantes; elle faisait corps avec la peau, dans l'épaisseur de laquelle elle était manifestement enclavée. La peau, sur différents points de sa surface, était d'un rouge livide précurseur de l'ulcération; mais avant que cette ulcération se fût produite, la malade succomba à des accidents graves de pleurésie avec épanchement, et de péritonite avec ascite. A l'autopsie, faite avec beaucoup de soin, sous la direction de notre excellent maître M. Gustave Monod, nous trouvâmes une notable quantité de sérosité dans le péritoine et dans les plèvres : mais ce qui excita surtout notre attention ce fut l'état anatomo-pathologique de ces membranes. Les plèvres des deux cotés, à droite et à gauche, aussi bien les plèvres pariétales que les plèvres viscérales, et le péritoine, dans toutes ses parties, étaient criblés, parsemés sur toute leur surface, et dans toute leur étendue de milliers de petites tumeurs de la grosseur d'une tête d'épingle. Ces petites tumeurs semblables à des grains de millet, étaient dures, rondes, granuleuses, très adhérentes aux séreuses, et d'un tissu blanchâtre et homogène. Quant à la tumeur cutanée ombilicale, elle était d'un tissu napiforme blanc, lardacé, criant sous le scalpel. Cette tumeur néoplasique, et plusieurs des granulations pleurales et péritonéales, examinées au microscope par M. Lebert, étaient manifestement de nature squirrheuse. La malade était entrée à la maison de santé pour sa tumeur ombilicale, cette tumeur était alors d'un diagnostic difficile; rien ne pouvait faire pressentir les accident spéritonéaux et pleuraux, qui devaient emporter la malade, et dont la nature ne put être bien appréciée qu'à l'autopsie. Ce cas très intéressant devait être interprêté de la manière suivante : cancer squirrheux de la peau, développé primitivement dans la peau de la région ombilicale, ayant donné lieu à des processus de la même nature, et s'étant généralisé sous la forme d'une véritable granulie cancéreuse du péritoine et des plèvres, dont il a été l'origine et le point de départ. Ici le cancer a été bien incontestablement développé primitivement dans la peau. La forme hypertrophique de ce squirrhe cutané a été visiblement de nature maligne puisqu'elle a engendré la granulie si fatale à la malade.

Dans d'autres cas, la malignité de la forme hypertrophique du squirrhe cutané se manifeste, sur place même, et dans la tumeur même, par l'ulcération et la désorganisation ulcérative de cette tumeur, qui finit par ne plus être qu'un ulcère cancéreux.

La seconde forme du squirrhe de la peau c'est la forme tuberculeuse.

Les tubercules syphilitiques, nous l'avons vu, sont aplatis, convexes. Leur surface est lisse, unie, de couleur cuivrée, et leur base est entourée du cercle épidermique, appelé collerette de Biett. Leur volume ne dépasse guère le volume d'une lentille, dont ils rappellent la forme et l'apparence. Les tubercules de la scrofule sont petits, peu saillants, pointus, de la teinte lie de vin qui appartient à la scrofule; leur tissu est mou, et s'écrase facilement sous le doigt.

Les tubercules du cancer cutané, au contraire, sont volumineux, durs, bosselés, de formes diverses. Les uns sont ronds, noueux et comparables à des marrons. Les autres, au contraire, sont ovoïdes, pyramidaux, lancéolés et pointus; leur caractère de malignité se manifeste par le travail ulcératif dont ils sont le siège, et qui les détruit progressivement. Ces tubercules, incorporés à la peau, dont ils ne sont que la dégénérescence partielle hypertrophique, et que la transformation en néoplasme morbide, commencent par la faire rougir ; puis ils l'amincissent, la perforent et l'ulcèrent au-dessus, et en dehors de son niveau. Tandis que les tubercules syphilitiques sont lisses, et que tous leurs contours sont arrondis, les tubercules cancéreux, au contraire, sont aigus, anguleux, leurs arêtes sont tranchantes et séparées les unes des autres par des anfractuosités ulcéreuses. Ces cavités ulcératives sont l'indice, et le résultat du travail de désorganisation, dont les tubercules sont le siège, travail qui doit finir par leur entière destruction, et la formation d'un ulcère cancéreux, à leur lieu et place.

Le cancer se manifeste donc sur la peau par les végétations champignonneuses, molles, fongoïdes et ulcératives qui appartiennent au cancroïde et à l'encéphaloïde, par les masses néoplasiques hypertrophiques, dures, marronnées, et par les tubercules qui appartiennent au squirrhe. Mais ce n'est pas tout: le squirrhe de la peau a encore pour lésion pathognomonique, de petites tumeurs granuleuses dont nous avons déjà parlé à propos des plèvres et du péritoine. Ces petites tumeurs, du volume, et de la consistance d'un grain de millet, peuvent être répandues en quantités innombrables, dans l'épaisseur du derme ; elles y constituent une véritable infiltration miliaire, développée au sein de la trame dermique. Le caractère de malignité de cette granulie s'affirme par la teinte violacée de la peau, par sa turgescence, par son état congestif, tendu, induré, comme érysipélateux, par l'engorgement des ganglions limitrophes, et par une multitude de petites ulcérations formées dans l'épaisseur de chaque noyau granuleux, ulcérations qui tendent à l'envahissement, à la destruction de la peau tout entière. La malignité de cette granulie se manifeste encore par l'état général du malade essentiellement mauvais, par la perte de l'appétit et du sommeil, par une fièvre hectique, lente et de consomption, dont la mort est le terme fatal. Nous avons observé un cas semblable de granulie cutanée cancéreuse, chez une femme qui se trouvait, l'année dernière, au n° 41 de notre salle Henri IV. Nous reviendrons plus loin sur ce cas intéressant, qui a dû fixer notre attention, d'une manière toute particulière.

Vous le voyez, Messieurs, la désorganisation de la peau par l'ulcération, allant de pair avec la ruine de la santé, un trouble profond et irrémédiable apporté à l'exercice de toutes les fonctions physiologiques, la dégradation de l'état général des forces, et finalement la mort, telle est la terminaison fatale du cancer de la peau ; l'ulcération est l'aboutissant le plus habituel des diverses lésions cutanées du cancer; il faut donc étudier cette ulcération, et apprécier ses caractères spéciaux et pathognomoniques.

L'ulcération syphilitique est profonde ; elle a une forme parfaitement régulière et arrondie; ses bords de niveau avec les parties ambiantes, sont adhérents au pourtour de l'ulcération, ils sont tranchants, coupés à pic, et le fond de l'ulcération est uni, lisse et d'une couleur rouge cuivreuse.

L'ulcération scrofuleuse, au contraire, est irrégulière dans sa forme et dans ses contours ; ses bords sont décollés, détachés des parties environnantes ; ils sont amincis, déchiquetés et présentent une couleur rouge vineuse qui est un des attributs de la scrofule. Le fond de l'ulcération est inégal, mamelonné, et présente la même teinte vineuse que les bords.

L'ulcération herpétique, irrégulière dans ses contours, ne fait qu'effleurer la couche la plus superficielle du derme; elle manque absolument de profondeur. C'est à peine si elle forme une dépression de niveau avec les parties environnantes, restées saines. Ses bords ne sont pas décollés; ils sont amincis et biseautés, elle est si légère, si peu marquée, si peu profonde, qu'il faut souvent la regarder de très près pour constater son existence.

L'ulcération cancéreuse a des caractères tout à fait différents. Ses bords, formés par l'accumulation de tissus amorphes et néoplasiques, sont surélevés ; ils font une saillie considérable au-dessus des parties qui les entourent; ils sont durs, comme cartilagineux, et renversés en dehors en manière de bourrelets; ils sont irréguliers dans leurs contours et anfractueux. Ces anfractuosités sont la conséquence de leur destruction partielle et progressive, par l'ulcération, qui, s'élargissant incessamment, gagnant du terrain, envahissant toujours, et sans se limiter jamais les parties limitrophes, les creuse, les mine, les ronge, et les détruit sans cesse. Ce caractère de propagation ulcérative, a fait donner le nom d'ulcère rongeant à l'ulcère cancéreux. L'étendue de l'ulcère cancéreux s'accroît donc incessamment par la destruction ulcérative de ses bords, qui se trouvent incessamment reculés, par le fait de l'élargissement de l'ulcère. Mais avant d'être détruits par l'ulcération, ces bords commencent, de proche en proche, par être indurés, hypertrophiés et surélevés, par la transformation, ou dégénérescence, en masses cancéreuses, néoplasiques, des parties contiguës et avoisinantes. La surface des ulcères cancéreux est inégale, bosselée, parsemée de productions nouvelles hypertrophiques, anguleuses, d'un tissu dur, lardacé et inégalement creusé d'ulcérations, qui détruisent ces productions de mauvais aloi, à mesure qu'elles se forment. L'ulcère cancéreux est toujours profond, très apparent, de l'aspect hideux et repoussant, qui appartient aux ulcères de mauvaise nature; il résulte de l'existence simultanée de l'élément néoplasique et de l'élément ulcératif; le cancer dénature avant de détruire, et ses destructions n'atteignent que les organes, ou les tissus, qu'il a préalablement désorganisés, et remplacés par ses néoplasmes. Il s'écoule de toute la surface de ces ulcères, un liquide dont nous avons déjà parlé, un ichor infect, mélange de sang, de pus et de sérosité, d'une teinte brunâtre, diffluent, et d'une odeur si tranchée, et si fétide, que, n'appartenant qu'au cancer seulement, elle devient un de ses caractères pathognomoniques; on sent à distance le cancer, et sans avoir besoin de le voir, on peut le diagnostiquer, rien qu'à son odeur.

Les lésions cutanées du cancer ne présentent aucune

intermittence dans leur durée ; elles ont la fixité des lésions scrofuleuses ; elles sont trop graves, elles atteignent trop profondément la peau, pour qu'elles puissent disparaître temporairement. Elles sont essentiellement continues et progressives : leur première phase est l'hypertrophie et l'induration, et leur deuxième, l'ulcération. Elles sont quelquefois le siège de douleurs aiguës, lancinantes ; d'autres fois d'une sorte de chatouillement, de picotement, sans intensité, c'est plutôt une agacement qu'une douleur. Parfois aussi, elles sont tout à fait indolores. Compatibles avec la santé, dans leur première phase, elles cessent de l'être, quand elles sont devenues ulcéreuses : leur caractère de malignité se faisant sentir alors d'une manière plus tranchée, réagit sur l'ensemble de l'organime, c'est alors que se produisent les troubles fonctionnels, l'amaigrissement et la cachexie.

Les lésions cutanées de la scrofule et de la syphilis sont trop profondes, pour qu'en se cicatrisant, elles ne laissent pas de trace cicatricielle, et la manière d'être spéciale de leur cicatrice devient, pour l'une et pour l'autre, un cachet distinctif et pathognomonique. Les lésions de l'herpétis sont trop légères, trop superficielles pour qu'un tissu cicatriciel leur survive ; elles guérissent sans laisser après elles aucune cicatrice, aucune trace de leur passage.

Les lésions cutanées du cancer ne laissent pas non plus de cicatrice ; mais par une raison bien différente ; ces lésions ne se cicatrisent jamais. Elles ont un degré trop considérable de malignité, elles sont, par nature, trop ulcératives, trop rongeantes, pour fournir le moindre travail cicatriciel. Loin de se rétrécir, et de se cicatriser, l'ulcère cancéreux ne fait, au contraire, que s'étendre, que s'élargir, que se creuser davantage.

Ainsi donc, Messieurs, le caractère dominant des lésions cutanées du cancer, c'est la malignité; la malignité dans la lésion elle-même, qui est essentiellement désorganisatrice et destructrice de la peau, et la malignité pour l'état général, qui subit une perturbation de plus en plus profonde, par le fait même de l'existence d'une lésion, qui représente une diathèse implacable, et irrésistible dans son œuvre de désorganisation locale, et d'empoisonnement général. Quelles que soient ces lésions, que ce soit la simple verrue, la simple squame initiale du cancroïde, le plus rapide et le moins méchant, que ce soit le tubercule, le néoplasme hypertrophique induré et napiforme, ou la granulie du squirrhe, ou bien la végétation champignonneuse ou fongoïde du cancroïde, en voie d'évolution, et de l'encephaloïde, que ce soit enfin l'ulcération, l'aboutissant de toutes ces lésions, vous y trouverez toujours le caractère de la malignité, c'est-à-dire de la destruction.

Le cancer a donc des lésions spéciales et pathognomoniques, par lesquelles il nous manifeste sa présence sur la peau ; nous l'y trouvons, dans trois cas différents; tantôt il y est *secondairement* ; il y a été développé par un organe primitivement atteint, et qui a développé et comme infiltré tout autour de lui, dans la trame cutanée, le néoplasme dont il était lui-même pénétré. Tantôt au contraire c'est la peau qui est *primitivement* le siège du cancer, et qui le transmet ensuite et secondairement à d'autres organes. D'autres fois, enfin, le cancer, développé primitivement et uniquement dans la peau, y reste confiné ; il y parcourt toute son évolution, sans être transmis à aucun autre organe ; il avait pris naissance dans la peau, et il y reste exclusivement.

DOUZIÈME CONFÉRENCE

Caractères spéciaux et distinctifs des diverses formes du cancer de la peau.

MESSIEURS,

Nous avons vu, dans notre dernière conférence, quels sont, d'une manière générale, les caractères que présentent les lésions cutanées du cancer. Les transformations de la peau, sa dégénérescence en masses, en tumeurs néoplasiques dures et saillantes; les végétations en forme de champignons, dont se couvrent les parties malades, les tubercules, les granulations miliaires, qui se développent dans son épaisseur, toutes ces différentes lésions, formées de néoplasmes cancéreux, ne sont que le prélude, la préparation, et la première période de la lésion finale, qui est leur aboutissant à toutes, et leur terminaison nécessaire, *l'ulcération*. Quelles que soient les manifestations initiales de la diathèse cancéreuse, sur la peau, que ces manifestations primitives soient une simple squame, une simple verrue, comme dans le cancroïde ; des tubercules, des granulations blanches, des tumeurs volumineuses, et d'une dureté cartilagineuse comme dans le squirrhe, qu'elles soient des granulations noires, semblables à des grains de cassis, comme dans la mélanose ; ou des développements, des proliférations fongoïdes, comme dans l'encéphaloïde, n'importe, l'ulcération est leur terminaison à toutes ; elles y arrivent, toutes, tantôt rapidement, et presque de prime abord, comme dans la mélanose, et l'encéphaloïde, tantôt plus lentement, comme dans le squirrhe; quelquefois au bout d'un temps très long, et après un *statu quo* qui semblait devoir être indéfini, comme dans le cancroïde. Cette ulcération, elle a sa physionomie spéciale et pathognomonique ; nous vous l'avons décrite, les anciens l'appelaient *l'ulcère rongeant,* parce que les progrès de cet ulcère sont incessants ; parce qu'on ne peut arrêter ses accroissements, parce que, pour s'étendre, en largeur, comme en profondeur, il ronge toutes les parties qui semblaient devoir le limiter ; il dévore, il désorganise ses bords saillants durs et renversés qu'il recule, qu'il refoule, qu'il use, par un travail de destruction incessante et progressive. Il ne se cicatrise jamais, et de toutes ses parties, s'écoule un liquide ichoreux, sanieux, et d'une fétidité toute spéciale, qui suffit, à elle seule, pour dénoncer, même à distance, la nature cancéreuse. Tels sont, en quelques mots, les caractères pathognomoniques de l'ulcère cancéreux, et tel est aussi le résumé de notre dernière conférence. Nous y avons vu que le cancer se comporte de trois manières différentes sur la peau. Tantôt il y est d'emblée et primitivement ; c'est sur la peau qu'il a débuté ; il s'y est développé, et il y reste, sans atteindre aucun autre organe plus profond. Tantôt au contraire, il est transmis à la peau par un organe avec lequel la peau est en contact, il n'arrive donc à la peau, que *secondairement.* Dans un troisième cas le cancer a été primitivement cutané ; c'est sur la peau qu'il a fait son apparition dans l'économie ; il reste sur la peau, comme il reste sur tous les organes qu'il affecte ; mais tout en y restant fixé, entraîné par la puissance d'expansion, et de généralisation infectieuse qu'il possède, il se propage à d'autres organes voisins, ou éloignés, qu'il envahit secondairement.

Aujourd'hui, examinons, de plus près, les diverses lésions qui le représentent sur la peau, et voyons, dans chacune de ces lésions, quels sont les caractères qui les rattachent toutes à la diathèse cancéreuse.

Mycosis fongoïde, ou lymphadénie cutanée.

Devons-nous ranger, et compter parmi les différentes formes du cancer de la peau, cette affection bizarre dans ses allures, dans son évolution, et remarquable par l'excessive gravité de ses manifestations ? Etudié pour la première fois par Alibert, puis par MM. Bazin, Baudot, Guérard, Demange, Gillot et plus récemment par notre savant et regrettable collègue M. Hillairet, le mycosis fongoïde est-il un cancer ? — Non, répond M. Ranvier, car le microscope n'y découvre aucun des éléments du cancer ; il n'y voit que du tissu adénoïde, ne différant pas des tissus de la leucocythémie, et de l'adénie. L'observation clinique, de son côté constate, dans l'évolution du mycosis fongoïde, des phénomènes absolument opposés à ceux qui caractérisent l'évolution du cancer. Le cancer, quelle que soit sa forme (cancroïde, squirrhe, encéphaloïde, mélanose), est toujours continu dans sa durée, et fixe dans son siège. Une fois établi dans un organe, ou dans une région, il y reste; il peu s'étendre, se généraliser, apparaître dans des régions éloignées, superficielles, ou profondes, mais il ne quitte pas son premier siège. Cette double fixité de siège, et de durée, le rapproche de la scrofule, mais elle différencie ses lésions, des lésions de la syphilis et de l'herpétis, qui sont essentiellement nomades et intermittentes.

Or, dans le cours de sa longue évolution, le mycosis fongoïde présente les plus singulières intermittences. Sans cause appréciable, sans accidents extérieurs, et sans troubles intérieurs, les lésions qui le caractérisent disparaissent; et cette disparition s'opère plusieurs fois, à plusieurs reprises, à intervalles plus ou moins éloignés. Cette disparition comprend les lésions les plus graves, des tumeurs du volume d'une pomme d'api, des ulcérations larges et profondes : cette disparition brusque et spontanée est quelquefois partielle, elle ne s'opère que dans une région, mais quelquefois aussi elle est générale, elle comprend les lésions qui recouvraient le corps entier, en sorte que la peau redevient, en très peu de temps, saine; et, autre phénomène bien digne de remarque, aucun accident de répercussion, de métastase ne se produit nulle part, à la suite de cette rétrocession si rapide et si importante. Il y a là, dans ce mode d'évolution du mycosis fongoïde, un caractère tout opposé à celui du carcinome. L'histologie et l'observation clinique semblent donc, chacune, de leur côté, exclure le mycosis fongoïde de la famille des cancers.

Et cependant, comment voir une simple adénie, dans une affection dont la malignité est si bien accusée, dans une affection essentiellement diathésique, qui a une tendance invincible à la généralisation, qui couvre la peau de tumeurs, dont la désorganisation spontanée et constante, amène des ulcères sanieux, fétides, à bords indurés, dans une affection, enfin, dont la mort est la terminaison fatale et inévitable? N'y a-t-il pas là un ensemble de caractères qui rappellent ceux du cancer? Et quand même le microscope n'y découvrirait qu'un tissu adénoïde, et quand même aussi l'observation clinique y trouverait des intermittences de durée, des rétrocessions de ganglions engorgés et de tumeurs cutanées, au point que le malade peut se considérer comme guéri, sa peau étant redevenue saine jusqu'à ce qu'une nouvelle poussée y reproduise les mêmes lésions, une appréciation logique de cette affection, de ses caractères de généralisation, de malignité, d'ulcération, d'incurabilité, ne doit-elle pas nous la faire considérer comme étant de nature cancéreuse, comme étant une forme à part, anomale, singulière et bizarre du cancer de la peau? C'est à ce titre que nous vous en parlons ici.

L'évolution, toujours longue, du mycosis fongoïde, compte trois périodes. La première est une période maculeuse; ce sont de simples taches érythémateuses, congestives. prurigineuses, généralisées, et compliquées de l'engorgement des ganglions; ces taches sont intermittentes, elles disparaissent d'elles-mêmes, pour reparaître, après un intervalle plus ou moins long.

La deuxième période est caractérisée par une altération plus grave de la peau ; elle s'épaissit en surfaces hypertrophiées, en plaques analogues aux plaques du psoriasis : ces plaques se recouvrent de papules de lichen ; l'engorgement ganglionnaire se prononce davantage.

La troisième période, qui ne commence guère que deux ou trois ans après le début des premiers accidents, est signalée par le développement de tumeurs de grosseur variable, sur la surface des plaques hypertrophiques. Ces tumeurs, que l'on a pu comparer à des tomates, augmentent encore l'engorgement des ganglions ; elles sont molles, fongueuses, et disparaissent aussi, toutes, ou quelques-unes d'entre elles seulement, ainsi que l'engorgement ganglionnaire, pour reparaître avec cet engorgement, après un intervalle, dont la durée est variable. Elles finissent par s'ouvrir, et se transformer en autant d'ulcères sanieux, fétides, repoussants, fongoïdes, ayant tous les caractères des ulcères cancéreux. Alors la santé du malade s'altère ; il tombe dans le marasme, maigrit, perd ses forces, et meurt dans la cachexie.

Tel est le mycosis fongoïde : s'il n'a pas tous les caractères du carcinome, il en a, du moins, un assez grand nombre, pour que nous puissions, je vous le répète, le considérer comme appartenant au cancer, et comme en étant une forme, rare, insolite, mais cependant réelle.

Mélanose.

Voici une autre forme, rare aussi du cancer de la

peau ; ici ce sont de petits grains du volume, et de la couleur des grains du cassis qui s'infiltrent dans l'épaisseur du derme, et amènent promptement l'engorgement des ganglions voisins. Bientôt ces petits grains grossissent, deviennent confluents, forment une tumeur volumineuse, qui s'ulcère et fournit, en manière de suppuration, une substance à demi liquide, gélatineuse, fétide, analogue à la pulpe du cassis. La propagation de tumeurs semblables se fait rapidement, dans toute la région affectée ; cette propagation, qui, dans le mycosis fongoïde, restait superficielle, et s'opérait en surface, se produit ici surtout en profondeur, et gagne les muscles, les os, et les organes viscéraux, qui ne tardent pas à être criblés, et comme infiltrés de tumeurs noirâtres semblables à celle de la peau. La mort du malade est la règle invariable. Cette forme de cancer a une telle tendance à se généraliser, que son ablation chirurgicale, même à son début, et à la première apparition d'une tumeur mélanique, est constamment suivie de récidives, soit superficielles soit profondes. Les sièges d'élection de la mélanose, plus fréquente chez la femme que chez l'homme, sont les plis inguinaux, la vulve et la face ; la mort en est la terminaison rapide et constante. Les éléments du cancer, niés histologiquement par M. Cornil, y ont été constatés par d'autres micrographes, de sorte que, si l'on peut conserver quelques doutes sur la nature cancéreuse du mycosis fongoïde, on n'en peut avoir aucun relativement à la mélanose, qu'Alibert désignait sous les noms de *carcine pigmentaire*, et de *carcine mélanée*.

Squirrhe.

Après vous avoir fait connaître le mycosis fongoïde, et la mélanose, deux affections cutanées, qui, par leur malignité, par leur puissance désorganisatrice et destructive, appartiennent au cancer, sans en avoir cependant toutes les allures et tous les caractères ; après vous avoir montré ces deux affections si redoutables, ces pseudo-cancers, dont la terminaison est toujours fatale, et qui détruisent la peau, en même temps que par leur propagation de voisinage, ou d'infection constitutionnelle, elles détruisent la vie, abordons maintenant le vrai cancer de la peau, celui qui nous présentera tous les caractères du cancer, caractères cliniques, durée continue, malignité, gravité progressive, généralisation, soit par voisinage, soit par puissance infectieuse des lésions ; tendance de ces lésions à la récidivité, après leur ablation, cachexie et perte de la santé générale, précédant la mort, terme ultime et constant de la diathèse. Le cancer de la peau, ou carcinome, existe sous deux formes différentes ; l'une plus fréquente c'est le squirrhe ; l'autre plus rare, c'est l'encéphaloïde.

Le squirrhe de la peau est tantôt primitif, et tantôt secondaire. Primitif, il se développe en premier lieu, dans l'épaisseur de la peau ; secondaire, il n'y apparaît que consécutivement à son existence préalable dans un organe qui le transmet à la peau par voisinage. Le squirrhe de la peau est beaucoup plus commun chez la femme que chez l'homme ; les trois cas que nous avons observés, existaient, tous les trois, chez des femmes.

Le squirrhe de la peau affecte trois formes différentes, et il nous a été donné d'observer chacune de ces trois formes. Dans la première forme, c'est une tumeur, dure, du volume d'un œuf, ou même du poing, qui se développe dans l'épaisseur de la peau. Il en était ainsi chez la malade de la maison municipale de santé, dite maison Dubois, dont nous avons rapporté l'observation dans notre dernière conférence. Cette masse est constituée par un tissu néoplasique, très dense, très compact, blanc, napiforme, criant sous le scalpel, et dans lequel le microscope découvre et constate tous les éléments histologiques du cancer. Cette tumeur, au bout d'un temps variable, amincit la couche cutanée qui la recouvre, elle lui donne une teinte d'un rouge violacé, la teinte de l'érythème paratrime, prélude de l'ulcération ; elle se transforme en effet, en une ulcération, ayant tous les caractères, toutes les complications, et toutes les conséquences de l'ulcère cancéreux.

La deuxième forme du carcinome squirrheux, ou squirrhe de la peau, c'est la forme tuberculeuse ; nous vous en présentons un remarquable spécimen, moulé sur une de nos malades de la salle Henri IV. Dans cette forme, que je place sous vos yeux, la peau devient le siége, ainsi que vous pouvez le constater, d'un nombre très considérable, de plusieurs centaines de petites tumeurs tuberculeuses, que vous voyez ici, à des degrés différents d'avancement et d'évolution. Les unes forment dans l'épaisseur de la peau des reliefs, des nodosités, de la grosseur d'une lentille, d'un petit pois, ou d'un haricot. Au niveau de chacun de ces reliefs, dont l'ensemble donne à la peau un remarquable, et très apparent aspect mamelonné, la peau est amincie, rouge, érythémateuse, annonce de son ulcération prochaine. Les autres tubercules, que je vous montre ici, plus avancés, ont détruit la peau, et ils forment au-dessus de sa surface ulcérée, des petites tumeurs pyramidales, et arrondies, qui s'élèveraient beaucoup plus haut, acquéreraient un volume beaucoup plus considérable, si elles ne portaient pas en elles un principe de destruction, en vertu duquel, elles se désorganisent, elles se creusent d'ulcérations, à mesure qu'elles se développent. Ces tubercules sont formés des mêmes éléments néoplasiques que l'on retrouve dans tous les carcinomes.

La troisième forme du squirrhe de la peau est la forme granuleuse, ou miliaire. Nous en avons observé un cas, il y a deux ans, chez une femme couchée, au n° 41, de la salle Henri IV; cette femme avait, sur toute l'étendue du dos, et de la poitrine, sur les seins, et en dehors des seins, et sur toute la peau de la région abdominale, une véritable infiltration de granulations squirrheuses. Il y avait, ainsi incorporés dans la trame dermique, des milliers, un véritable semis de petits grains squirrheux; ils étaient du volume de grains de millet; la peau en était farcie; il en résultait une tension, un épaississement, et un état congestif, violacé, érythémateux de la peau, érythème paratrime, de mauvaise nature, précurseur et compagnon de la désorganisation et de l'ulcération. Et, en effet, on trouvait, correspondant à un très grand nombre de granulations, une multitude de petites ulcérations suintantes, et ichoreuses. Tous les ganglions de voisinage étaient engorgés. La santé générale était très mauvaise ; on pouvait constater, sur l'état général, le retentissement grave et perturbateur de lésions cutanées diathésiques et malignes. La malade tomba dans le marasme, la consomption, la fièvre hectique, et s'éteignit dans la cachexie la plus prononcée.

Telles sont les trois formes sous lesquelles se présente le squirrhe de la peau. Que le carcinome y soit primitif, ou secondaire, c'est-à-dire qu'il se soit développé consécutivement au carcinome d'un autre organe, sa marche, ses effets locaux et généraux, et sa terminaison sont les mêmes. Ce sont toujours des engorgements ganglionnaires, des accumulations, des indurations néoplasiques, des dégénérescences de tissus, des ulcérations fétides, la dégradation des forces, et finalement, la mort.

Dans le cours de son évolution sur la peau, le cancer peut y rester, s'y étendre, s'y propager, en envahir une étendue plus considérable, se contenter d'atteindre les ganglions correspondants, mais ne pas aller plus loin, et consommer la perte du malade, sans s'être propagé, soit par voie de voisinage, soit par sa puissance infectieuse, au delà de la peau et des ganglions. C'est ainsi que les choses se sont passées chez notre malade du n° 41 de la salle Henri IV. D'autres fois, le squirrhe développé primitivement dans la peau, se propage, se généralise, et, soit par contiguïté et continuité de tissu, soit par sa puissance infectieuse, il envahit des organes plus profonds, comme le péritoine et les plèvres ; le fait que nous avons observé, à la maison de santé, nous offre un exemple de cette généralisation profonde et viscérale.

Encéphaloïde.

Le carcinome cutané revêt plus rarement la forme de l'encéphaloïde : les cas de cancer encéphaloïde de la peau sont très rares. Ils sont caractérisés par le développement, dans l'épaisseur, et à la surface de la peau, d'une tumeur de volume variable, ou de plusieurs tumeurs, composées d'une substance molle, fongoïde analogue à la substance cérébrale, s'ulcérant avec une très grande rapidité, produisant des ulcères ayant un caractère plus malin, plus rongeur encore que les ulcères squirrheux, se propageant plus largement à des organes voisins ou éloignés, et amenant, plus vite encore que le squirrhe, l'émaciation, la fièvre hectique et la mort.

Cancroïde, épithélioma, ou tumeur épithéliale.

La diathèse cancéreuse, quand elle se manifeste sur la peau, est éminemment protéique. Nous l'avons vue, dans le mycosis fongoïde, prendre les allures de l'intermittence, n'avoir pas la constitution histologique du cancer, et cependant, ulcérer, désorganiser, détruire comme le cancer, résister à tous les traitements, et ne se terminer qu'à une mort toujours inévitable. Dans la mélanose, nous l'avons vue, avec un degré de malignité plus considérable, et un degré d'infection, et de généralisation plus rapide, arriver plus vite au dénouement fatal. Dans le carcinome, représenté par le squirrhe et l'encéphaloïde, nous avons vu le cancer complet, avec ses éléments néoplasiques caractéristiques, et son évolution fatale, aboutissant à l'ulcération locale, à l'empoisonnement général, et à la mort, à courte échéance.

Avec le cancroïde, nous allons voir un cancer, d'une physionomie toute différente, si différente que Ledran, en 1757, Richter, en 1786, et Mayor, en 1846, soutiennent que le cancroïde n'est point un cancer. Mais, Michon, en 1848, dans une remarquable thèse de concours pour le professorat, et après lui, Velpeau, Cloquet, Nélaton protestent contre cette doctrine ; ils professent que le cancroïde est véritablement un cancer, mais un cancer mitigé, ayant une malignité moindre que le carcinome, mais étant de la même nature. Les histologistes, parmi et à la tête desquels nous devons citer Lebert, confirment cette opinion, en démontrant que le cancroïde renferme tous les éléments néoplasiques du cancer, mais avec des caractères moins tranchés, moins absolus que le carcinome, et avec une atténuation, qui correspond à l'atténuation des symptômes cliniques que présente le cancroïde.

Nous considérerons donc le cancroïde, ou tumeur épithéliale, ainsi que l'appelait Lebert, comme étant vraiment un cancer. Seulement nous y verrons un cancer différent de lui-même, ayant tantôt tous les caractères de malignité qui distinguent le cancer, et tantôt, au contraire, se présentant avec une sorte de bénignité, qui n'appartient pas habituellement au cancer ; aussi nous dirons que le cancroïde a deux formes, une forme légère ou bénigne, et une forme grave ou maligne.

Si le mycosis fongoïde, la mélanose et l'encéphaloïde ne se rencontrent que rarement; si leurs dégénérescences néoplasiques et ulcéreuses sont les plus rares de toutes celles que produit le cancer, le cancroïde est au contraire, la forme la plus fréquente, sous laquelle nous constatons sa présence. Le cancroïde, outre sa fréquence sur la peau, et sur les muqueuses qui entourent les ouvertures naturelles, est encore le cancer le plus habituel de l'utérus, de la langue, de l'isthme du gosier, de la vulve, du vagin; mais nous ne l'examinerons pas sur ces organes, nous ne l'étudierons que dans ses sièges le plus superficiels, et les plus communs, c'est-à-dire sur la peau, et sur les lèvres; rappelons-nous, en effet, que nous n'avons à nous occuper, que de lésions cutanées seulement.

Le cancroïde se développe partout, sur toute la superficie du corps; sur le tronc et sur les membres. Nous en avons vu, et opéré un, sur la face dorsale de la main; mais son siège d'élection c'est la face; et sur la face, il se place encore de préférence, sur la lèvre inférieure, sur la paupière inférieure, sur la région malaire, sur le nez; très rarement il affecte la paupière supérieure et la lèvre supérieure. D'une nature cancéreuse, bien que mitigée, en vertu, et par le fait de cette nature, il est toujours grave, même dans sa forme la plus torpide, lorsque la malignité de sa nature semble en quelque sorte endormie; car cette malignité peut se réveiller, et se réveille, en effet, au moment où on s'y attend le moins. Mais s'il est toujours grave par lui-même, sa gravité est encore en rapport avec les sièges qu'il occupe, avec les troubles fonctionnels qu'il peut produire, avec les difformités qui sont la conséquence de ses différents sièges, et avec les difficultés qui en résultent, pour en débarrasser le malade, par une opération chirurgicale.

Ainsi, quand il se place sur la paupière inférieure, il compromet l'existence de l'œil; par la destruction de la paupière, par l'oblitération et la désorganisation des voies lacrymales ; quand il se développe sur la lèvre inférieure, il apporte une gêne considérable à la phonation, à la préhension des aliments, à la mastication ; il a pour conséquence l'écoulement incessant et involontaire de la salive, par suite de la gêne qu'il apporte au mouvement de la lèvre, et par suite de sa destruction plus ou moins complète. Il est moins grave, par conséquent, lorsqu'il se trouve loin d'un organe important, et sur une surface plane, où ses ravages ne peuvent troubler aucune fonction, où il est facile de l'enlever.

Le cancroïde, nous le disions tout à l'heure, considéré, en dehors, et toute abstraction faite de son siège, a tantôt une forme légère ou bénigne, et tantôt une forme grave ou maligne.

Dans sa forme légère, il a deux périodes ; la première est la période boutonneuse ou squameuse, la deuxième est la période ulcéreuse.

Dans sa première période, rien, en apparence, n'est moins grave ; c'est une simple petite verrue, ou une simple squame, qui n'est le siège d'aucune douleur, et qui n'exerce aucune réaction générale. Les malades ne s'en effraient nullement ; ils considèrent même, quelquefois, cette production, en apparence de la plus complète innocence, comme une de ces taches, comme une de ces petites lésions sans importance, désignées sous le nom de *nævus*, ou de *grain de beauté*.

Sous cette apparence si bénigne et si trompeuse, vous reconnaîtrez le cancroïde : 1° à ce qu'il n'est point congénital ; 2° à sa durée, longue, et datant quelquefois de plusieurs années ; 3° à sa persistance à se reproduire, quand il a été enlevé par le grattage, ou par tout autre moyen. Ainsi la verrue, la squame détachées par un frottement quelconque, se reproduiront constamment ; les choses pourront durer ainsi pendant plusieurs années ; 4° le siège habituel des verrues n'est pas sur la face, mais sur les mains, sur leur partie dorsale en particulier ; 5° les verrues, ou papillomes ne s'ulcèrent pas ; ils se détachent et disparaissent d'eux-mêmes ; or le bouton cancroïdien qui simule une verrue, ou la squame, qui depuis longtemps recouvrait la même surface indurée, finit par se transformer en ulcération, ou par démasquer une ulcération sous-jacente. Alors il n'y a plus de doute ; car le caractère essentiel et principal du cancer, c'est-à-dire l'ulcération, se manifeste.

Dans sa deuxième période, ou période ulcéreuse, vous reconnaîtrez plus facilement le cancroïde au caractère même de l'ulcération. Cette ulcération est arrondie, à bords surélevés, saillants, indurés, renversés en dehors. Elle peut persister pendant un temps indéfini, sans s'agrandir beaucoup, sans occasionner de troubles locaux ou généraux bien appréciables. L'engorgement des ganglions correspondants, qui s'était manifesté, mais très légèrement, dès la première période, devient plus considérable à la seconde. L'ulcération, elle aussi, s'élargit, se creuse davantage, et finit par prendre un caractère de malignité qu'elle n'avait pas eu jusque-là.

Dans sa forme grave, ou maligne, le cancroïde reprend toute la physionomie du cancer : rapidité d'évolution, désorganisation, ulcérations vastes et profondes des parties affectées, engorgement des ganglions limitrophes, suppuration sanieuse et fétide, état général mauvais, cachexie et mort. Nous retrouvons là tout ce qui caractérise la malignité, tant au point de vue de la lésion elle-même, de ses ravages locaux, que relativement à ses retentissements fâcheux sur l'ensemble de l'économie. Et cependant, histologiquement, les caractères anatomiques sont les mêmes que ceux de la forme bénigne : ce sont toujours les éléments de formation nouvelle néoplasiques du cancer ; seulement ces éléments sont moins tranchés, moins exclusivement néoplasiques que dans le carcinome.

La forme maligne du cancroïde a deux variétés, la variété *végétante*, et la variété *ulcéreuse*.

Dans l'une et l'autre de ces formes, la première période ou période boutonneuse est de courte durée ; la verrue crancroïdienne s'accroît rapidement; elle est le siège de picotements, d'élancements très prononcés ; l'engorgement ganglionnaire ne tarde pas à se produire, et bientôt le bouton verruqueux, ou squameux ne tarde pas à devenir ulcéreux. La malignité de la lésion s'accuse par une marche de désorganisation rapide. L'ulcère, une fois formé, au lieu de rester, comme dans la forme bénigne, sans largeur, sans profondeur, sans extension, et dans une sorte de *statu quo* permanent, avec lequel l'économie puisse assez facilement s'accommoder, l'ulcère prend tout de suite les caractères de la plus redoutable malignité, et c'est ici que se prononcent les deux modes différents, ou les deux variétés, par lesquels se révèle sa malignité.

Dans la variété *végétante*, toute la surface ulcéreuse se couvre de proliférations saillantes, fongoïdes, dont l'ensemble, circonscrit entre les bords protubérants et indurés de l'ulcère, ressemble au chapeau d'un champignon. Ces végétations en arrivent à former un relief champignonneux considérable; mais leur nature maligne fait qu'elles portent, en elles-mêmes, le principe de leur destruction ; elles s'ulcèrent à mesure qu'elles se développent, de sorte qu'elles ne forment bientôt plus qu'une masse putrilagineuse et suintante, et qu'un magma de productions fongueuses et d'ulcérations partielles, développé sur la surface d'une vaste ulcération primitive.

Dans sa variété *ulcéreuse*, le cancroïde, manifeste sa malignité, non plus en produisant ces tumeurs champignonneuses de mauvaise nature, qui forment des reliefs, des saillies, quelquefois si considérables, et toujours d'un aspect si repoussant ; mais, en vertu de son génie essentiellement destructeur, il pénètre profondément dans les parties molles, il ulcère, désorganise les muscles, les aponévroses, et arrive jusqu'aux os; ou bien il étend ses ravages en surface et en superficie. Il transforme toute une région, en un vaste ulcère sanieux, infect, et à bords inégaux, durs et mamelonnés. C'est ainsi que l'on voit toute la figure devenue monstrueuse et un objet hideux d'horreur ; le nez et ses cartilages détruits; les commissures buccales détruites aussi, ainsi que la lèvre inférieure, la branche horizontale du maxillaire inférieur et les dents, mises à nu, la salive s'écoulant continuellement ; la préhension, la mastication des aliments, la phonation devenues impossibles. Le malade ne tarde pas à tomber dans la cachexie, et à mourir, dans la fièvre hectique et la consomption.

Heureusement ces cas si graves sont les plus rares. Le plus souvent le cancroïde se présente avec sa forme bénigne, telle que nous l'avons décrite, et compatible, pendant de longues années, avec la santé et les habitudes de la vie sociale.

Tels sont, messieurs, rapidement esquissés, les principaux caractères des lésions cutanées de la diathèse cancéreuse. Vous y trouvez toujours la malignité, lente ou rapide dans ses effets destructeurs. Et tout ce qui a rapport à ces lésions, considérées en elles-mêmes, dans leurs effets locaux et dans leurs conséquences générales, peut se résumer dans ces quelques mots : dégénérescence, transformation des parties molles, en tissus néoplasiques, ou de formation nouvelle; ulcération de ces néoplasmes, de ces tissus de mauvaise nature; tendance à leur extension limitrophe et progressive, à leur repullulation, quand ils ont été enlevés chirurgicalement, et à leur généralisation infectieuse dans l'économie; altération infectieuse de la santé du malade, dégradation des forces, cachexie et mort.

TREIZIÈME CONFÉRENCE

S'il existe une diathèse arthritique, ou mieux congestive, cette diathèse n'est pas représentée sur la peau par des lésions spéciales et pathognomoniques ; il n'y a donc pas d'arthritides.

MESSIEURS.

Nous avons étudié dans leurs manifestations cutanées, quatre grandes maladies : la syphilis, la scrofule, l'herpétis, le cancer. Ces quatre maladies, que l'on a appelées des *diathèses,* sont constitutionnelles, générales, c'est-à-dire qu'elles imprègnent notre constitution toute entière ; elles l'affectent chacune par une altération particulière qui la pénètre profondément, et en fait une constitution morbide et viciée. Ces quatre diathèses révèlent et démontrent leur existence, comme individualités morbides, par un ensemble de troubles, de désordres fonctionnels et de lésions organiques, toujours les mêmes, parfaitement définis, parfaitement tranchés, et dont les caractères spéciaux, faciles à distinguer, deviennent les signes, les symptômes et comme l'empreinte et le cachet pathognomoniques de chacune d'elles. Nous avons vu que chacune de ces quatre diathèses se manifeste sur la peau par des lésions, ou affections qui, n'appartenant qu'à elles seules, nous ont permis de les reconnaître et de leur donner à chacune leur nom, en établissant leur diagnostic de la manière la plus sûre. Ces diverses lésions, nous les avons classées par catégories très naturelles, parce que toutes celles qui font partie d'une même catégorie se ressemblent, possèdent des traits communs, et des airs de famille qui les rapprochent, en même temps que des dissemblances qui les séparent nettement des autres catégories, en d'autres termes, des autres groupes diathésiques. C'est ainsi que nous avons étudié isolément et d'une manière comparative, les dermatoses syphilitiques, scrofuleuses, herpétiques et cancéreuses.

Or les lésions cutanées qui représentent chacune de ces quatre diathèses, sont-elles les seules lésions diathésiques que nous rencontrions dans la dermatologie ? N'y trouvons-nous pas encore les *arthritides*, manisfestations extérieures de la diathèse arthritique ? Cette diathèse, vous le savez, a été établie et décrite par M. Bazin. Elle résulte à la fois d'une certaine organisation anatomo-physiologique, répondant à ce que l'on appelle vulgairement le tempérament bilio-sanguin, et de la présence, dans ce tempérament de la goutte ou du rhumatisme. Lorsque la goutte ou le rhumatisme, indistinctement, existe avec ce tempérament, alors la diathèse arthritique est constituée, et les affections cutanées qui se développent sont les signes extérieurs de cette diathèse, ce sont les arthritides. Elles se reconnaissent, d'après M. Bazin, à certains caractères spéciaux qui les distinguent des autres dermatoses.

Tel est le principe de l'arthritis et des arthritides, tel que l'a posé dogmatiquement M. Bazin. Nous avons consteste ce double principe, à la suite de notre maître M. Hardy, qui ne l'admet pas ; et, dans le deuxième volume de nos *leçons cliniques*, nous nous sommes efforcé d'en faire voir les contradictions, les inconséquences et le peu de solidité. Nous ne reprendrons pas aujourd'hui la même question, pour la traiter au même point de vue, et pour reproduire, contre les arthritides, spécialement, une argumentation à laquelle il nous semble difficile de répondre. Qu'il nous suffise de dire que nous nous sommes énergiquement inscrit en faux et contre l'arthritis et contre les arthritides, telles que les comprenait M. Bazin.

Cependant, messieurs, un homme de la valeur de M. Bazin n'a pas pu se tromper du tout au tout. Il a bien pu, entraîné par un esprit éminemment philosophique et généralisateur, s'abandonner à des vues spéculatives, à des déductions forcées et par trop systématiques. Mais il est impossible que son œuvre si considérable ne soit composée que d'erreurs. Dans cette œuvre, il y a des erreurs, sans doute, mais il y a aussi des vérités, et c'est là ce que nous allons tâcher d'établir. Cherchons donc la vérité, efforçons-nous de la découvrir, de la démêler au milieu de tout ce qui n'est pas elle, de tout ce qui ne peut que la masquer et l'obscurcir.

Il existe une constitution morbide qui résulte de la prédominance du système nerveux. Lorsque l'élément sanguin se trouve en infériorité, relativement à l'élément nerveux, quand il y a un de ces états désignés sous les noms d'anémie, d'hydro-hémie, de chloro-anémie, l'équilibre n'existe plus dans l'économie; des troubles fonctionnels et sensoriaux se produisent : le système sanguin n'étant plus assez fort pour faire un contrepoids au système nerveux, pour le maintenir dans le juste milieu de son état physiologique, pour le refréner et le brider dans l'exercice de ses fonctions, suivant l'expression des anciens, *sanguis frænat nervos,* une pondération équitable et nécessaire n'existant plus entre ces deux systèmes, alors le désordre s'établit ; le système nerveux n'étant plus réglementé, maintenu et dirigé dans son fonctionnement physiologique, dévie et se laisse entraîner à tous les écarts. Tantôt ce sont des exagérations dans sa puissance d'action, et dans sa participation à l'exercice des grandes fonctions, et alors vous voyez se produire ces perturbations souvent si graves, ces contractures, ces spasmes, ces excitations d'organes déréglés et comme en délire ; ces accès d'asthme spasmodique, ces appétits désordonnés, désignés sous le nom de boulimie, ces mouvements du cœur désordonnés aussi, modifiés dans leur timbre, violents et asystoliques, qui ne répondent à aucune lésion organique. Tantôt au contraire ce sont des atonies, des inerties organiques ou fonctionnelles, par suspension momentanée, ou insuffisance d'action ; ainsi s'expliquent ces syncopes, ces dérangements dans les fonctions digestives et intestinales, ces tympanites, ces pneumatoses, ces anorexies, ces constipations si fréquentes et si opiniâtres ; ces troubles sensoriaux de la vue, de l'ouïe, de l'odorat ; ces suppressions de la sensibilité, ces analgésies, ces anesthésies si bizarres. D'autres fois, au contraire, ce sont des actions exagérées, une puissance excessive et mal dirigée, et des effets d'une irrésistible intensité : c'est alors que nous assistons à toutes ces scènes de désordre, à ces excitations, à ces pleurs sans motifs, à toutes ces violences, à tous ces excès hystériformes, à la nymphomanie, à la diurèse, à tous les désordres de fonctions et d'organes qui ne sont plus gouvernés, à toutes les hypéresthésies, à toutes les douleurs crampoïdes et névralgiques, affectant un si grand nombre d'organes et de formes.

Voilà quelques-uns des attributs, des effets et des phénomènes qui caractérisent le tempérament nerveux, que nous pouvons bien appeler le nervosisme, ou la diathèse nerveuse; cette diathèse peut se résumer en ces deux mots : appauvrissement du sang, perturbations nerveuses.

A côté, et en regard de cette diathèse, nous en avons une autre tout opposée. Celle-là au contraire est caractérisée par la prédominance du système sanguin; le pouls est plein, et vibrant; le sang trop abondant pèche encore par excès de plasticité, de globules rouges et d'éléments fibrineux; les masses musculaires et adipeuses sont démesurément développées; tous les organes sont dans un état habituel de congestion sanguine d'hyperhémie; les capillaires dans un état de réplétion excessive et permanente, se dessinent en varicosités sous forme d'arborisations. Dans la diathèse nerveuse nous avions une prédominance de la vie sensitive, et de l'intensité de toutes les sensations; dans cette diathèse au contraire, la vie sensitive, les sensations sont moins développées; elles sont obtuses, comme engourdies et comprimées par l'excès des principes sanguins fibrineux et azotés. C'est la vie animale matérielle et végétative qui domine ; l'appétit est très développé, la digestion se fait régulièrement, malgré la quantité considérable des substances solides et liquides ingérées; les secrétions sudorale et sébacée sont abondantes, le sommeil est irrésistible, long et profond, la tête lourde, la face vultueuse, les yeux injectés. Tout est disposé et comme préparé pour la congestion active, et pour l'inflammation: c'est le tempérament de l'enfance avec toutes ses tendances phlegmasiques qui se continue dans l'adolescence, et dans l'âge mûr, et quelquefois jusque dans la vieillesse.

Aussi, avec cette constitution, nous trouvons tous les accidents de la congestion et de l'inflammation, les phlegmasies des séreuses, des muqueuses, de la peau, des parenchymes; nous trouvons des agglomérations, des dépôts de matières animales, azotées, sécrétées en excès; comme la gravelle, la lithiase du rein, les urines jumenteuses et chargées de sels, les déformations, les tophus, les épaississements articulaires. Nous trouvons toutes les tendances aux phlegmasies cérébrales, pulmonaires, hépathiques, articulaires, à la goutte, au rhumatisme. Cette diathèse n'est pas seulement celle de la goutte et du rhumatisme, deux maladies essentiellement différentes, et que M. Bazin avait le tort de considérer comme une seule et même maladie, mais elle est encore la diathèse de toutes les congestions, de toutes les inflammations aiguës et chroniques, de toutes les localisations par excès de principes vitaux; c'est la diathèse du trop plein et de la pléthore sanguine, comme l'autre était la diathèse de la pléthore nerveuse. Cette diathèse, M. Bazin l'appelait l'arthritis, ou diathèse arthritique. Nous n'aimons pas cette dénomination; elle est d'un sens trop spécial, trop restreint, et ne visant que la goutte et le rhumatisme; elle ne donne donc qu'une idée fausse et incomplète de cette diathèse. Nous préférons la dénomination de diathèse *congestive,* qui lui a été donnée par M. Bouchard, par M. Sénac, et dont le sens beaucoup plus large, et beaucoup plus vrai par conséquent, donne une idée plus juste de ce qu'est en réalité cette diathèse.

M. Bazin a donc été dans le vrai, quand il a vu, reconnu et décrit l'existence de la diathèse qu'il a appelée *arthritis;* il a su voir une vérité, une réalité; il faut lui rendre à cet égard, l'hommage qu'il mérite. Mais il s'est égaré, il est tombé dans les écarts de la chimère et de l'erreur, lorsqu'il a voulu et prétendu démontrer l'existence de l'arthritis par des éruptions, ou lésions cutanées qu'il a appelées des *arthritides.*

Si le principe et la théorie de la diathèse arthritique, ou mieux congestive représente une vérité que nous n'avons pas toujours reconnue, et à laquelle nous rendons hommage aujourd'hui, il n'en est pas de même du principe et de la théorie des arthritides que nous ne pouvons pas accepter, et que nous combattons aujourd'hui comme autrefois. Nos raisons, pour ne point admettre la théorie des *arthritides*, nous les avons exposées et détaillées dans le deuxième volume de nos *leçons cliniques*, nous ne les répéterons pas ici, nous y renvoyons le lecteur; et comme nous, il reconnaîtra que cette théorie ne peut pas se soutenir, et qu'elle est pleine de contradictions et d'erreurs. Nous ne répéterons donc pas ici l'examen critique que nous avons fait ailleurs des caractères attribués par M. Bazin à ses prétendues arthritides; nous examinerons cette question à un autre point de vue.

Etablissons tout de suite, et comme un fait certain que la diathèse congestive ou arthritique, pas plus que la diathèse névrosique n'a de lésions cutanées à elle, et qui lui soient propres. Ni l'une ni l'autre de ces diathèses ne se démontrent sur la peau, par des lésions pathognomoniques.

Pour qu'une affection cutanée soit pathognomonique d'une diathèse, il faut que cette lésion n'existe jamais, en l'absence et en dehors de cette diathèse; si elle existe en dehors de cette diathèse, elle perd par cela même toute valeur pathognomonique. Ainsi, par exemple, vous ne trouverez jamais un tubercule muqueux en dehors de la syphilis; et toutes les fois que vous en verrez un quelque part, vous pourrez par cela même, affirmer que la syphilis est là, que le terrain est syphilitique, parce que la lésion a un caractère exclusivement syphilitique, n'appartenant qu'à la syphilis, et que vous ne trouverez dans aucune autre lésion.

Or, ces conditions n'existent pas pour les arthritides de M. Bazin. Les lésions cutanées qu'il a dénommées arthritides, nepossèdent pas de caractères exclusifs et n'appartenant qu'à elles seules; d'autre part, vous les rencontrez sur un terrain qui n'est pas celui de l'arthritis, sur une constitution qui n'a aucun des caractères assignés par M. Bazin à la diathèse arthritique. Et d'un autre côté, si cette lésion considérée en elle-même, n'a pas un caractère spécial qui lui soit propre, qui n'appartienne qu'à elle seule, cette lésion ne peut pas être à la fois arthritique et non arthritique, suivant qu'elle existera chez un sujet qui sera, ou qui ne sera pas arthritique.

Cette objection que nous adressons aux arthritides, nous l'avons déjà faite aux *scrofulides bénignes, superficielles et primitives.* Pas plus que les arthritides, ces affections de la première enfance, ne sont des affections diathésiques, par la double raison qu'elles manquent de caractères spéciaux pathognomoniques, et qu'elles existent absolument les mêmes, tantôt sur une constitution scrofuleuse, et tantôt sur une constitution qui n'est pas scrofuleuse.

Reconnaissons donc le grand principe dermatologique suivant : si les diathèses syphilitique, scrofuleuse, herpétique, cancéreuse, ont leurs signes et leurs symptômes pathognomoniques inscrits sur la peau, en lésions spéciales qui ne conviennent qu'à elles seules, et qu'aucune autre diathèse ne peut produire, il n'en est pas de même des deux diathèses nerveuse et congestive. Aucune catégorie d'affections de la peau ne peut être dénommée, catégorie des arthritides, parce qu'on ne peut établir, parmi les dermatoses, aucune catégorie nouvelle possédant des caractères idiosyncrasiques nouveaux, et qui ne soient pas ceux que l'on a déjà constatés dans une autre classe ou catégorie d'affections diathésiques ; il n'y a pas plus d'*arthritides* qu'il n'y a de *nevrosides.* Ni l'une ni l'autre de ces deux diathèses ne s'affirment par des lésions cutanées qui leur soient propres, qui portent leur empreinte, et à l'aide desquelles on puisse les reconnaître, et les diagnostiquer. Donc, il y a une diathèse arthritique ou congestive, il n'y a pas d'arthritides; et si M. Bazin a établi une vérité en établissant l'arthritis, il a commis une erreur, en s'efforçant de démontrer cette diathèse réelle, par une conception chimérique d'arthritides imaginaires. Les arthritides, telles qu'il les a catégorisées en trois classes, arthritides vulgaires, bénignes et malignes sont une pure invention; elles ne soutiennent pas un examen sérieux; nous l'avons démontré dans le second volume de nos *leçons cliniques* : nous ne reviendrons pas sur cette démonstration. Nous nous demandrons seulement comment un esprit d'une trempe si élevée a pu invoquer une théorie fausse, à l'appui d'une doctrine vraie. La raison de l'erreur dans laquelle est tombé M. Bazin, la voici, et pour vous la faire mieux comprendre, nous allons vous l'expliquer avec quelques développements.

Il y a, messieurs, entre les diverses productions, dont l'ensemble constitue le règne végétal, et les diverses affections cutanées, dont l'ensemble constitue les maladies de la peau, de remarquables similitudes. Chaque essence végétale a son terrain de prédilection. Aux unes, il faut une terre féconde et humide ; aux autres, une terre sèche et aride. Aux unes, il faut la saison chaude du printemps et de l'été; aux autres la saison plus froide de l'automne. Placez un végétal dans une terre qui ne lui convient pas, qui n'est pas faite pour lui, et voyez-le aussi dans une saison qui n'est pas la sienne, il ne prendra ni tout son essor, ni tout son développement ; souvent, il ne sera que l'ombre de lui-même, et c'est à peine si vous pourrez le reconnaître.

Il en est de même des affections cutanées. Aux unes, il faut, pour qu'elles se développent, avec tous leurs caractères idiosyncrasiques, une peau riche en capillaires sanguins et nerveux, et largement arrosée par d'abondantes sécrétions sudorales et sébacées: telles sont toutes les affections à sécrétion humide, à évolution rapide, à type inflammatoire (eczéma, herpès, impétigo, ecthyma); aux autres, au contraire, il faut une peau épaisse, sèche, riche en épiderme, et d'une vitalité moindre (telles sont les affections à sécrétion sèche, et non sécrétantes (psoriasis, prurigo).

Voyez par exemple ce que devient le psoriasis, quand il a pour siège la région génito-crurale. Dans cette région, il ne trouve pas l'épiderme dont il a besoin pour la formation de ses squames épaisses ; il y trouve au contraire des sécrétions humides, qui contrarient ses développements, dont le caractère essentiel et distinctif est la sécheresse ; il y trouve, en outre, une vitalité excessive, en opposition avec la chronicité, qui est dans sa nature; aussi, c'est à peine si on peut le reconnaître, tant ses caractères y sont altérés ; il ne nous y apparaît que sous la forme de squames foliacées, minces, analogues aux squames scarlatineuses, et ces squames se détachent d'un fond humide, tellement que vous ne savez plus si c'est un eczéma, ou un psoriasis. Voyez-le encore à la face, aux paupières sur les parties latérales et antérieures du cou, il y présentera, par les mêmes causes, les mêmes modifications ; il y sera complètement différent de ce qu'il est dans ses sièges d'élection, c'est-à-dire, à la partie externe et antérieure des membres, aux genoux, aux coudes; à la partie postérieure du tronc, où vous le voyez avec toute la sécheresse, et avec toute l'épaisseur de ses carapaces squameuses épidermiques.

Les mêmes considérations s'appliquent au prurigo. Ses sièges d'élection sont les mêmes que ceux du psoriasis; c'est dans les régions où la peau a le plus de sécheresse, le plus d'épaisseur et le moins de vitalité que vous observerez surtout ces larges papules, toujours sans aucune sécrétion, et sans aucun caractère inflammatoire. Et lorsque le prurigo s'égare sur les bourses, sur les grandes lèvres, dans les plis génito-cruraux, à la marge de l'anus, où la peau est si chaude, si fine, si humide, ses papules, dont la sécheresse et la chronicité sont le caractère anatomique, ne peuvent pas s'y développer; ce terrain-là n'est pas fait pour elles, on ne les y trouve pas, ou du moins elles n'y sont que rudimentaires, presque imperceptibles, si bien que pour expliquer la douleur prurigineuse, on est obligé d'invoquer une simple hyperesthésie des nerfs de la région.

Cette différence, dans leur manière d'être, que subissent les affections cutanées, par le fait de leur siège, elles la subissent aussi, par le fait des diverses constitutions des malades qui en sont atteints.

Chez les sujets maigres, à tempérament sec, nerveux, impressionnable, à sensibilité très développée, vous verrez prédominer les affections sèches, douloureuses, et dépourvues d'un caractère inflammatoire prononcé, comme le prurigo, le lichen, l'eczéma sec. Ce sont les affections cutanées les plus fréquentes dans la diathèse que nous avons appelée la diathèse nerveuse.

Dans la diathèse congestive (arthritique de M. Bazin) chez des sujets gras, fortement musclés, à pléthore sanguine, vous verrez se développer, de préférence, les dermatoses à sécrétions abondantes, les psoriasis à vastes et épaisses surfaces écailleuses, les pityriasis à large desquamation furfuracée, caduque, mais surtout les dermatoses à type inflammatoire, et à sécrétions humides, telles que les eczémas fluents, les impétigos, les ecthymas.

Il y a donc une double influence exercée sur le caractère des affections cutanées ; influence tenant au siège, à la région occupés par ces affections, et influence tenant au tempérament des malades. Ce sont ces deux influences que M. Bazin n'a pas vues, qu'il n'a pas comprises, ou qu'il a mal interprétées, qui l'ont entraîné dans l'erreur des arthritides. Ainsi il fait une arthritide du psoriasis scarlatiniforme de la zone génitale, et il ne voit pas que si le psoriasis est ainsi altéré, c'est en raison même de l'anomalie de son siège ; et cela est si vrai que le psoriasis, dans cette région, est toujours *scarlatiniforme*, quel que soit le tempérament du malade, nerveux ou congestif. Si le psoriasis scarlatiniforme était arthritique en principe et de droit, il en résulterait donc cette conséquence absurde que, dans certains cas, on verrait une arthritide chez un sujet qui ne serait pas arthritique.

M. Bazin nous cite encore l'eczéma aigu, fluent, généralisé, comme étant une arthritide, et même une arthritide maligne. Sans doute, il y a, dans l'eczéma aigu, fluent, généralisé, un caractère malin, puisque l'abondance de la sécrétion peut mener le malade au marasme et à la consomption; sans doute encore cette affection, à type phlegmasique est plus commune avec le tempérament congestif, plus disposé à toutes les inflammations, qu'avec le tempérament nerveux; mais on la trouve aussi chez des sujets à constitution sèche et nullement arthritique; or, la même affection, ayant les mêmes caractères de durée, de généralisation, de gravité, de sécrétion humide, serait donc tantôt herpétique et tantôt arthritique, à moins qu'on ne veuille admettre l'existence d'une arthritide chez un malade non arthritique, ce qui est contraire à toutes les lois du bon sens. Vous ne trouverez jamais une syphilide chez un sujet qui ne sera pas syphilitique.

Pour qu'une affection cutanée puisse être dénommée symptomatique de telle ou telle diathèse, il faut que cette affection présente des caractères fondamentaux constants, toujours les mêmes, et ne convenant qu'à cette diathèse. Ces caractères peuvent être modifiés par le siège des lésions, par la constitution, par l'âge, par le sexe des malades, mais au fond ils resteront toujours les mêmes, et ces modifications ne suffiront pas pour faire de ces affections une classe à part, pour leur constituer une nature spéciale idiosyncrasique. Voilà ce qui ressort de l'étude des arthritides. Vous leur trouverez toujours le caractère d'*herpétides* modifiées plus ou moins, par les circonstances que nous avons indiquées.

La diathèse herpétique est de tous les tempéraments. Elle appartient à toutes les constitutions ; on la trouve chez des sujets à constitution sèche, nerveuse, et chez des sujets à constitution arthritique ou congestive. Dans l'un et l'autre cas, les lésions cutanées de l'herpétis se présenteront avec des caractères n'appartenant qu'à l'herpétis, ne se trouvant que dans l'herpétis : mais cependant ces caractères subiront certaines modifications dépendant du siège anatomique occupé par les lésions cutanées, et de la constitution des malades.

Voilà ce que nous apprend une saine observation clinique, dépourvue de tout parti pris, et de toute vue systématique.

Notre conclusion sera celle-ci : il existe en réalité, comme l'a établi avec raison M. Bazin, une diathèse arthritique ou congestive. Mais il n'existe pas d'affections cutanées spéciales à cette diathèse, n'appartenant qu'à cette diathèse, et pouvant en être considérées comme les symptômes. Par conséquent, s'il y a des syphilides, des scrofulides des herpétides et des affections cutanées cancéreuses, il n'y a pas d'affections cutanées arthritiques, et la qualification d'*arthritides* doit être rayée du vocabulaire dermatologique.

QUATORZIÈME CONFÉRENCE.

Caractères des exanthèmes et des pseudo-exanthèmes; des fièvres exanthématiques, et des fièvres pseudo-exanthématiques.

MESSIEURS,

Nous avons vu, dans notre dernière conférence que, s'il existe une diathèse arthritique, mieux dénommée diathèse congestive, cette diathèse ne possède pas de lésions cutanées qui lui soient propres, qui n'appartiennent qu'à elle, et qui, par conséquent puissent être ses symptômes, ses signes extérieurs. Il n'y a pas, en dermatologie, une classe spéciale d'affections cutanées que l'on puisse dénommer *arthritides*; les arthritides, telles que M. Bazin les a décrites, n'étant que des herpétides modifiées, par les régions qu'elles occupent, et par la constitution des malades qui en sont atteints. Donc reconnaissons et admettons l'arthritis, mais sans les arthritides; effaçons même cette qualification d'arthritides afin de ne pas surcharger votre mémoire par une classification faite sans raison, afin surtout de ne pas consacrer une erreur dermatologique.

Mais les affections cutanées diathésiques (scrofulides, herpétides, syphilides et dermatoses cancéreuses), ne sont pas les seules affections diathésiques que nous ayons à connaître, et dont le diagnostic nous importe;

il y en a d'autres, et de nombreuses, que nous ne devons pas négliger, dont nous devons étudier le diagnostic, afin de bien établir leur individualité morbide. Ces affections vont se détacher et se distinguer de celles que nous avons déjà étudiées, par des caractères tellement tranchés, que vous reconnaîtrez tout de suite combien elles en diffèrent, quelles différences profondes les en séparent, et avec quelle raison, elles doivent être placées à part, et dans des catégories spéciales que nous avons maintenant à vous faire connaître.

A côté, et en dehors des troubles infectieux, profonds, permanents et chroniques qui constituent les quatre diathèses, qui ont fait l'objet de notre étude, il y en a d'autres passagers, moins durables quoique généraux, et profonds, qui impriment à l'économie des perturbations moins longues, mais qui cependant la secouent et l'ébranlent violemment. Ces troubles sont comme des tempêtes qui bouleversent, à des degrés différents, l'organisme et jettent le désordre dans les fonctions physiologiques : ce sont des états pathologiques transitoires et de courte durée, que l'on désigne sous le nom de pyrexies, ou de fièvres essentielles ; on les appelle aussi *fièvres éruptives*, parce que chacun de ces états pyrexiques reçoit son nom, sa désignation spéciale, par le fait d'une éruption particulière qui lui correspond, qui le constitue en entité morbide, et qui lui donne son caractère pathognomonique.

Ces états généraux fébriles ces fièvres, sont caractérisés par des éruptions qui ont reçu le nom *d'exanthèmes*; et lorsque l'éruption, dite exanthème, s'est produite au milieu d'accidents généraux, qui en sont inséparables, la fièvre exanthématique est constituée. On peut définir l'exanthème un état congestif, inflammatoire, produit par la congestion active des capillaires du derme, disparaissant à la pression du doigt, pour se reproduire immédiatement, et formant à la surface de la peau, tantôt de simples taches ou macules, et tantôt des surfaces d'étendue, de configuration, et de coloris variables. Quelquefois l'exanthème, envisagé au point de vue anatomique seulement, constitue, à lui seul, toute la lésion et toute l'affection cutanée ; ainsi en est-il de l'érythème, de l'érysipèle, de la rougeole, de la scarlatine; d'autres fois l'exanthème n'est que le prélude d'une autre lésion qui se développe sur sa surface, comme sur un terrain préparé pour la faire éclore ; ainsi en est-il de la variole, de la varioloïde, de la varicelle, dont les pustules et les vésicules se développent secondairement, sur de petites surfaces primitivement exanthématiques.

Les exanthèmes se divisent en deux classes bien différentes : les uns sont appelés *exanthèmes vrais*, ou simplement *exanthèmes* ; les autres, exanthèmes faux, ou *pseudo-exanthèmes*. Les exanthèmes étant toujours précédés et accompagnés d'accidents généraux fébriles, sont aussi appelés *fièvres exanthématiques*, ou *fièvres éruptives*.

Les exanthèmes, ou fièvres exanthématiques sont des maladies générales, infectieuses, *totius substantiæ*, imprégnant la constitution toute entière. On pourrait donc aussi les considérer comme des diathèses, mais des diathèses aiguës, fébriles, ayant un caractère passager, fugace, infectant l'économie tout entière, mais ne faisant, en quelque sorte, que la traverser, et n'en prenant possession que pour un temps toujours très court, et toujours le même, quelques jours seulement, et toujours le même nombre de jours. C'est, en effet, un de leurs caractères les plus remarquables, que celui de leur durée. Les diathèses syphilitique, scrofuleuse, herpétique, cancéreuse, ont une durée toujours très longue, illimitée, indéfinie, égale quelquefois à la durée de la vie, à laquelle elles restent indissolublement attachées. Elles entrent dans l'économie sourdement; elles s'y insinuent lentement, peu à peu, comme subrepticement, et sans y occasionner, tout d'abord, de troubles apparents; elles commencent par y être, en quelque sorte, à l'état latent, et sans y déterminer d'accidents. Leurs développements sont progressifs; et ce n'est qu'arrivées à une certaine période de leur évolution qu'elles manifestent leur gravité. A leur début, elles semblent n'être que locales; elles n'apparaissent que dans un coin de l'économie; elles n'y occupent qu'une seule région; elles n'y sont en quelque sorte qu'un point, et c'est de ce point qu'elles irradient, les unes plus tôt, les unes plus tard, les unes plus vite, les unes plus lentement, pour se généraliser, et envahir enfin l'économie tout entière. Si l'herpétis et la syphilis se généralisent plus rapidement que la scrofule et le cancer, si elles sont moins longues à imprégner l'économie tout entière de leurs principes infectieux, ce n'est que très tard et après plusieurs années, que se déclare l'état cachectique propre à chacune d'elles. Le germe infectieux de ces quatre diathèses est un poison lent, qui s'infiltre, qui se propage lentement; et quand il tue, ce n'est qu'après un temps très long.

Les exanthèmes, ou fièvres exanthématiques au contraire, envahissent tout de suite et d'emblée, l'économie tout entière; ils en prennent une possession brusque, instantanée et violente. La secousse qu'ils y impriment, la perturbation qu'ils y produisent éclatent subitement, sous le nom de prodromes; elle précède leur apparition, et quand, au bout de 24 ou de 48 heures, l'éruption apparaît, elle se développe au milieu d'un trouble général. Ce trouble qui avait précédé l'éruption, sous le nom d'accidents prodromiques, persiste pendant son évolution, sous le nom d'accidents concomitants. Ces accidents sont essentiellement généraux; ils affectent la constitution tout entière, ils retentissent sur toutes les fonctions; ils atteignent tous les appareils. C'est une perturbation générale, mais une perturbation qui a ses formes, ses modalités spéciales à tel ou tel exanthème, et des caractères spéciaux si tranchés, qu'ils suffisent à établir le diagnostic, avant même l'éruption.

Les exanthèmes ne se produisent jamais, sans prodromes et sans accidents concomitants; le trouble qui les précède et les accompagne est général, parce que la maladie qu'ils représentent est générale; la température s'élève, le désordre se fait sentir partout, dans tous les organes, dans toutes les fonctions, et le bouleversement est quelquefois si intense et si profond, qu'il peut tuer en quelques jours.

Tandis que les diathèses syphilitique, scrofuleuse, herpétique et cancéreuse ont une marche essentiellement chronique, une évolution lente et une durée toujours longue; et tandis qu'elles ne tuent les malades que dans leurs périodes ultimes, et après un temps toujours long, les exanthèmes, au contrairee, évoluent toujours rapidement. Leur caractère est l'acuité, leur type est la phlegmasie, l'inflammation, et ils peuvent tuer en quelques jours, soit par eux-mêmes, par l'intensité de leurs développements, par la gravité de leurs accidents prodromiques ou concomitants, par la malignité des formes qu'ils revêtent, soit par leurs complications.

Il y a donc bien réellement, deux espèces, deux catégories de diathèses bien différentes : du côté de la syphilis, de la scrofule, de l'herpétis et du cancer, diathèses chroniques et torpides; du côté des exanthèmes, diathèses à forme aiguë, à évolution rapide et foudroyante quelquefois. Des deux côtés, la constitution toute entière est malade. Il y a une imprégnation profonde et générale. Des deux côtés, la peau est le siège commun des manifestations morbides, et des deux côtés aussi, ces manifestations cutanées ont une tendance à envahir les tissus, et les organes viscéraux, soit par extension de voisinage, soit par propagation infectieuse. La syphilis envahit la bouche, l'isthme du gosier, les fosses nasales, et elle développe ses tumeurs et ses ulcérations gommeuses dans le cerveau, dans les poumons, dans le foie, dans la rate. L'herpétis, par ses productions eczémateuses, et psoriasiques, pénètre aussi dans la bouche et jusque dans les voies respiratoires et digestives; et à la période ultime de son évolution, elle y dépose des germes de tubercule et de cancer. Le cancer, s'il est primitivement cutané, irradie vers les cavités splanchniques. Et de même, la rougeole a son retentissement le plus grave dans les organes respiratoires, où elle peut, elle aussi, laisser des germes tuberculeux : la scarlatine se répand dans la bouche, sur l'isthme du gosier, et arrive jusqu'aux reins, dont elle altère profondément le parenchyme, et la secrétion urinaire. L'érysipèle envahit aussi la cavité buccale, et descend jusque dans l'estomac, où il détermine des vomissements, incoercibles. La variole développe aussi ses pustules dans les voies respiratoires et digestives. Ainsi la syphilis, l'herpétis, le cancer, comme les exanthèmes, après s'être développés sur la peau, se propagent dans les organes splanchniques, dont ils altèrent la constitution anatomique, et dont ils troublent les fonctions.

La syphilis, la scrofule, l'herpétis et le cancer, ont des formes relativement bénignes, et d'autres franchement malignes. Si nous voyons, le plus souvent, l'herpétis représentée par une affection bénigne, telle que l'eczéma circonscrit, par exemple, nous pouvons aussi lui trouver, comme symptôme, la dermatite exfoliatrice, l'eczéma aigu, fluent, généralisé, le psoriasis *inveterata* étreignant le corps tout entier, le tronc et les membres, dans une carapace écailleuse inextensible. Si nous voyons la syphilis, le plus souvent, manifestée par de simples macules et des papules sans importance, nous lui trouvons aussi les ulcérations et les croûtes du rupia, les gommes et leurs ulcérations, avec le phagédénisme et la serpiginisation toujours possibles. Si le cancer de la peau affecte, le plus ordinairement, la forme cancroïdienne, nous le rencontrons aussi, sous les formes plus malignes du squirrhe, ou de la granulie carcinomateuse. Ainsi donc les diathèses ont leurs formes bénignes et leurs formes malignes.

Il en est de même des exanthèmes ; la rougeole, habituellement bénigne, peut devenir une maladie maligne, par ses complications méningo-encéphaliques et pulmonaires ; la scarlatine peut se présenter sous sa forme maligne, angineuse, et avec ses complications de nephrite scarlatineuse. La variole peut se présenter avec ses pustules plates et sanguinolentes, entourées d'un cercle purpurique, qui, survenant au milieu d'un état mauvais, constitue la forme appelée *noire* ou *hémorrhagique* ; l'érysipèle toujours sérieux à la face, à cause de ses complications méningitiques possibles, peut en outre revêtir ses formes graves et malignes, et devenir phlegmoneux, gangréneux, ambulant.

Nous avons vu que les herpétides sont sujettes à des rétrocessions brusques, suivies d'accidents métastatiques du caractère, souvent le plus redoutable, il en est de même des exanthèmes : la rougeole, la scarlatine, la variole, l'érysipèle répercutés, mal sortis, ou rentrés sous diverses influences, sous l'influence du froid, par exemple, ou d'une médication intempestive, sont habituellement le point de départ des troubles fonctionnels les plus profonds, des altérations organiques les plus graves, des complications les plus dangereuses.

Les diathèses herpétiques, scrofuleuses, syphilitiques,

cancéreuses, sont héréditaires ; les exanthèmes ne le sont pas, parce que, s'ils représentent des troubles, des altérations, généraux et constitutionnels, ces altérations et ces troubles ne sont que passagers et sans durée ; ce sont des tempêtes qui traversent l'économie, qui la débarrassent de ses impuretés, mais qui n'y séjournent pas.

Tous les exanthèmes sont contagieux ; l'un d'eux, la variole, est virulent et inoculable, comme la syphilis, et, comme la syphilis aussi on ne peut le contracter qu'une seule fois.

Il y a donc de grandes analogies, d'importants rapports, et des points nombreux de ressemblance, et de dissemblance, entre les diathèses syphilitiques, herpétiques, scrofuleuses, cancéreuses, et les exanthèmes. Ces derniers, eux aussi, peuvent être considérés comme des diathèses, puisqu'ils sont des maladies de l'économie tout entière, qu'ils imprègnent profondément de leurs principes morbides ; leurs manifestations cutanées, les lésions de la peau qui distinguent chacun d'eux, ne sont que le symptôme de cette imprégnation morbide ; que la révélation extérieure des principes vicieux, dont l'économie toute entière est pénétrée infectieusement, de même que les lésions cutanées de la syphilis, de l'herpétis, de la scrofule et du cancer ne sont que l'expression, traduite au dehors, d'une contamination générale.

Nous pouvons donc considérer les exanthèmes, comme des maladies diathésiques, à type aigu et inflammatoire ; contagieuses, épidémiques quelquefois, virulentes et inoculables, quand il s'agit de la variole ; cycliques, c'est-à-dire parcourant leur évolution pendant une durée fixe, régulière, toujours la même ; pouvant, par leur rétrocession, produire des accidents métastatiques, et offrant toujours, bien qu'à des degrés différents, un caractère d'une incontestable gravité, quelles que soient les formes, sous lesquelles ils se présentent. Telle est l'idée que vous devez vous faire des exanthèmes.

Un mot maintenant sur chacun d'eux ; il y en a six : ces six exanthèmes sont : la *rougeole*, la *scarlatine*, la *variole*, la *varioloïde*, l'*érysipèle* et les *taches lenticulaires de la fièvre typhoïde*.

Tous ces exanthèmes, en outre de leur lésion anatomique constitutive, ont des caractères généraux et communs à tous, et d'autres distinctifs, spéciaux, et pathognomoniques, par conséquent, pour chacun d'eux. Ces caractères généraux, c'est la fièvre plus ou moins intense, ce sont des troubles, ou accidents généraux, dont les uns précèdent constamment, et dont les autres accompagnent constamment aussi la présence de l'exanthème sur la peau.

Les accidents prodromiques ont une grande importance, car, à eux seuls, et d'après les caractères, avec lesquels ils se présentent, ils peuvent, avant toute éruption, faire diagnostiquer ce que sera cette éruption, et de quel nom il faudra l'appeler. Ainsi, en outre de la fièvre, qui existe toujours dans les prodromes de tous les exanthèmes, nous trouvons, comme accidents pathognomoniques, dans les prodromes de la rougeole, la congestion, la rougeur des conjonctives oculaires et palpébrales, le larmoiement, et le coryza.

Et quand l'éruption s'est produite, nous constatons, comme accidents spéciaux concomitants, de la bronchite généralisée, une toux fréquente, intense, avec une expectoration abondante de crachats, dont la forme arrondie nummulaire rappelle l'expectoration de la tuberculose pulmonaire, à son deuxième degré.

L'angine est le signe constant et pathonogmonique des prodromes, et de l'évolution de la scarlatine.

La rachialgie annonce et accompagne la variole ; l'embarras gastrique et le frisson annoncent l'érysipèle. Quant aux taches lenticulaires typhiques, elles sont précédées par un septénaire pendant lequel, on a pu constater, en outre de la fièvre, une céphalalgie intense et continue, une ou plusieurs épistaxis, de l'insomnie, de la diarrhée.

Rougeole. — Après deux ou trois jours de malaise, de courbature, de céphalalgie, de perte d'appétit, de coryza et de larmoiement, des taches se manifestent sur la poitrine, sur la face, sur le tronc et sur les membres ; ces taches sont d'un rouge rosé ; ce sont de simples macules, quelquefois cependant, comme dans la forme *boutonneuse*, ce sont des papules. Papules ou macules sont irrégulières, déchiquetées sur leurs bords, disparaissent à la pression du doigt, pour se reproduire immédiatement. En trente-six heures, l'éruption s'effectue, et arrive à sa période d'état, alors l'intensité des accidents généraux diminue ; à partir de ce moment, l'éruption se maintient, persiste pendant deux ou trois jours, au bout desquels, la coloration rosée pâlit, s'efface progressivement, et disparaît tout à fait du troisième au quatrième jour de son apparition, et du septième au huitième, depuis le commencement des accidents généraux, c'est-à-dire depuis le début de la première période, ou période d'incubation (*stadium contagii*), l'éruption se termine par une desquamation furfuracée. Le coryza disparaît avec les taches, mais la toux persiste pendant un temps plus ou moins long. Notez bien que la rougeole se caractérise dans ses prodromes par le coryza et le larmoiement, et que sa complication la plus constante et la plus dangereuse est la bronchite.

Scarlatine. — Les prodromes, fébriles comme ceux de la rougeole, s'en distinguent par le mal de gorge ; au bout de vingt-quatre ou de quarante-huit heures, apparaît l'éruption ; elle consiste en une multitude de petits points d'un rouge vif foncé, qui se réunissent pour former de larges surfaces d'une couleur rouge vineuse, framboisée, plus prononcées sur les parties latérales du cou, aux poignets, dans les régions génito-crurales, disparaissant à la pression du doigt, pour reparaître immédiatement, se terminant par une desquamation, en larges lamelles épidermiques, qui se produit, du septième au neuvième jour, depuis le début des accidents prodromiques, après que les plaques rouges vineuses se sont progressivement décolorées. Les quatre faits pathologiques dominant et pathognomoniques de la scarlatine, sont : l'angine prodromique et et concomitante; la couleur rouge framboisée de la période d'état, la desquamation de la période de déclin, l'anasarque, et la néphrite albumineuse, qui en sont une des suites les plus habituelles, et les plus graves.

Erysipèle. — Après des accidents prodromiques, dont la durée est de deux à trois jours, et qui sont caractérisés par du frisson, des phénomènes d'embarras gastriques, de l'anorexie, des vomissements, l'engorgement douloureux des ganglions voisins de la région sur laquelle doit se faire l'éruption, l'érysipèle apparaît sous forme d'une plaque surélevée, comme œdémateuse, dure, circonscrite par des bords festonnés, établissant une ligne de démarcation tranchée entre les parties saines et les parties malades. Celles-ci sont d'un rouge foncé, qui disparaît à la pression du doigt, pour se reproduire immédiatement ; elles sont le siège d'une douleur tensive, brûlante, pulsative, et forment un relief, une tuméfaction assez considérable, pour défigurer complètement les régions, ou les organes qui sont affectés. L'érysipèle restant localisé parcourt ses périodes, et se termine dans un délai de huit à dix jours. Sa période de déclin est signalée par l'affaissement progressif des parties malades, par leur décoloration et leur desquamation épidermique, coïncidant avec la diminution des accidents généraux.

Mais l'érysipèle n'est pas toujours aussi simple : tantôt l'intensité, ou la malignité de l'inflammation se manifeste à la surface des parties malades, par des bulles ou phlyctènes (*Erysipèle bulleux* ou *phlycténoïde*); tantôt par de véritables escharres (*érysipèle gangréneux*). D'autres fois l'inflammation gagne les parties profondes, le tissu cellulaire sous-cutané, les gaines musculaires, et amène des suppurations vastes et diffuses (*érysipèle phlegmoneux*) : d'autres fois, et ce phénomène est habituel, l'érysipèle s'étend, se propage, gagne, de proche en proche, les parties voisines, se déclare dans les régions contiguës à celles qu'il avait occupées en premier lieu, et dans lesquelles il est encore en pleine évolution, ou bien, il ne gagne les parties voisines qu'après s'être éteint dans ses premiers sièges (*érysipèle serpigineux, ambulant*) ; ou bien encore il abandonne le tégument externe, pour envahir les organes profonds, les méninges cérébrales, la bouche, l'isthme du gosier, l'estomac (*érysipèle métastatique*).

Variole. — La variole est un exanthème caractérisé par la présence de pustules qui se déclarent sur des macules érythémateuses. Dans une première période (*période prodromique*, ou d'*invasion*, on constate de la fièvre, de la courbature, de la céphalalgie, des vomissements, mais surtout du lombago, fait caractéristique de cette période, au point de vue du diagnostic. La deuxième période, ou période d'éruption commence du troisième au quatrième jour, après l'invasion des accidents prodromiques. Elle se déclare d'abord à la face, au cou, sur le dos, sur les épaules, et ensuite aux membres; la face est tuméfiée, boursouflée, comme œdémateuse, parsemée de macules; chacune de ces macules se soulève, de manière à former une papule; et ces papules, après deux jours environ d'existence, s'élargissent; l'épiderme qui les couronnait est soulevé par une gouttelette de pus; les pustules sont alors formées. Troisième période; période de suppuration. Elle est marquée par la transformation des papules en pustules, par la formation du pus. Chaque pustule est entourée d'un cercle érythémateux; après vingt-quatre ou quarante-huit heures, les pustules offrent, à leur sommet, un point central de dépression, appelé ombilication. Cette période, qui commence vers le septième ou huitième jour, après le début des prodromes, est signalée, non pas seulement par la turgescence, par la tension, et la couleur d'un rouge vineux de toutes les parties sur lesquelles se développent les pustules, mais encore par un redoublement de la fièvre (fièvre secondaire ou de suppuration), par une aggravation dans les accidents généraux, par du délire. C'est alors que le malade inspire les plus graves inquiétudes, et qu'il est d'un aspect monstrueux. Les pustules ont envahi la bouche, la langue, le gosier; la déglutition est difficile, la salive s'écoule incessamment; il y a un ptyalisme continuel. Si les pustules sont normales, elles ont une forme arrondie, elles sont convexes, ombiliquées à leur point central, très remplies, et par conséquent fermes, dures au toucher. Si au contraire la variole est maligne, l'éruption se fait mal, les pustules sont flasques, molles, aplaties. La quatrième période est la période de *dessiccation;* elle commence vers le douzième jour, depuis le commencement des prodromes, et quatre à cinq jours environ, après la formation des pustules. Chaque pustule est remplacée par une croûte sèche, dure, noirâtre, très adhérente qui ne se détache qu'après un nombre de jours variables, en laissant quelquefois après elle une cicatrice indélébile.

La variole ne se présente pas toujours de la même

manière : elle revêt plusieurs formes ; elle est *bénigne* et *discrète*, quand les accidents généraux sont légers, et que les pustules restent isolées les unes des autres ; elle est *grave* et *confluente*, quand la fièvre est intense, quand il y a du délire, quand les pustules sont énormes et confluentes : elle est *maligne*, quand l'état général est celui de la septicémie, quand le pouls est mou, diffluent ; quand la dépression générale des forces est considérable ; quand les pustules sont aplaties, contenant du sang, ou entourées, à leur base, d'un cercle noirâtre. C'est alors la forme essentiellement maligne, dite *variole noire* ou *hémorrhagique*.

Varioloïde. — C'est une variole mitigée ; les accidents généraux sont toujours bénins ; l'éruption le plus habituellement discrète ; la fièvre qui tombe ici, comme dans toutes les fièvres éruptives, au moment où se termine l'éruption, ne se relève pas, comme dans la variole, au moment de la suppuration ; il n'y a pas de fièvre secondaire, dite fièvre de suppuration ; après la chute des croûtes, il n'y a pas de cicatrices, ou du moins, il n'y a que des cicatrices imperceptibles. La varioloïde affecte les personnes vaccinées, ou non vaccinées, et celles qui ont été variolées, ou qui ne l'ont pas été.

Taches rosées lenticulaires de la fièvre typhoïde. Elles sont caractérisées par des macules très peu étendues, ponctuées, d'une teinte rose pâle, disparaissant à la pression du doigt, pour se reproduire immédiatement après : elles sont donc érythémateuses, congestives. Elles ne sont le siège d'aucune douleur, d'aucun prurit, elles existent à l'insu des malades ; elles sont disséminees en nombre plus ou moins considérable sur le tronc, sur le dos, mais principalement sur le ventre. Elles apparaissent vers la fin du premier septenaire de la pyrexie. Leur nombre est, en général, en rapport avec l'intensité des accidents généraux; il en est de même de leur étendue, et de l'intensité de leur teinte; en général, plus elles sont nombreuses, larges et apparentes, et plus il y a de gravité dans l'état du malade. Les exacerbations qui se produisent souvent dans le cours de la pyrexie, les redoublements dans l'intensité des accidents, les espèces de récidives qui remettent tout en question, et qui se manifestent inopinément, alors qu'on pourrait croire tout terminé, coïncident habituellement avec une poussée nouvelle et abondante de taches rosées. Ces taches ne se produisent pas toutes en même temps, et en une seule efflorescence; mais elles apparaissent en poussées successives; la durée de chaque tache n'est que de quelques jours seulement; leur déclin est signalé par la dégradation progressive, et l'affaiblissement de la teinte rosée, jusqu'à effacement complet; elles ne laissent aucune trace après elles.

Considéré en lui-même, au point de vue de la lésion anatomique qui le constitue, l'exanthème typhoïde ou typhique, ou, autrement dit, les taches rosées lenticulaires, n'ont aucune gravité; elles n'ont d'importance que relativement à la maladie, toujours sérieuse, dont elles sont un des symptômes. Ce symptôme, si peu important, si léger en lui-même, si disproportionné avec la gravité de la fièvre typhoïde, mérite cependant la plus grande attention, et doit toujours être recherché avec le soin le plus minutieux; car, n'existant que dans les états typhiques, dans la fièvre typhoïde et dans le typhus, il en est, par conséquent une des manifestations pathognomoniques les plus précieuses.

Telle est, rapidement et sommairement exprimée, l'idée que vous devez vous faire des exanthèmes, et des fièvres exanthématiques. Vous les reconnaîtrez aux caractères que nous vous avons indiqués. Ainsi que nous vous l'avons dit, considérez-les comme de véritables diathèses aiguës, à évolution rapide, à caractère phlegmasique; envisagez-les comme une sorte d'intoxication générale, d'empoisonnement de toute la constitution, et regardez l'éruption, quelle que soit son espèce, comme un émonctoire dépuratif, comme un effort fait par la nature pour se débarrasser de principes vicieux et malfaisants, incompatibles avec la santé, et même avec la vie. Si vous les considérez à ce point de vue, vous vous expliquerez facilement que les exanthèmes soient contagieux et épidémiques. En effet le contagium, quel qu'il soit, quelle que soit l'idée que vous vous en fassiez, air putride, germe, miasme infectieux, septicémie, bacille, microbe, ce contagium est poussé en dehors d'un organisme qui en est infecté, et absorbé par un autre organisme qui en est infecté à son tour, et chez lequel, par conséquent, se produisent les mêmes phénomènes d'intoxication, les mêmes troubles fonctionnels que traduisent les accidents prodromiques, et concomitants des éruptions exanthématiques.

Messieurs, les éruptions des fièvres exanthématiques, c'est-à-dire, de ces perturbations si graves, si violentes, qui passent à travers l'économie, en la secouant comme de véritables tempêtes, ne sont pas les seules que la dermatologie offre à notre étude. Il y a en effet une autre classe d'éruptions, ou affections cutanées, qui procèdent aussi de causes internes, de désordres internes, moins sérieux et moins profonds. Ces éruptions ont aussi un caractère aigu, fugace ; elles n'ont qu'une durée courte, comme la durée des exanthèmes, mais elles n'occasionnent pas ces états pathologiques sérieux, ces bouleversements si profonds, et quelquefois mortels, que produisent les exanthèmes. Ces éruptions sont des *pseudo-exanthèmes*, et les accidents généraux qui les accompagnent sont dénommés des *fièvres pseudo-exanthématiques*. Ce sont là encore des états généraux, constitutionnels, mais tellement superficiels, tellement légers, tellement fugaces, si complètement dénués de gravité, qu'ils ne peuvent pas être dénommés des diathèses.

Les pseudo-exanthèmes, ont comme les exanthèmes une marche aiguë, ou sub-aiguë ; comme les exanthèmes, ils affectent, de préférence, les enfants et les jeunes gens. On les voit, moins souvent dans l'âge mur, et moins souvent encore dans la vieillesse. C'est surtout au printemps qu'on les observe, aussi ont-ils été appelés *fièvres saisonnières, fièvres vernales ou printanières*. Au printemps, en effet dans les mois de mars, d'avril, de mai, il se produit dans le corps humain, un travail de réveil, de suractivité vitale, analogue à celui que nous voyons se produire dans les végétaux. Dans la plante, la sève se forme, circule et monte à l'extrémité des rameaux, où elle s'épanouit sous la forme de bourgeons, de feuilles et de fleurs. Chez l'homme, une circulation plus active, amène une sorte de fermentation intérieure, qui fait monter, qui étale à la surface du corps, pour s'en débarrasser, et les éliminer sous la forme d'irruptions diverses, différents principes vicieux renfermés dans l'organisme.

La cause, la raison d'être, l'essentialité des pseudo-exanthèmes, sont les mêmes que pour les exanthèmes ; il n'y a entre les exanthèmes et les pseudo-exanthèmes, qu'une différence du plus au moins, cette différence est assez tranchée pour être formulée de la manière suivante:

Les pseudo-exanthèmes diffèrent des exanthèmes : 1° en ce qu'ils ne sont ni épidémiques, ni contagieux; 2° en ce qu'ils n'éveillent que très peu de retentissement général dans l'économie, ainsi leurs accidents prodromiques et concomitants sont à peine appréciables, et manquent même quelquefois complètement ; 3° en ce qu'ils n'ont jamais, par conséquent, la gravité des exanthèmes ; 4° en ce que, bien que présentant toujours une forme aiguë, ou sub-aiguë, leur durée n'est pas fixe, *cyclique*, comme celle des exanthèmes, mais au contraire variable, indéterminée, par la raison que les éruptions qui les caractérisent ne se font point habituellement, comme les exanthèmes, en une seule, mais en plusieurs poussées successives. La durée moyenne des exanthèmes, nous l'avons vu, est de huit à quinze jours; la durée des pseudo-exanthèmes ne saurait être évaluée d'une manière aussi précise ; elle varie entre un, et trois, ou quatre septénaires.

Quelles sont donc les affections cutanées qui pourront

être dénommées des pseudo-exanthèmes ou des fièvres pseudo-exanthématiques ? — Ce ne seront jamais celles dont le caractère est la chronicité, c'est-à-dire l'absence de tout caractère aigu, inflammatoire, et dont la durée est toujours d'une longueur indéterminée ; ainsi le psoriasis, le prurigo, ne peuvent jamais être considérés comme des pseudo-exanthèmes. Ce sont encore celles dont les lésions anatomiques présentent, soit par leur étendue, soit par leur profondeur, un caractère qui implique un degré de gravité considérable, et une durée nécessairement toujours longue : ainsi l'herpétide exfoliatrice, l'eczéma aigu, fluent généralisé, le rupia, même simplex, et sans caractère syphilitique ne seront jamais des pseudo-exanthèmes.

Vous considérerez au contraire, comme des pseudo-exanthèmes, toutes les affections cutanées à caractère bénin, à type aigu, ou sub-aigu, à évolution rapide, qui se déclareront sans cause externe, appréciable, sans cause interne inhérente, spécialement à tel ou tel organe, ou à telle ou telle fonction à l'estomac par exemple, mais qui seront la conséquence, ou l'expression d'un trouble général passager, et sans gravité.

Ainsi l'*eczéma rubrum*, *le lichen ruber*, *le pityriasis-rubra*, *l'urticaire* (quand elle ne dépend pas de troubles digestifs spéciaux), *l'impétigo*, *la miliaire*, *l'érythème*, *l'herpès*, *la roséole*, *la varicelle*, *l'ecthyma*, *le pemphigus aigu*, dans sa forme bénigne, l'*hydroa-bulleux* ou *vésiculeux* : sont des pseudo-exanthèmes. Et il y a des états pathologiques fébriles que vous devrez appeler : *fièvres pseudo-exanthématiques*, *eczémateuse*, *lichénoïde*, *pity-*

riasique, ortiée, impétigineuse, miliaire, herpétique, rubéolique, varicelleuse, ecthymateuse, pemphigode, ou pemphigoïde. Vous ne trouverez dans ces affections aucun des caractères pouvant se rapporter à l'une ou à l'autre, des quatre grandes diathèses syphilitique, scrofuleuse herpétique, cancéreuse. Vous y trouverez au contraire, des caractères qui les rapprocheront des exanthèmes vrais, mais qui, cependant les en distingueront, d'une manière assez tranchée, pour que vous ne puissiez pas les confondre avec les exanthèmes. Les exanthèmes et les pseudo-exanthèmes ont un air de famille ; ils se ressemblent, quant à leur origine, et quant à leurs manifestations cutanées, mais tout en se ressemblant il y a entre eux d'assez grandes différences pour qu'ils soient très nettement séparés et distingués. Vous verrez dans les exanthèmes, des maladies toujours graves, contagieuses, souvent épidémiques, de véritables diathèses ayant leurs formes bénignes et malignes, et susceptibles par leur rétrocession, de produire les plus redoutables accidents métastatiques. Vous verrez, dans les pseudo-exanthèmes des maladies toujours légères, ne consistant qu'en troubles superficiels, n'étant jamais graves, jamais contagieuses et jamais épidémiques. Ces deux classes de maladies si distinctes se ressemblent cependant en quelques points ; elles ont, l'une et l'autre, des lésions anatomiques tantôt simples, c'est-à-dire n'ayant qu'un seul élément anatomique, comme la rougeole, la roséole, l'érythème, l'érysipèle, dont la lésion anatomique reste unique et purement congestive et exanthématique, et tantôt composées, c'est-à-dire formées de plusieurs lésions anatomiques, d'espèces différentes, comme la variole, la varicelle, l'impétigo, l'eczéma, l'herpès, chez lesquels la vésicule et la pustule se sont ajoutées secondairement à la lésion exanthématique primitive. Mais cette similitude au point de vue anatomique, ne saurait effacer les différences profondes qui séparent les exanthèmes des pseudo-exanthèmes, les fièvres exanthématiques des fièvres pseudo-exanthématiques.

QUINZIÈME CONFÉRENCE.

Caractères pathognomoniques des affections cutanées cachectiques.

MESSIEURS,

Dans notre dernière conférence, nous avons vu des états pathologiques aigus, à évolution rapide, à forme inflammatoire, représentés sur la peau, par des lésions spéciales, toujours les mêmes, et dont le caractère, nettement tranché, est le cachet pathognomonique de chacun de ces états pathologiques, qui en reçoit son nom particulier, et son individualité morbide. Ces différents états pathologiques, nous les avons appelés des *diathèses exanthématiques*, parce qu'ils ont, pour signes extérieurs, des affections cutanées dites *exanthèmes*, et parce qu'ils sont des maladies générales, dont la constitution tout entière est imprégnée.

A côté de ces diathèses, ou fièvres exanthématiques, nous avons vu d'autres états pathologiques, moins graves, moins nettement déterminés, plus vagues, plus irréguliers, dans leur manière d'être, et n'ayant plus, ni caractère contagieux, ni caractère épidémique ; ceux-là, nous les avons appelés, avec M. Bazin, des fièvres *pseudo-exanthématiques*, ou des *pseudo-exanthèmes*.

Mais, exanthèmes et pseudo-exanthèmes, nous ont

présenté un même caractère, quoiqu'à des degrés différents, le caractère aigu, inflammatoire. Chez les uns, comme chez les autres, nous avons constaté la fièvre, c'est-à-dire une sur activité vitale morbide, un effort expulsif, et d'élimination, pour des principes vicieux et malfaisants, dont la nature se débarrasse, par un molimen, qui les porte à la peau, sous la forme d'éruptions diverses.

Aujourd'hui, nous allons étudier un autre état général pathologique, mais bien différent, représenté aussi, sur la peau, par des lésions, ou affections cutanées spéciales, qui nous le feront reconnaître. Nous ne trouverons plus rien d'aigu, rien d'inflammatoire, rien qui dans le désordre général produit, exprime une vitalité morbide, déviée, mais excessive et surabondante, nous trouverons au contraire la chaleur vitale qui s'éteint, la vie qui se retire, les forces qui se dégradent et s'épuisent, en un mot la cachexie.

On désigne, sous le nom de cachexie, un état général d'affaissement, de débilitation, d'atonie, de désorganisation constitutionnelles, d'altération profonde de tout l'organisme. Il y a cachexie, quand les fonctions physiologiques ont cessé d'être régulières, quand il n'y a plus, ni sommeil ni appétit, quand la digestion est difficile, laborieuse, l'affaiblissement extrême, les forces prostrées; quand le sang est appauvri, la nutrition nulle, ou à peu près nulle, l'amaigrissement progressif, l'habitude extérieure exprimant la souffrance, et quand la peau desséchée, ridée, parcheminée, est décolorée, ou d'une teinte qui n'est plus sa teinte normale.

Plusieurs causes différentes produisent la cachexie; la première de toutes, c'est la vieillesse. Quand? à quelle époque de la vie, la cachexie, la décrépitude de l'âge que nous appellerons aussi la sénilité, se fait-elle sentir? — Il est impossible de le dire. La sénilité résulte, souvent, moins du nombre des années, que de la perte de tout ce qui constitue la santé. Tel individu, à quatre-vingts ans, s'il a su conserver, par une sage hygiène, l'intégrité de ses organes et de ses fonctions physiologiques, s'il a su, par de prudents ménagements éloigner les infirmités de l'âge, est plus jeune que tel autre à cinquante, ou soixante ans, qui, s'abandonnant à la mollesse, a laissé se perdre les habitudes de travail, et d'activité de la jeunesse et de l'âge mûr, habitudes nécessaires au fonctionnement régulier de la vie.

La cachexie sénile n'affecte pas seulement la vieillesse; elle est encore trop souvent le triste apanage de la première enfance. Rien n'est plus hideux à voir, rien n'est plus ridé, et plus décrépit, rien n'est plus vieux que ces malheureux petits êtres, mal nourris, mal soignés, dont les yeux éteints, dont le visage ridé, et le corps émacié portent l'empreinte de toutes les flétrissures, et de toutes les dégradations de la sénilité la plus avancée. Nulle part vous ne trouverez la cachexie de la vieillesse plus caractérisée que chez ces petits vieillards de quatre et de six mois, dont l'aspect navrant inspire une si profonde pitié. C'est la cachexie de la misère portée à son plus haut degré.

Mais il n'y a pas que la cachexie de l'âge, des privations et de la misère, il y a encore la cachexie de la débauche et de tous les excès ; il y a la cachexie de la maladie. La cachexie est, trop souvent, l'aboutissant et la terminaison de la syphilis, de l'herpétis, de la scrofule, du cancer, et de la tuberculose. Le malade psoriasique couché au n° 39 de la salle Bichat, ne vous offre-t-il pas le lugubre tableau de la cachexie herpétique? La femme du n° 71 de la salle Henri IV, ne vous montre-t-elle pas la double cachexie de la scrofule et de la tuberculose, dans leur degré le plus prononcé ? et la malade de la même salle, au n° 45, n'est-elle pas un exemple de la cachexie cancéreuse ?

La cachexie, quelle que soit sa cause n'est pas d'un diagnostic difficile. Vous n'avez qu'à regarder, vous la reconnaîtrez bien vite à toutes les ruines si apparentes qui la caractérisent.

Mais, elle est représentée sur la peau, par certaines affections, qui en sont habituellement le triste cortège et le symptôme. Ces affections, issues de la cachexie, engendrées et entretenues par elle, sont en même temps une des causes qui la font durer, et qui l'aggravent ; en sorte qu'elles sont, à la fois cause et effet. Elles sont l'effet, le résultat de la cachexie, et elles en deviennent le symptôme, le signe extérieur, parce que, nées de la cachexie, elles en ont tous les caractères ; mais elles deviennent, à leur tour, une nouvelle cause de cachexie, par les souffrances qu'elles occasionnent, par les troubles fonctionnels qu'elles produisent, par les déperditions de substance qu'elles amènent.

Il y a donc des affections cutanées que nous pouvons appeler des affections *cachectiques* parce qu'elles sont liées à la cachexie, parce qu'elles en sont les compagnes ordinaires, et que, par conséquent, elles peuvent en être considérées comme le symptôme.

Les affections cachectiques ont trois caractères principaux : 1° la chronicité ; développées sur un terrain qui a perdu toute sa chaleur, sur une peau desséchée, sur une constitution usée, elles ne trouvent aucun aliment inflammatoire, rien qui puisse leur donner une forme aiguë, chaude, une évolution rapide. Si l'on constate une fièvre concomitante, ce n'est pas la fièvre de l'inflammation, c'est la fièvre hectique, c'est-à-dire la fièvre de la fatigue, de la souffrance, de l'épuisement, de la consomption ; la durée de ces affections est donc toujours chronique, c'est-à-dire longue, sans changements appréciables. Liées à la cachexie, elles en sont inséparables : elles ne guérissent, que si le cachectique revient à la santé, sinon, elles l'accompagnent jusqu'à la mort.

Le deuxième caractère des affections cachectiques est la tendance à l'ulcération, et à la destruction ; elles ont un type essentiellement ulcératif ; elles naissent de la désorganisation de tissus, qui, manquant de leur vitalité normale, et n'ayant plus qu'une vitalité déviée, et de mauvais aloi, se couvrent de proliférations morbides, et malsaines, dont le développement devient pour la peau, comme pour l'ensemble de l'organisme, une nouvelle cause de dégradation et d'affaiblissement. Ces productions cachectiques ressemblent à ces végétaux parasitaires qui poussent sur l'écorce d'arbres rabougris, et tombant de vétusté ; l'existence de ces parasites, de ces moisissures, indique la maladie de l'arbre, et son manque de sève.

Le troisième caractère des affections cachectiques est l'atonie. Ce caractère ressort des deux premiers ; il en est la conséquence, la complication et le complément ; la réunion de ces trois caractères indique parfaitement ce que sont ces affections, elle en montre la nature et la gravité. D'une part, la chronicité, c'est-à-dire la durée longue et indéfinie, sans aucun phénomène aigu, ou phlegmasique ; d'autre part la tendance à l'ulcération, soit par gangrène, soit par ulcération, amincissement, désorganisation de la peau, et enfin l'atonie c'est-à-dire le défaut, l'absence d'une vitalité réactionnelle, réparatrice et cicatricielle, pour s'opposer aux progrès du mal, arrêter la marche ulcérative, et réparer les pertes de substance qu'elle a produites.

Tels sont, messieurs, d'une manière sommaire, les caractères des affections cachectiques : vous voyez combien ces affections diffèrent des affections exanthématiques. Du côté des exanthèmes, nous avons la fièvre, l'acuité, l'inflammation, la vie qui surabonde d'énergie. pour se débarrasser, par un violent effort expulsif, des principes malfaisants dont l'économie est infectée. Du côté de la cachexie, nous avons aussi des éruptions, mais, des éruptions atoniques, ulcératives, gangréneuses, produites par la désorganisation, et désorganisatrices elles-mêmes.

Et maintenant, après vous avoir donné les caractères généraux des affections cachectiques, après vous les avoir montrées, dans leur ensemble, réunies dans un même groupe, par une similitude de manière d'être, d'origine, de durée, de physionomie, qui vous permettra de les diagnostiquer, voyons chacune de ces affections isolément.

Il y a six affections *cachectiques*, qui sont, le *pemphigus*, le *rupia*, le *purpura*, le *prurigo*, l'*ecthyma*, les *ulcères atoniques des jambes*.

Pemphigus cachecticus ou pemphigus senilis.

Le pemphigus est une affection de la peau et des muqueuses, mais de la peau principalement, dont la lésion mère est une bulle. La bulle du pemphigus ressemble à la phlyctène du vésicatoire, ou de la brûlure ; c'est un soulèvement épidermique, de grosseur qui varie entre le volume d'une noisette, et le volume d'un œuf de dinde. Elle est claire, transparente, comme le liquide citrin qui la remplit, et persiste pendant deux ou trois jours. Trois périodes mesurent l'évolution du pemphigus, la première période est une période érythémateuse ; la deuxième période est la période vésiculeuse ; la vésicule s'élève sur la surface érythémateuse ; la troisième période est la période croûteuse ; après deux ou trois jours de durée, la vésicule se crève ; dans des cas plus rares, le liquide qu'elle contenait, au lieu de se répandre au dehors, est résorbé. Dans l'un et l'autre cas, le feuillet épidermique, dont le soulèvement avait formé la vésicule, s'affaisse, retombe sur la surface dermique sous-jacente et la recouvre, sous la forme d'une croûte mince, lamelleuse, foliacée, formée à la fois, et par l'épiderme, et par la concrétion du liquide séreux, devenu purulent, à la fin de l'évolution de la la bulle. A la faveur de la croûte, le derme ulcéré peut se cicatriser ; mais aussi il peut rester à l'état d'ulcération, et sécréter indéfiniment un liquide sanieux et infect. Tel est en quelques mots, le pemphigus.

Or, si l'on excepte le pemphigus plantaire et palmaire des nouveau-nés, qui est toujours syphilitique ; si l'on excepte le pemphigus aigu et saisonnier, pseudo-exanthématique, qui constitue la fièvre pemphigode ou pemphigoïde, le pemphigus, en dehors de ces deux cas est toujours cachectique, le signe et le symptôme de la cachexie.

Le pemphigus cachectique, appelé *pemphigus cachecticus* ou *senilis* se distingue par les caractères suivants : 1° la première période, ou période érythémateuse, ou congestive, manque ; rappelons-nous, en effet, que les affections cachectiques, n'ont jamais rien d'inflammatoire, donc pas d'érythème initial ; 2° les bulles sont la lésion primitive, elles s'élèvent sur la peau, sans rougeur préalable ; 3° leur siège habituel se trouve sur les membres inférieurs ; 4° si elles sont ordinairement peu nombreuses à la fois, le plus souvent il n'y en a qu'une seule (*pemphigus solitarius*) ; l'éruption des bulles est successive, quand l'une est affaissée, flétrie ou cicatrisée, il s'en forme une autre (*pemphigus successivus*) ; et cette durée, cette formation de bulles successives peut être indéfiniment longue ; elle peut se produire jusqu'à la mort du malade (*pemphigus diutinus*), ainsi épuisé progressivement, et à la longue, par cette sécrétion indéfinie de sérosité. Plus la cachexie est grave, et plus le volume des bulles est considérable ; la diminution dans le volume des bulles est d'un pronostic favorable.

Rupia senilis, ou cachectica.

Le rupia est une affection cutanée, dont la lésion mère est également la bulle ; mais cette bulle, profondément enfoncée dans l'épaisseur du derme, remplie d'un liquide noirâtre, et s'ouvrant, dès le premier jour de son existence, non persistante, par conséquent, diffère essentiellement de la bulle du pemphigus. Quand la bulle du rupia est ouverte, elle est remplacée par un ulcère profond, sanieux, d'un mauvais aspect, noirâtre, mélange de sang et de pus, appelé sanie purulente. Ce liquide se concrète sous forme de croûtes humides, stratifiées, c'est-à-dire formées de plusieurs couches lamelleuses superposées ; les couches les plus récentes sont les plus profondes, c'est-à-dire celles qui recouvrent le plus immédiatement, l'ulcération. La réunion, l'ensemble de ces différentes couches croûteuses forme une saillie conique, pyramidale, et la pression exercée sur un des points de cette surface croûteuse fait sourdre entre ses interstices, le liquide sanieux, sur lequel elle repose. Les croûtes du rupia, si elles ne sont pas arrachées, peuvent persister pendant un temps considérable. Dans les cas les plus heureux, si elles ont pu être respectées, la cicatrisation de l'ulcère s'opère lentement, grâce à la protection que lui donne la croûte, contre toutes les causes d'irritation venant du dehors. Mais, le plus habituellement, et surtout si les croûtes sont situées à la partie postérieure du tronc et des membres, servant alors de point d'appui, et n'ayant pas la solidité ni le degré de résistance suffisantes pour supporter le poids du corps, elles se brisent, se détachent et laissent à nu l'ulcération. Celle-ci est alors irritée par le contact de l'air, par le poids du corps, par les adhérences qu'elle contracte avec la chemise, avec les draps de lit, adhérences qui se forment, en dépit des pansements, et qui sont violemment et douloureusement rompues, à chaque mouvement du malade. Sous ces influences malfaisantes, l'ulcération se creuse, s'agrandit, devient très douloureuse, secrète, en plus grande quantité, un pus sanieux et fétide, qui, par son odeur, empoisonne le malade, achève de l'épuiser par son abondance, en même temps qu'il est privé de repos et de sommeil, par les souffrances dont l'ulcération est la cause.

Telle est la marche, et tels sont les effets du rupia cachectique. Il se distingue du rupia syphilitique : 1° en ce qu'il ne siège ordinairement qu'aux membres inférieurs, tandis que le rupia syphilitique se produit partout, aussi bien à la face et sur le tronc, qu'aux membres abdominaux ; 2° en ce qu'il n'affecte pas habituellement la forme dite *rupia proeminens*, c'est-à-dire à croûtes très saillantes. Le rupia cachectique, indépendant de la syphilis et de l'herpétis, se présente sous deux formes : *rupia simplex*, à croûtes plates et relativement minces, et le *rupia escharrotica*, ou rupia gangréneux. Quand la bulle, dans cette dernière forme, s'est rompue, elle laisse à nu une escharre, véritable gangrène de tissus, dont la vie se retire et qui se mortifient;

c'est la mort partielle, la mort par lambeaux, annonçant et devançant la mort complète du malade.

Prurigo senilis, ou cachecticus.

Le prurigo est une affection dont la lésion mère est la papule. Un de ses caractères est la chronicité, c'est-à-dire, l'absence de toute inflammation locale et réactionnelle. Il consiste en papules larges, isolées les unes des autres, et coiffées à leur sommet, d'un petit caillot sanguin noirâtre. Le prurigo a différentes natures, en d'autres termes, diverses valeurs séméiologiques. Tantôt il est herpétique ; alors il est généralisé, il occupe les quatre membres et le tronc. Quelquefois il a commencé dès les premières années de la vie ; c'est le vrai prurigo, le prurigo qu'Hébra déclare être incurable, et qui, en effet, récidive avec une désespérante opiniâtreté. C'est le prurigo qui, dans certains cas, est désigné sous les noms de *prurigo ferox* et *prurigo formicans*, en raison des douleurs atroces qu'il occasionne. Tantôt le prurigo est *parasitaire*, symptomatique de l'existence du pediculus corporis, à la surface de la peau. Dans ce cas, il est limité à le région supérieure du dos, entre les deux épaules, et à la base du cou ; alors il se guérit très facilement. Après la destruction des parasites, par un ou deux bains, tenant en dissolution 20, 30 ou 40 grammes de sublimé, quatre ou cinq bains sulfureux suffisent pour le faire disparaître.

Quand il est symptômatique de cachexie, le prurigo, appelé alors *prurigo senilis*, ou *cachecticus*, si la cachexie dépend d'une autre cause que de la vieillesse, siège aux membres inférieurs plutôt qu'ailleurs : sans avoir le degré de malignité qu'il présente dans les formes herpétiques, dites *prurigo ferox* et *prurigo formicans*, il ne laisse pas que d'occasionner des démangeaisons très vives, dont le paroxysme est nocturne, et dont le résultat est d'enlever tout sommeil et tout repos. Voilà comment ce prurigo, engendré par l'état cachectique de la peau, et de toute la constitution du malade, devient, à son tour, une cause nouvelle de cachexie, et d'anéantissement des forces. Il ne se guérit que par la cessation de la cachexie, c'est-à-dire par la guérison même du malade; sinon il persiste jusqu'à la terminaison fatale.

Purpura cachectica, ou senilis.

Le purpura est une affection caractérisée, anatomiquement, par une extravasation sanguine, en dehors des vaisseaux capillaires veineux et artériels. Le sang défibrinisé, déglobulisé, ayant perdu sa consistance, sa densité normales, s'échappe, filtre à travers les parois vasculaires, s'extravase et se répand dans l'épaisseur de la trame dermique, et jusque dans le tissu cellulaire sous-cutané. Tantôt il y forme de petites taches, d'un rouge vineux foncé, appelées *pétéchies;* tantôt des surfaces larges, de dimension et de configuration variées; d'autres fois de vastes taches noirâtres, ecchymotiques, véritables ecchymoses sous-cutanées, coïncident avec des hémorrhagies nasales, bronchiques, gastriques, vésicales, compromettant sérieusement l'existence et pouvant mettre la vie dans un grand danger. Ces indications sommaires montrent qu'il y a deux formes de purpura ; la forme légère et la forme grave. La forme légère, ou *purpura simplex*, se présente sous deux modalités bien différentes. Tantôt elle est accompagnée de fièvre ; aussi Willan et Bateman la désignent-ils sous le nom de *fièvre purpurique*. Cette fièvre, dont la durée est de sept à huit jours, peut être considérée comme une fièvre pseudo-exanthématique purpurique. Elle existe à tous les âges de la vie, au printemps principalement. Tantôt au contraire, le purpura simplex est apyrétique, c'est le *purpura sine febre*. Dans ces deux formes, les taches purpuriques, quelle que soit leur dimension, se produisent sur n'importe quelle région. On les trouve sur le tronc et sur les membres ; leur durée est de sept à dix jours. Écloses en une seule poussée elles disparaissent aussi toutes en même temps. Leur coloration vineuse s'affaiblit, se dégrade, devient jaunâtre, et s'efface sans laisser de trace. Quelquefois, la production des taches est accompagnée, dans toute l'étendue du membre affecté, de douleurs vagues profondes ; c'est le *purpura rhumatismal* ; d'autres fois la douleur siégeant dans les taches purpuriques mêmes, consiste en démangeaisons très vives, c'est le *purpura urticans*. Le plus habituellement le purpura n'est pas douloureux.

La forme grave ou hémorrhagique, à larges suffusions sous-cutanées ecchymotiques a été décrite par Verlof sous le nom de *morbus maculosus* ; sa durée est indéterminée, elle se termine souvent par la mort, compliquée qu'elle est par des hémorrhagies internes.

Le purpura peut être accompagné de fièvre, mais ce n'est pas une maladie inflammatoire; les taches grandes ou petites, simples pétéchies, ou larges surfaces maculeuses ne sont pas formées comme dans les exanthèmes par la congestion active inflammatoire des vaisseaux capillaires, mais par une véritable extravasation sanguine, par l'issue du sang, hors des vaisseaux, et sa stagnation dans le tissu cellulaire. Aussi les taches purpuriques sont-elles fixes; elles ne disparaissent pas à la pression du doigt, comme les taches érythémateuses, ou exanthématiques.

Le purpura quelle que soit sa forme, légère ou grave, fébrile ou apyrétique, qu'il existe à l'état de *fièvre purpurique printanière*, ou bien qu'il soit sans fièvre, est toujours l'expression d'un certain degré de fatigue, d'affaiblissement constitutionnel.

Lorsque le purpura est *cachectilis*, ou *senilis*, c'est-à-dire symptomatique d'une cachexie quelconque, de la cachexie de l'âge, de la misère, ou de la maladie, il a pour caractères : 1° d'être sans fièvre ; 2° de siéger aux membres inférieurs ; 3° de se produire par poussées successives, et, par conséquent, d'avoir une durée longue et indéterminée, comme toutes les autres affections cachectiques, d'être comme elles, atonique et chronique dans son évolution, et dans ses caractères ; il ne guérit que par la guérison de la cachexie elle-même.

Ecthyma cachecticum; ecthyma senile.

L'ecthyma est une affection cutanée dont la lésion

mère est la pustule. Les pustules de l'ecthyma ont pour caractère d'être volumineuses, arrondies, grisâtres, entourées à leur base d'un cercle érythémateux, de persister à l'état de pustules, pendant quatre ou cinq jours de suite, et de donner lieu, par la concrétion du pus qu'elles contiennent, à des croûtes noirâtres, sèches, très adhérentes à la peau, et persistantes elles-mêmes, pendant un nombre de jours considérable.

Tels sont les caractères anatomiques de l'ecthyma. Considéré maintenant au point de vue de sa nature, l'ecthyma est tantôt aigu, pseudo-exanthématique, constituant la *fièvre pseudo-exanthématique printanière ecthymateuse* ; tantôt il est parasitaire, symptomatique de l'existence de la gale, et alors affectant les mêmes sièges que la gale, entourant les vésicules et les sillons acariens, s'éteignant avec eux, et même avant eux, sous l'influence d'un simple traitement émollient. L'ecthyma est encore *syphilitique*, symptomatique de la syphilis à sa période tertiaire, constituant une syphilide maligne, ou ulcéreuse. Il y a aussi un *ecthyma herpétique*, lié à une herpétis ancienne grave.

Il y a enfin un ecthyma *cachectique*, *ecthyma cachecticum senile*, symptôme de toutes les cachexies, et en particulier de la cachexie senile.

L'ecthyma, en dehors de sa forme aiguë pseudo-exanthématique, et de sa forme parasitaire porte toujours avec lui un caractère cachectique ; quand il est syphilitique, il traduit, sur la peau, une syphilis ancienne, grave, arrivée à sa période tertiaire, et ayant déjà imprimé à toute l'économie un certain degré de cachexie. Quand il est lié à l'herpétis, c'est à une herpétis déjà voisine de la cachexie herpétique.

L'ecthyma est surtout *cachectique* quand il représente la cachexie sénile, et ses caractères sont alors les suivants : 1° il est disséminé, mais siégeant surtout aux membres inférieurs ; 2° il est sans fièvre ; 3° les pustules ecthymateuses se produisent par plusieurs poussées successives, par conséquent sa durée est très longue, indéfinie, il est lié à la cachexie elle-même, dont il est le compagnon inséparable ; il ne se guérit que si elle se guérit ; 4° il est essentiellement ulcéreux ; quand les croûtes se détachent, les parties sous-jacentes ne sont pas cicatrisées, elles restent à l'état d'ulcérations suppurantes. Ces ulcérations sont très douloureuses ; elles contractent des adhérences avec tout ce qui est à leur contact, et ces adhérences rompues, déchirées, à tous les mouvements des malades, sont la cause de très vives douleurs : ces douleurs, d'une part, et d'autre part, la suppuration sont une cause d'aggravation de l'état du malade, de sorte que *l'ecthyma cachecticum*, engendré par la cachexie, devient à son tour une cause nouvelle de cachexie, un principe d'aggravation pour cette cachexie, qu'il entretient, et contribue à rendre de plus en plus sérieuse et incurable.

Ulcères atoniques des jambes.

Ces ulcères que j'ai décrits, avec tous les détails qu'ils comportent, dans le deuxième volume de mes *leçons cliniques sur les maladies de la peau*, sont encore un symptôme de cachexie. Ils offrent à noter deux faits pathologiques, importants et pathognomoniques, qui les constituent, et en caractérisent la nature : 1° l'amincissement, la diminution de la vitalité des parties molles, qui se désorganisent, s'ulcèrent et se sphacèlent ; 2° l'atonie complète de toutes les parties ambiantes, et par conséquent l'absence, l'impossibilité d'une réaction, d'une inflammation de bonne nature, bourgeonnante et cicatricielle.

Ainsi, d'une part, tendance ulcérative et destructive, et d'autre part, rien qui s'oppose à cette disposition ulcérative, rien qui en arrête les progrès, aucune vitalité prolifératrice, pour combler les vides produits, et réparer les tissus détruits... Voilà en deux mots ce que sont ces ulcères atoniques, séniles et cachectiques ; voilà l'explication de leur formation, de leurs accroissements, et aussi de l'excessive lenteur, de l'extrême difficulté de leur guérison, de leurs récidives, et, nous pouvons même le dire, de leur incurabilité.

SEIZIÈME CONFÉRENCE

Des affections cutanées symptomatiques de troubles pathologiques, physiologiques et psychiques.

MESSIEURS,

Vous devez comprendre maintenant quelle place importante et capitale les maladies de la peau occupent dans la pathologie. Sans elles nous ne connaîtrions ni la syphilis, ni la scrofule, ni l'herpétis, puisque la peau est le terrain de prédilection de ces trois grandes diathèses; puisque c'est sur la peau, et par les lésions spéciales qu'elles y inscrivent, qu'elles manifestent leur existence. Et ces lésions que sont-elles, sinon les caractères pathognomoniques, les symptômes de ces diathèses? Le cancer, lui-même, choisit la peau, pour y développer plusieurs de ses formes, que la dermatologie nous apprend à diagnostiquer. Sans la connaissance des lésions cutanées qui les distinguent, et qui leur donnent à chacune leur nom, nous ne comprendrions rien aux fièvres exanthématiques, et pseudo-exanthématiques.

Les maladies parasitaires que nous rencontrons si souvent, n'est-ce pas encore la dermatologie qui nous les enseigne?

Les maladies, dites maladies de la peau, ne sont donc, en réalité, que les maladies de l'organisme presque tout entier, devenues maladies extérieures, et s'étalant sur notre tégument externe, en traits visibles et palpables, pour nous en rendre le diagnostic facile. Considérée à ce point de vue, la dermatologie est donc une des branches les plus importantes de la pathologie, puisqu'elle en est le flambeau, puisqu'elle est le guide et la lumière du diagnostic, dans un grand nombre d'états morbides qui, sans elle, resteraient obscurs, vagues, et indéterminés.

Mais la dermatologie n'est pas seulement ce que nous venons de dire; elle est encore l'indice, la manifestation extérieure des troubles physiologiques et pathologiques, superficiels et profonds, inhérents à telles et telles phases de notre existence; elle est, de plus, l'expression visible et la traduction au dehors, de certains états psychiques, et d'émotions morales, qui se reflètent sur la peau, en caractères que nous avons à vous faire connaître.

Il existe, Messieurs, entre la peau, la peau du visage surtout, et de l'estomac, les sympathies les plus étroites, et comme une intime solidarité. La muqueuse gastrique est-elle congestionnée, par une digestion laborieuse? — La face est rouge, vultueuse. Et si cette coloration anormale et de sympathie, se renouvelle fréquemment à la suite d'excès de table habituels, elle reste permanente; et sa persistance devient le commencement d'une affection congestive, appelée couperose, acné rosacée, ou taches couperosiques. Vous savez que les excès alimentaires, et en particulier l'abus des boissons alcooliques, sont une des causes de l'acné boutonneuse, et de l'acné couperosique; affection, qui ne laisse pas d'avoir un certain degré de gravité par sa durée longue, opiniâtre, et surtout par la difformité qui la caractérise. Rien, en effet, n'est plus disgracieux que ces tubercules acnéiques, et que ces taches d'un rouge vineux et framboisé, qui s'étalent sur le front, sur le nez, sur les joues et sur les épaules. C'est le plus souvent dans l'estomac, et par l'estomac, qu'il faut attaquer cette affection érythémateuse congestive exanthématique, qui siège, à la fois, dans les glandes sébacées, et dans la zone dermique qui les entoure. Sans doute, vous instituerez un traitement local, vous prescrirez ces lotions répétées, avec la solution sulfureuse que vous nous voyez employer, avec tant de succès, et dont voici la formule :

Sulfure sec de potassium. . . .	5 gr.
Teinture de benjoin.	5 gr.
Eau	500 gr.

En mettre, pour chaque lotion, une grande cuillerée dans un verre d'eau chaude.

Mais en même temps, vous vous occuperez spécialement de l'estomac, vous soumettrez le malade à un régime diététique convenable ; vous interdirez tous les irritants, et vous opérerez de salutaires révolutions par des boissons dépuratives et purgatives.

L'usage de certains aliments, d'une digestion difficile, fatigue l'estomac, et cette fatigue a son retentissement sur sa peau ; ainsi, après l'ingestion de certains crustacés, tels que les moules, le homard ; de certains poissons, tels que le brochet, et spécialement des œufs de ce poisson, il n'est pas rare de voir le corps se couvrir d'élevures d'urticaire, ou de papules d'érythème ; ces éruptions sont le symptôme de l'irritation de la muqueuse gastrique, et c'est de ce côté, et non pas sur la peau, qu'il faut diriger votre thérapeutique. Ces affections cutanées, symptomatiques d'une légère, et passagère irritation intestinale ne sont pas durables ; elles ne persistent guère plus de un à trois ou quatre jours.

Les mêmes phénomènes symptomatiques se produisent sur la peau, après l'usage de quelques médicaments, difficilement acceptés par l'estomac, ou dont l'emploi a été très prolongé. Ainsi quelques doses de copahu suffisent quelquefois, pour que tout le corps se couvre d'une éruption généralisée, d'un érythème papuleux, ou tuberculeux, qui a reçu le nom d'*érythème copahique*. L'iodure de potassium, mal supporté, ou donné à trop fortes doses, produit quelquefois une éruption pustuleuse, qui n'est sur la peau que le reflet de l'irritation stomacale.

Vous verrez, dans des cas de dyspepsie, de gastrite chroniques, de mauvais état des voies digestives, vous verrez, sur la peau, une urticaire, à évolution également chronique, se produisant quelquefois sous la forme intermittente, avec des paroxysmes, tantôt du jour, et tantôt de la nuit (*urticaria evanida, nocturna, et diurna*). Vous verrez de malheureux malades, tourmentés par les démangeaisons intolérables de ces éruptions intermittentes ou continues, qui les privent de sommeil, les énervent et les épuisent, et dont le point de départ, et la cause se trouveront dans les organes de la digestion, dans l'estomac surtout. Les désordres de la peau ne seront que la manifestation extérieure des désordres gastro-intestinaux. La véritable maladie est intérieure, viscérale et profonde ; et c'est là qu'il faut l'attaquer par une médication convenable. Tout ce qui se passe d'anormal sur la peau, n'est que l'effet et le symptôme de troubles, ou de lésions internes.

Mais ce ne sont pas seulement des troubles, ou des lésions morbides internes dont les symptômes se produisent sur la peau ; il y a aussi des troubles, en quelque sorte normaux et nécessaires, compagnons habituels de certaines fonctions physiologiques, qui ne s'accomplissent pas, d'ordinaire, sans une secousse générale, ébranlant plus ou moins l'économie. Il en est ainsi de la dentition. La congestion et la douleur de l'évolution dentaire ont leur retentissement sur la peau, par des éruptions de *strophulus prurigineux*, c'est-à-dire par l'éruption de ces grosses papules blanchâtres qui se produisent sur un fond érythémateux, et qui sont toujours le siège d'un prurit intense. Ces éruptions symptomatiques se produisent, tantôt sur les joues de l'enfant, dans les régions correspondantes aux dents qui poussent, et tantôt sur le tronc, et sur les membres supérieurs, ou inférieurs.

Il en est ainsi encore de la menstruation : il y a des femmes, chez lesquelles chaque époque menstruelle est précédée et accompagnée de l'éruption, soit d'une plaque d'herpès, soit d'une plaque d'érythème papuleux ou tuberculeux, soit de quelques élevures d'urticaire, se produisant dans des sièges variés, tantôt sur la face, tantôt sur le cou, ou sur la poitrine. En sorte que l'apparition de ces éruptions est l'annonce, et l'avant-coureur de l'apparition des règles.

Et de plus, n'est-il pas d'observation, que dans le cours, dans l'évolution de toutes les affections cutanées à type congestif ou inflammatoire, telles que la couperose, l'eczéma, l'herpès, l'impétigo, le lichen ruber, le pityriasis rubra, l'érythème, n'est-il pas d'observation que chaque époque cataméniale est signalée, par une congestion plus intense, par un degré d'inflammation plus prononcé de toutes les affections cutanées préexistantes. Or, ce redoublement dans l'intensité de ces affections cutanées, cette poussée qui s'opère en elles, n'est que le prodrome et le symptôme de l'époque menstruelle. Lors donc que vous voyez ces exacerbations se produire, sans autre cause appréciable, n'hésitez pas à y voir le signe de l'approche, ou de l'existence actuelle des règles. Pour votre pronostic, et pour le traitement, tenez compte de cette exacerbation, sachez qu'elle n'est que passagère ; elle ne durera qu'autant que dureront les règles, et quand celles-ci seront passées, les affections cutanées redeviendront ce qu'elles étaient auparavant, relativement à leur intensité.

La congestion utérine qui précède et accompagne chaque époque menstruelle a donc ses annonces et ses symptômes sur la peau. Il en est de même de la congestion et de la suractivité occasionnées dans cet organe par la grossesse. La congestion menstruelle de l'utérus n'est que passagère ; elle ne dure que quelques jours seulement, que le temps des règles ; de même, les différentes congestions cutanées qui en sont le signe et le symptôme extérieur, ont le même caractère transitoire, éphémère, aigu et d'évolution rapide. Mais s'il s'agit du molimen utérin plus durable de la grossesse, le retentissement symptomatique qui se produira sur la peau aura aussi un caractère plus durable. Ce sera une lésion sans acuité, stable, et qui persistera, non seulement pendant toute la grossesse, mais encore pendant toute la période puerpérale ; cette lésion consistera en une hypersécrétion de la matière colorante de la peau ; hypersécrétion qui se produira en vaste surface, sur le front, sur le nez, sur les joues, et qui sera signalée par une teinte bistrée, d'un jaune brunâtre, à laquelle on a donné le nom vulgaire de : *masque de la grossesse*, et que la dermatologie a désignée sous le nom de *chloasma gravidarum*, ou *uterinum*, afin de consacrer par cette dénomination même, sa valeur séméiotique au point de vue utérin.

Vous constaterez encore l'existence du même chloasma, justifiant ainsi son nom symptomatique d'*uterinum*, dans les affections chroniques de l'utérus ; ainsi dans les cas de fibromes, de dégénérescence carcinomateuse, et dans ces métrorrhagies si abondantes et si persistantes, mais sans lésion organique, qui signalent quelquefois l'époque de la ménopause.

Mais ce ne sont pas seulement les troubles pathologiques et physiologiques, survenant dans quelques-uns de nos organes, qui ont leur retentissement sympatique et séméiotique sur la peau; ce sont encore, dans quelques cas, des troubles moraux, des émotions morales vives, violentes, continues ou soudaines et passagères.

Ainsi M. Hardy admet et professe que la diathèse herpétique est une maladie générale ou constitutionnelle, qui s'acquiert, et peut se développer dans certains cas, sous des influences purement morales. Des chagrins prolongés, l'isolement, la séquestration peuvent en être l'origine. Nous admettons complètement cette opinion de notre savant maître. Nous avons observé des faits qui la justifient. Nous rapportons dans le deuxième volume de nos *leçons cliniques* trois cas d'eczéma observés par nous, et qui se sont produits incontestablement sous l'influence de causes purement morales. Dans les deux premiers cas, un eczéma s'est déclaré trois semaines environ après une très grande frayeur, chez deux hommes qui n'y étaient nullement prédisposés, ni par l'hérédité, ni par leurs antécédents personnels. L'émotion morale a donc été la cause efficiente de cet eczéma. Dans le troisième cas, la cause morale n'a été que cause occasionnelle, ou déterminante d'une poussée eczémateuse nouvelle, qui se produisit, deux ou trois heures après un accident de voiture, chez un individu qui était guéri depuis dix ans d'un eczéma aigu généralisé, pour lequel il avait été traité pendant deux ans par M. Bazin.

J'ai en ce moment-ci même, dans mon service, salle Henri IV, n° 50, une femme de quatre-vingts ans, chez laquelle un eczéma généralisé, éteint et guéri, depuis huit ans, s'est réveillé, il y a quelques jours, à la suite d'un chagrin violent éprouvé par cette femme. Pendant plusieurs jours elle était restée sous le coup d'une douleur poignante ; elle croyait son fils mort. Après quelques jours de ce chagrin profond, l'eczéma dont elle pouvait se croire à jamais débarrassée, reparut et la malade que nous soignons maintenant ne manque pas de nous dire qu'elle attribue cette réapparition à la révolution morale qu'elle a éprouvée, et en cela elle a parfaitement raison.

Nous avons vu plus haut, que l'urticaire précédée et accompagnée de quelques troubles généraux, doit être considérée comme un pseudo-exanthème, et constitue la fièvre pseudo-exanthématique ortiée (*urticaria febrilis*); que d'autres fois l'urticaire à forme aiguë ou chronique, n'est qu'un signe révélateur d'un état gastrique mauvais, aigu ou chronique ; mais ce n'est pas la seule valeur séméiotique que nous présente l'urticaire. Il y a une autre forme d'urticaire vraiment spasmodique ou nerveuse qui se manifeste en dehors de tout état fébrile, et n'est pas la forme ortiée qui n'est pas davantage liée à un trouble gastrique quelconque, aigu ou chronique, et dont l'apparition brusque, soudaine, et la disparition instantanée, après une durée de quelques instants seulement, ne peut être considérée que comme une affection spasmodique de la peau. Cette affection spasmodique existe sans la moindre lésion cutanée. Elle constitue à elle seule, l'état pathologique de la peau ; et quand le spsasme, toujours fugace, est passé, tout rentre dans l'ordre, et la peau redevient absolument dans son état normal et physiologique.

Or, cette urticaire spasmodique est le signe et le symptôme d'un trouble moral, d'une impression vive, d'une contrariété, d'une surprise. Le trouble pschychique se produit, et à l'instant même, le retentissement s'en opère sur la peau; le spasme urticarien s'y manifeste, et ce trouble extérieur et superficiel devient le signe révélateur du trouble intérieur qui n'existe que dans le domaine de l'âme.

Nous rapportons dans le second volume de nos *leçons cliniques*, plusieurs observations intéressantes de cette forme d'urticaire. Chez une dame, la vue d'une personne antipathique, détermine l'apparition immédiate d'une poussée d'urticaire; chez une autre l'odeur des fraises suffit à faire pousser des élevures d'urticaire sur la poitrine, sur les épaules et sur les bras ; chez une troisième, d'une nature très timide, l'émotion causée par l'entrée dans un salon détermine à l'instant une poussée d'urticaire.

Voilà donc une affection cutanée, une forme d'urticaire qui n'existe que par le fait, et comme symptôme d'un trouble moral ou psychique.

Comment donc expliquer ces faits bizarres, ces sortes de tempêtes qui bouleversent la peau, qui soulèvent sa surface, qui de plate et unie qu'elle est normalement, la rendent tout à coup inégale et mouvementée, semblable à une mer agitée ? — Cette explication nous est fournie par l'anatomie et la physiologie. Il y a dans la trame du derme, des petits faisceaux musculaires, des fibrilles lamineuses, qui rampent dans l'épaisseur de la trame dermique, qui font partie de sa contexture, aussi bien que de la structure des capillaires artériels et veineux. Ces petits muscles, véritables muscles de la peau, sont sous la dépendance du grand sympathique, ils ont été étudiés en Angleterre, par Erasme Wilson, et le docteur Gull; en France, par Marey et par Claude Bernard. Doués de propriétés contractiles, leur contraction s'opère sous l'influence de causes morales: et c'est cette contraction brusque, instantanée, spasmodique, qui produit les élevures fugaces de l'urticaire nerveuse.

La même explication rend compte de cet autre phénomène, non moins singulier, et désigné sous le nom de *chair de poule* (cutis anserina). Sous l'influence d'une émotion vive, de la frayeur, aussi bien que sous l'impression du froid, on voit, tout à coup, la surface de la peau se hérisser d'une multitude de petites saillies, qui, de lisse qu'elle était, la rendent rugueuse, inégale et rapeuse. Ces petites saillies, dont quelques-unes sont traversées par un poil, sont formées, les unes par des follicules pileux, et les autres, par des papilles dermiques. Voici comment Hébra explique ce phénomène remarquable : Parmi ces fibrilles musculaires lamineuses du grand sympathique, qui rampent dans l'épaisseur du derme, il y en a qui s'insèrent par une de leurs extrémités, profondément, les unes à la base des follicules pileux, les autres à la base des papilles du derme ; par leur autre extrémité, ces mêmes fibrilles s'insèrent plus superficiellement à la surface du derme ; or, en se contractant brusquement et spasmodiquement, et en rapprochant ainsi leur extrémité profonde de leur extrémité superficielle, ces petits muscles soulèvent à la fois, les follicules pileux et les papilles du derme, et les font saillir à la surface de la peau, sous la forme de petites tumeurs granuleuses, dont les unes (les pileuses), sont traversées par un poil qui émerge de leur centre et de leur sommet, dont les autres (les papillaires) ne présentent aucune ouverture, et sont simplement revêtues d'épiderme.

Ainsi donc, il y a des affections graves et persistantes de la peau, telles que l'eczéma, et d'autres plus légères, plus superficielles, fugaces et sans durée, simples modifications pathologiques et transitoires, dans sa manière d'être, qui résultent de causes purement morales, et qui, par conséquent, deviennent le signe révélateur des impressions morales qui les ont produites. C'était un fait important à vous faire connaître, et que nous avons suffisamment établi, de manière qu'il ne laisse aucun doute dans vos esprits.

Si maintenant nous voulons pousser plus loin l'étude séméiotique de la peau, au point de vue des impressions morales, nous trouverons d'intéressantes remarques à faire relativement à ses différentes colorations. La décoloration subite, la pâleur instantanée de la peau du visage, ne sont-elles pas l'effet et l'indice d'une émotion violente, d'un saisissement imprévu, d'une frayeur vive et soudaine? Et par contre, la rougeur congestive qui envahit subitement le front et les joues, n'est-elle pas le signe, soit de la pudeur alarmée, soit de la honte d'un méfait qui se sent dévoilé. C'est un masque qui trahit, aussi bien la timide innocence, que les tortueuses allures d'une conduite inavouable.

Et si, du domaine psychique, nous revenons à la pathologie, l'étude de la peau, considérée dans ses différentes manières d'être, ne nous offre-t-elle pas les plus importantes et les plus utiles indications séméiotiques?

La peau pâle, blanche et légèrement teintée de vert,

décolorée, n'est-elle pas le signe de l'anémie, de l'hydrohémie, de la chlorose et de la faiblesse? Et, au contraire, la peau brunâtre, fortement pigmentée, sur un fond rougeâtre, n'est-elle pas le signe de la pléthore, de la force, du tempérament sanguin ?

La coloration jaune-citron de la peau nous montre que les voies biliaires sont obstruées, et que la matière colorante de la bile a passé dans les capillaires sanguins.

Sa teinte jaune feuille-morte, nous indique la cachexie cancéreuse ; sa teinte terreuse, la cachexie paludéenne ; sa teinte ardoisée, la maladie bronzée d'Addisson.

La coloration rosée des régions malaires nous dénonce la tuberculose pulmonaire ; et si cette coloration n'existe que d'un seul côté, dans le cours d'une affection pulmonaire aiguë, nous sommes autorisés à soupçonner une pneumonie correspondante.

Dans le cours d'une maladie, la sécheresse et la chaleur de la peau démontrent un état fâcheux, et font porter un pronostic grave ; le rétablissement de ses sécrétions normales, son humidité, sa souplesse, sa fraîcheur, au contraire, sont d'un augure favorable.

Une peau ridée, rugueuse, parcheminée, desséchée, qui a perdu son élasticité, et qui n'adhère plus aux parties sous-jacentes, annonce la sénilité, la cachexie sénile, ou une constitution amaigrie et détériorée par la maladie ou par la misère. Et, au contraire, une peau rosée satinée, halitueuse, lisse et intimement unie aux tissus qu'elle recouvre, est l'apanage et le signe de la jeunesse et de la santé.

La peau d'un rouge vif, intense, est le signe d'un état de plénitude et de congestion locale.

La coloration violacée, cyanosée, jointe à sa bouffissure indique une gêne dans la circulation veineuse, un obstacle à la circulation en retour; et sa pâleur, sa décoloration, jointes à sa bouffissure sont le signe de son infiltration œdémateuse, et, si c'est à la face et aux paupières, d'une maladie de Brigth.

Ainsi donc, messieurs, si, dans certains cas, l'état accidentel de la peau, peut traduire certaines impressions morales, dans un bien plus grand nombre de cas, même en dehors de toute altération pathologique, lui constituant un état morbide qui lui soit propre, la peau nous dénote une foule de troubles, de désordres intérieurs ou viscéraux, qu'elle nous fait apercevoir d'emblée et de prime abord. Et si nous la considérons dans ses états morbides, nous trouvons, que dans l'immense majorité des cas, les maladies appelées proprement maladie de la peau, ne sont que des maladies de tout l'organisme, viscérales, générales, ou de tel ou tel organe. De telle sorte que, le plus souvent, les maladies de la peau ne sont que des symptômes de maladies plus profondes. La peau est comme un panorama, sur lequel viennent se traduire, en caractères parfaitement déterminés, les états pathologiques les plus divers. La dermatologie est donc indissolument liée à toute la pathologie; elle en est le flambeau. Elle est la lumière qui éclaire le diagnostic, puisque, sans elle, la plupart de nos états morbides resteraient obscurs, méconnus et sans interprétation possible.

DIX-SEPTIÈME CONFÉRENCE

Caractères des maladies de la peau, de causes locales, ou externes.

MESSIEURS,

Il y a, en dermatologie, deux diagnostics bien différents. Le premier est celui de la lésion cutanée, le second est celui de la nature de cette lésion.

Le premier diagnostic, celui de la lésion cutanée, comprend deux choses : 1° la détermination de l'espèce représentée par cette lésion ; ainsi cette lésion est-elle une vésicule, une bulle, une papule, une squame? ; 2° la détermination du genre, c'est-à-dire de l'entité morbide, de l'affection que cette lésion caractérise par sa manière d'être. Ainsi, si la lésion est une vésicule, cette vésicule appartient-elle au genre eczéma, ou bien au genre herpès? Si la lésion est une bulle, cette bulle est-elle la bulle du rupia, ou la bulle du pemphigus ? Si la lésion est une papule, est-elle la papule du lichen, ou la papule du prurigo ? Voilà ce que l'on appelle le diagnostic de la lésion. Ce diagnostic est important, sans doute, mais au point de vue du pronostic et du traitement, il a moins d'importance que le diagnostic de la nature de la lésion, c'est-à-dire le diagnostic de la valeur séméiologique de cette lésion, de son caractère, comme entité morbide, de la maladie que cette lésion représente et dont elle est l'expression extérieure.

C'est ce diagnostic que nous pouvons bien appeler le grand diagnostic, qui nous a surtout occupé dans nos conférences de cette année. Nous nous sommes placé en présence des lésions ou affections cutanées, non pas pour les étudier au point de vue de leur constitution anatomique, mais pour en définir la nature, comme expression maladive, comme symptôme de telle ou telle maladie.

C'est ainsi que nous vous avons appris à reconnaître, et à diagnostiquer toutes les manifestations extérieures de la syphilis, de la scrofule, de l'herpétis, du cancer, de la cachexie en général, des fièvres exanthématiques et pseudo-exanthématiques, et des divers troubles organiques, ou fonctionnels, physiologiques, ou morbides qui surviennent dans notre économie. Nous avons dû conclure de cette étude que la plupart des maladies de la peau ne sont en réalité, que les symptômes, que la manifestation extérieure de nos maladies intérieures, générales ou locales ; que, par conséquent, la dermatologie est une partie intégrante de la pathologie, qu'elle lui est indissolublement liée, qu'elle en est le flambeau, puisqu'elle éclaire le diagnostic de presque tous nos états morbides. Seule, en effet, la dermatologie peut nous apprendre à connaître les manifestations extérieures de maladies, qui, sans elle, resteraient pour nous, absolument méconnues. En définitive les maladies appelées improprement maladies de la peau, ne tiennent à la peau, ne lui appartiennent que par leur siège;

mais leur point de départ, leur principe, leur origine, leur raison d'être sont ailleurs ; voilà surtout ce que nous nous sommes efforcé de vous faire comprendre.

Cependant la peau a aussi ses maladies à elle; maladies indépendantes de tous les états pathologiques du reste de l'organisme, et qui appartiennent en propre à notre tégument externe. Ici nous n'avons plus à rechercher la cause de l'éruption cutanée, soit dans un organe malade, soit dans un état infectieux de la constitution tout entière ; la cause, nous la trouvons dans la peau elle-même, dans son impressionnabilité, dans la facilité avec laquelle elle s'altère, sous l'influence de contacts malfaisants, des milieux dans lesquels elle se trouve, et de toutes les substances, solides ou liquides, avec lesquelles elle a des rapports, directs ou indirects.

La peau est une membrane vivante, douée d'une vitalité qui lui appartient en propre. Elle est pourvue de réseaux, de lacis vasculaires, nerveux et lymphatiques qui rampent et se ramifient dans l'épaisseur de sa trame; elle renferme des appareils glandulaires, vivants aussi, et chargés de fonctions secrétoires importantes ; des follicules pileux, des glandes sébacées et sudorales, des papilles sensitives et absorbantes. Chacun de ces appareils a sa vitalité propre, et l'ensemble de ces différentes vitalités particulières s'ajoute à la vitalité générale, pour constituer une membrane essentiellement impressionnable et toujours prête, en vertu de sa vitalité même, soit à réagir contre tout ce qui peut être, pour elle, une atteinte à son intégrité, soit à en subir diverses altérations de formes différentes.

Parmi les causes malfaisantes, à l'action desquelles la peau est exposée, citons, en premier lieu, les températures extrêmes ; la chaleur intense, les rayons d'un soleil ardent qui congestionnent la peau, la rubéfient, et y produisent une inflammation caractérisée par un érythème (l'érythème de l'insolation ou *coup de soleil*, *erythema solare*).

La chaleur d'un soleil ardent ne rubéfie pas toujours la peau, et ne développe pas toujours, à sa surface, des plaques érythémateuses. Le plus souvent l'action irritative de la chaleur et du soleil se concentre sur l'appareil pigmentaire de la peau, et augmente sa sécrétion. L'hypersécrétion pigmentaire se produit de plusieurs manières différentes. Tantôt elle est générale, uniforme et en nappe, sur toutes les parties exposées au soleil, sur la figure, le cou, les épaules, les mains et les avants-bras ; c'est elle qui produit, sur toutes ces régions, la teinte bistrée, noirâtre, ce mélasma que l'on observe chez les ouvriers qui travaillent au soleil. D'autres fois l'hypersécrétion pigmentaire n'a lieu que partiellement d'une manière ponctuée, sous forme de petits points jaunâtres, ressemblant à des lentilles. Cette ponctuation lenticulaire désignée sous le nom de *taches de rousseur*, de *lentigo*, de *lentigines*, ne se produit aussi que sur les parties exposées au soleil, sur le front, sur les joues, sur le nez, sur les bras et sur les épaules. Elle se développe rapidement ; on la voit poindre, en quelque sorte, dès les premiers soleils du printemps ; elle persiste tout l'été, et disparaît l'hiver. Elle est l'apanage de l'enfance et de la jeunesse ; après quarante ans, on en la voit plus. La peau à cet âge de la vie, cesse d'avoir ce genre d'impressionnabilité spéciale aux rayons solaires : elle est aussi l'apanage de la force et de la santé. Généralement la peau des gens anémiés, cachectiques, tuberculeux, conserve sa pâleur habituelle; elle ne brunit pas, et ne se couvre pas de taches de rousseur au soleil, non plus que de ces taches plus larges que l'on appelle taches *hépatiques*, non pas qu'elles aient rien de commun avec le foie, au point de vue symptomatologique, mais parce qu'elles ont la couleur du foie; on les nomme encore *éphélides* parce qu'elles sont en effet le résultat de l'action du soleil.

Le froid, lui aussi congestionne la peau, il l'irrite et l'enflamme; mais ses lésions ont un tout autre caractère. Ce n'est plus la congestion phlegmasique franche, c'est une congestion maligne et désorganisatrice, à caractère ulcératif et gangréneux, qui constitue l'*érythème pernio* vulgairement appelée *engelures*. M. Bazin considérait, à tort, les engelures comme étant de nature scrofuleuse, et il en faisait une *scrofulide*. Les engelures ne sont point un scrofulide; car, si elles existent chez des scrofuleux, on les trouve aussi chez des individus qui ne le sont pas; Elles sont tout simplement le résultat de l'action d'un froid intense sur une peau trop fine, trop impressionnable pour avoir pu le supporter, sans que sa vitalité en ait été atteinte, et sans qu'elle en ait été plus ou moins gravement désorganisée.

Notons encore, comme un effet irritant du froid, et surtout de ces vents âpres de l'hiver et du commencement du printemps, connus sous le nom de *hâles de mars,* les plaques et les désquamations pityriasiques qui s'observent, à cette époque de l'année, sur la figure des femmes et des enfants, et que le langage vulgaire appelle *dartres farineuses.*

La peau subit encore des atteintes fâcheuses de la part de certaines plantes, dont les sucs ou les villosités déterminent à sa surface, une irritation plus ou moins intense; ainsi le contact de quelques espèces de la famille des urticées, et en particulier de l'*urtica urens*, de l'urtica dioïca détermine une inflammation qui se traduit par une poussée d'élevures d'urticaire. La présence sur la peau du suc lactescent de quelques Euphorbes, et en particulier de l'*Euphorbia latyris,* vulgairement appelée *réveil matin,* y produit de l'érythème, des papules de lichen, ou des vésicules d'herpès.

Quelques insectes, l'araignée, la puce, la punaise, la chenille, exercent sur la peau une semblable action irritative, et qui se traduit, soit par de l'urticaire, soit par de l'érythème, soit par de l'herpès, soit même par un gonflement phlegmoneux érysipélatiforme.

Mais une des causes les plus habituelles des affections cutanées (je n'entends parler que des causes externes), ce sont les causes, dites professionnelles. Un grand nombre de professions sont malsaines pour la peau. Elles mettent la peau en contact avec des substances irritantes par elles-mêmes, telles que les essences, les matières colorantes, les épices; ou bien elles exposent la peau à de brusques vicissitudes de température, au rayonnement d'un calorique intense, qui exerce sur elle une action congestive permanente ou intermittente ; ou bien encore elles soumettent la peau à des pressions, à des frottements, qui l'altèrent dans sa vitalité, détruisent ou épaississent, en la déformant, sa coucheé pidermique.

Parmi ces professions, dont l'exercice attaque l'intégrité de la peau, mentionnons la profession des épiciers; le maniement habituel de matières pulvérentes, rugueuses, acides, liquides ou solides, produit sur la peau une irritation, qui se traduit par un ensemble d'affections, ou de lésions auxquelles on a donné le nom générique de *gale des épiciers*. Notons encore les professions de forgerons, de laveurs de vaisselle, de peintres, de fabricants de couleurs, de gâcheurs de mortier, de vernisseurs, de cuisiniers, de marchands de vin, de distillateurs, d'ouvriers à marteaux ou à divers instruments lourds ou pesants, à mouvoir, de blanchisseuses, de repasseuses de linge, etc. Toutes ces professions, à divers titres, sont nuisibles à la peau, et l'atteignent dans sa vitalité. Elles l'altèrent, l'enflamment, la fendillent, usent, ou hypertrophient son épiderme, la rendent calleuse ou cornée. Elles développent à la surface, et dans l'épaisseur du derme des lésions d'espèces différentes, qui traduisent l'irritation, la congestion ou l'inflamation, effets habituels de l'exercice de l'une, ou de l'autre de ces professions. Ces lésions sont des plaques d'eczéma, d'érythème, d'impétigo, des papules de lichen, et de prurigo, des pustules d'ecthyma, et c'est l'ensemble de ces affections qui a reçu le nom générique de *gale des épiciers*. Ces affections sont développées par une cause extérieure, agissant localement, et produisant un effet morbide local, sans aucun lien, sans aucun rapport avec un état pathologique, général ou constitutionnel; elles sont absolument indépendantes de la santé générale. Ce sont les vraies maladies de la peau, puisqu'elles n'appartiennent qu'à la peau seule, puisque la peau seule est malade, puisque les affections dont elle est atteinte sont l'expression d'un état morbide qui est le sien propre, et non pas de maladies éloignées, profondes, qui ne se servent de la peau, que comme d'un intermédiaire pour traduire au dehors leurs manifestations, et les rendre accessibles à nos sens.

Après avoir bien défini ce que sont les maladies essentielles de la peau, de quelles causes elles relèvent, et de quelle manière agissent ces causes *locales* et *externes* pour produire des états pathologiques cutanés, voyons quels sont les caractères de ces états pathologiques, et comment on peut les reconnaître et les diagnostiquer.

Les affections cutanées diathésiques, avons-nous dit, ont pour premier caractère d'être durables, d'avoir une évolution longue, d'être tenaces, et d'opposer aux traitements, une résistance souvent opiniâtre.

Les affections cutanées, de cause locale ou externe, au contraire, ne durent guère au delà de la durée de la cause qui les produit; la cessation seule de l'action de cette cause, suffit souvent pour qu'elles cessent elles-mêmes : *sublatâ causâ tollitur affectus.* Huit ou dix jours de traitement, et quelquefois moins, suffisent habituellement, après la suppression de la cause, pour guérir complètement une affection cutanée de cause locale, quand cette affection ne se guérit pas d'elle-même.

Les dermatoses diathésiques, à l'exception des scrofulides, ont une tendance à se généraliser, à se transporter d'un siège à un autre, et à récidiver. Les dermatoses de causes externes, au contraire, sont fixes; elles restent limitées, circonscrites à la région où elles se sont développées, elles ne s'étendent pas au delà de la sphère d'action, de la cause qui les a produites, et qui les entretient.

Les dermatoses, de cause locale ou professionnelle, ne sont pas habituellement douloureuses en elles-mêmes; elle ne sont pas prurigineuses, comme le prurigo et le lichen herpétique ; elles ne sont pas tensives ou brûlantes, comme l'eczéma herpétique ; elles sont, le plus souvent exemptes de douleur : cependant elles deviennent douloureuses, par des pressions, par des frottements, par des contacts. Ainsi, les callosités, les clous épidermiques et cornés, de la région plantaire, subissant, par le fait de la marche, et du poids du corps, une pression considérable, en vertu de laquelle, ils compriment, enflamment les parties vivantes, sur lesquelles ils reposent, et pénètrent même, par leur extrémité profonde et pointue, plus avant dans ces parties, occasionnent, par cela même, une douleur très vive, dont le siège est dans ces parties vivantes mêmes, et non pas dans les productions épidermiques qui constituent la lésion.

Les dermatoses de cause locale, affectent la forme aiguë ou chronique, suivant l'intensité et l'énergie d'action de la cause externe. Tandis que les lésions herpétiques ne sont que d'une seule espèce sur le même malade ; c'est-à-dire, tandis que la diathèse herpétique n'est représentée, sur le même individu, que par une seule lésion, ou, ce qui est la même chose, par une seule affection (prurigo, eczéma, psoriasis), les dermatoses de cause locale, au contraire, ont pour caractère le polymorphisme. Elles sont polymorphes, c'est-à-dire, que vous les trouvez constituées en même temps, et sur la même région, par des affections cutanées d'espèces différentes, en d'autres termes, par des lésions anatomiques primitives différentes. Ainsi, vous trouvez agglomérées, et disposées pêle-mêle, des pustules, des papules, des vésicules, ce qui veut dire, un fouillis d'eczéma, d'impétigo, de lichen, de prurigo.

Les dermatoses de cause locale, n'étant pas douloureuses, ne se généralisant pas, n'occupant jamais de larges surfaces, par conséquent, n'altérant jamais les fonctions de la peau, dans une grande étendue, et n'ayant jamais de caractère malin ou infectieux, n'exercent jamais, par conséquent, de retentissement fâcheux sur la santé générale ; elles ne troublent pas la santé d'une manière appréciable. Elles n'ont pas, nous l'avons dit, de durée. Si elles affectent la forme aiguë, inflammatoire, quelques jours d'applications émollientes suffisent pour les guérir ; si elles se présentent sous la forme chronique, avec épaississement, pachydermisation de la peau, des douches chaudes, des frictions irritantes avec l'huile de cade, avec la teinture d'iode, sont indiquées, pour ramener la peau à son degré de vitalité normale, et pour la débarrasser de la carapace, ou des hypertrophies épidermiques, qui la couvrent. Ces affections étant purement de cause locale et n'intéressant nullement l'économie tout entière, ne réclament qu'un traitement purement local, et nullement antidiathésique et interne, comme quand il s'agit de dermatoses syphilitiques, scrofuleuses, herpétiques, cachectiques, ou symptomatiques de troubles fonctionnels.

Caractères des affections parasitaires de la peau.

Dans le second volume de nos *leçons cliniques sur les maladies de la peau*, nous avons fait la nosographie complète de ces affections ; nous les avons divisées en deux classes : 1° affections parasitaires primitives ou *intrinsèques*, c'est-à-dire liées nécessairement à l'existence du parasite, animal ou végétal ; ainsi, dans la teigne faveuse, la calvitie irrégulière, l'atrophie, le tortillement des cheveux, les pustules, et les godets faviques ; dans la gale, les vésicules, les papules et les sillons creusés, sous l'épiderme, par les acares ; dans la tricophytie, le pityriasis alba parasitaire, l'herpès circiné parasitaire, le sycosis parasitaire, la chute des cheveux, en forme de tonsures circulaires parfaitement régulières ; telles sont les affections parisitaires intrinsèques ; elles sont la conséquence nécessaire de l'existence du parasite dans la peau.

La deuxième classe d'affections parasitaires comprend les affections que nous avons appelées affections parasitaires *secondaires extrinsèques*, *concomitantes*, ou de *complication*. Ces affections peuvent manquer ; quand elles existent, elles sont la conséquence de l'irritation, ou de l'inflammation, produite dans la peau, par la présence du parasite. Ces affections sont : pour le pediculus corporis, le prurigo de la base du cou et des épaules ; pour le pediculus capitis, l'impétigo granulata ; pour le pediculus pubis, l'impétigo pubien et les taches cutanées bleuâtres des cuisses et du ventre, semblables à de petites ecchymoses, et causées par la migration des parasites sur ces régions qu'ils irritent. Les affections secondaires concomitantes de la gale sont : l'ecthyma, le lichen, l'impétigo, l'eczéma ; les affections secondaires de la teigne faveuse et de la tricophytie arrivée à sa troisième période, c'est-à-dire à sa période sycotique, sont des carapaces eczémateuses et impétigineuses.

Or, quels sont les caractères de ces affections parasitaires, tant primitives que secondaires ? Elles appartiennent essentiellement à la peau, puisqu'elles sont le résultat d'une irritation spéciale que subit la peau, par le fait de la présence du parasite ; elles peuvent donc être regardées comme des affections de causes locales ou externes, puisqu'elles sont indépendantes de toute cause organique ou constitutionnelle.

Et, en effet, les caractères de ces affections sont les mêmes que ceux de toutes les affections de causes externes ; elles sont limitées aux régions habitées par les parasites ; elles y restent confinées et groupées, sans aucune tendance à s'étendre hors de la sphère parasitaire, ni à se généraliser. Elles sont polymorphes ; c'est-à-dire, que l'inflammation déterminée localement par le parasite est représentée par des lésions de différentes espèces : vésicules d'eczéma, pustules d'impétigo, papules de lichen, pustules d'ecthyma. Les affections parasitaires secondaires ne sont pas de longue durée ; elles cèdent en très peu de jours à un traitement local émollient, à des applications émollientes, si elles ont le type aigu ; ou bien à quelques bains sulfureux, s'il s'agit d'un prurigo. Dans le cas de gale, la présence de pustules d'ecthyma, de plaques d'eczéma et d'impétigo, recouvrant les lésions intrinsèques acariennes, et représentant une affection phlegmasique, s'opposent au traitement de la gale. Les frictions avec le savon noir, et avec la pommade d'Helmerich, mettraient à nu de vastes surfaces dermiques, augmenteraient l'inflammation préexistante, causeraient d'intolérables douleurs, et produiraient de redoutables complications inflammatoires, telles que phlegmon sous-cutané, gonflement, ulcération, engorgement ganglionnaire. Il faut donc, avant de songer à détruire les acares, prescrire d'abord un traitement destiné à guérir les lésions concomitantes ; or, au bout de six à sept jours de ce traitement purement émollient, ces lésions concomitantes sont effacées. Dans le cas de phthiriase corporis, les papules de prurigo de la base du cou, disparaissent souvent spontanément, sans le secours d'aucun traitement, sans aucun bain sulfureux, par le seul fait de la destruction des parasites, à la suite d'un ou deux bains de sublimé. Les affections parasitaires secondaires n'ont donc pas de durée. Quant aux affections parasitaires primitives, leur durée est celle du parasite lui-même, à l'existence duquel elles sont liées.

Messieurs, nous sommes au terme de nos conférences, relatives au diagnostic des maladies de la peau. La plus grande difficulté que présente l'étude de ces maladies, vous le comprenez maintenant, c'est l'appréciation et le diagnostic de leur nature, de leur caractère séméiotique.

Une affection cutanée étant donnée, quelle est sa nature? que représente cette affection, comme entité morbide, ou comme maladie? Voilà la grande question à vous poser et à résoudre, car c'est la base nécessaire du pronostic que vous aurez à porter, et du traitement que vous aurez à formuler. Ainsi, par exemple, voici un eczéma : le diagnostic anatomique n'est pas habituellement bien difficile, mais cet eczéma, de quelle nature est-il? — S'il est de cause locale, il durera de cinq à huit jours, et n'a aucune gravité; s'il est herpétique, il peut durer une ou deux années, et quand vous l'aurez enfin guéri, il y a chance pour qu'il récidive ; il peut, par sa brusque rétrocession, produire les accidents métastatiques les plus sérieux; il peut aussi amener le malade à un état d'épuisement, de cachexie, prélude de la mort, et de plus, il peut être héréditaire. Voyez-vous la différence de ces deux eczémas, qui, envisagés au point de vue purement anatomique, ont la même constitution morbide, et souvent la même apparence.

Voici un ecthyma : si c'est un ecthyma simple (ecthyma simplex) quelques jours de repos, et quelques applications émollientes en auront raison ; si c'est un ecthyma syphilitique, il vous annonce une syphilis arrivée à sa troisième période, et il vous faudra cinq ou six mois, et quelquefois davantage, du traitement le plus sévère pour le guérir.

Voici sur la figure, un érythème : cet érythème peut être un coup de soleil (erythema solare); il peut être une engelure (erythema pernio, ou à frigore); dans l'un et l'autre cas, il ne durera que peu de jours, mais il exigera un traitement absolument différent; dans le premier cas, ce sera un traitement émollient; dans le second un traitement tonique, excitant, irritant; cet érythème peut être l'érythème de la couperose; alors sa durée, si vous savez prescrire le traitement convenablement, sera de un, deux, trois mois; ce même érythème peut être encore l'érythème de la scrofule (scrofulide érythémateuse...) alors, il exigera un traitement tout différent, et sa durée sera de plusieurs années, et laissera, après sa guérison, une cicatrice difforme et indélébile.

Voici sur la couronne du gland, sur les lèvres buccales, ou sur les lèvres vulvaires, une ulcération; cette ulcération peut être de l'herpès; elle peut être aphtheuse, ou folliculeuse; elle peut être un chancre mou; elle peut être un chancre induré, infectant. Voyez-vous la différence?

Voici, sur la figure, une autre ulcération; cette ulcération peut être cancéreuse ou cancroïdienne; elle peut être une ulcération de nature herpétique, ou dartreuse.

Voici, sur la figure, des tubercules : ces tubercules peuvent être de l'acné tuberculeuse; ils peuvent être une syphilide tuberculeuse; ils peuvent être une scrofulide tuberculeuse; il peuvent être du sycosis; et maintenant ce sycosis peut être simple, ou parasitaire; ces tubercules peuvent être cancéreux, et dénoter un cancroïde à sa première période.

Ces quelques exemples suffisent pour vous montrer la difficulté, et l'importance du diagnostic de la nature et de la valeur séméiologique des affections cutanées; c'est de ce diagnostic que dépendent le pronostic et le traitement. C'est l'étude de ce diagnostic, qui a fait le sujet de nos conférences de cette année; nous avons traité ce sujet avec tous les développements qu'il comporte, et nous espérons avoir réussi à vous mettre à même de faire face à toutes ses exigences, et de surmonter toutes ses difficultés.

Nous allons maintenant, dans nos conférences suivantes aborder les grandes questions du traitement des maladies de la peau, corollaires nécessaires des questions de diagnostic.

DIX-HUITIÈME CONFÉRENCE

Considérations générales relatives au traitement interne des maladies diathésiques, représentées sur la peau, par leurs lésions pathognomoniques.

Messieurs,

La médecine n'est point une science spéculative; son but est de prévenir les maladies, et de les guérir; les anciens l'avaient définie : *Ars medendi;* l'étude, la recherche du diagnostic n'ont pas d'autre raison d'être, que de devenir les assises du traitement; et comme un bon diagnostic est la condition nécessaire d'un bon traitement, nous avons dû apporter un soin tout particulier à ce diagnostic, afin d'être à même d'en tirer ensuite toutes les conséquences thérapeutiques logiques, rationnelles et désirables. Voilà pourquoi nous nous sommes efforcé de bien établir la nature, la valeur séméiotique, le caractère, et le mode d'évolution des maladies de la peau; notre devoir maintenant est de tirer, de ces connaissances acquises, les conclusions qui en découlent, au point de vue du traitement. Les principes thérapeutiques que nous allons vous exposer, vous sont d'autant plus nécessaires, que l'expérience de tous les jours, nous démontre combien tout ce qui a rapport au traitement des maladies de la peau, est généralement ignoré; nous avons à constater journellement, les bévues thérapeutiques les plus grossières, et les plus préjudiciables aux malades; il faut donc que nous vous donnions, sommairement, les préceptes d'une thérapeutique saine et éclairée.

Dans toute affection cutanée, vous avez à vous occuper de trois choses : 1° du principe morbide représenté par cette affection, et dont elle est le symptôme; 2° de l'affection cutanée en elle-même; 3° de la constitution, et de la santé générale du malade; en d'autres termes, vous avez à instituer, un triple traitement : le traitement de la diathèse ou de la maladie; le traitement de la lésion cutanée symptomatique de cette maladie ou de cette diathèse, et le traitement de l'état de santé du malade. Trois mots, trois indications, trois points, doivent donc exprimer, résumer et diriger votre thérapeutique : *la maladie*, la *lésion cutanée*, et *le malade;* n'oubliez pas que vous avez à soigner, non pas seulement la *maladie*, mais encore le *malade*.

Les traitements diathésiques sont appelés aussi traitements altérants; ils ont pour but de modifier une constitution devenue vicieuse, de détruire un principe morbide, infectieux, ou toxique, dont cette constitution est imprégnée. Cette action d'épurative s'opère par des médicaments de deux espèces différentes : les uns s'appellent des *spécifiques*; c'est-à-dire des médicaments doués d'une vertu spéciale, efficace, dans tel ou tel cas morbide : ainsi en est-il du mercure et de l'iodure de potassium, dans la syphilis; les autres, s'ils ne méritent pas le nom de spécifiques, leur action n'étant ni assez sûre ni assez puissante pour leur donner cette qualification, ont, du moins, une utilité incontestable, pour diminuer l'intensité d'un principe vicieux, et pour en atténuer, et en retarder les effets morbides. Telles sont les préparations arsenicales, dans la diathèse herpétique, et les préparations iodiques dans la diathèse scrofuleuse.

Or l'action altérante, modificatrice de ces médicaments, ne peut se produire que par leur digestion, et leur assimilation : il ne faut donc pas qu'ils agissent à la manière des médicaments perturbateurs, qui troublent violemment les fonctions digestives, et sont rejetés, soit par l'estomac, soit par l'intestin.

Pour que les médicaments altérants soient digérés et assimilés, plusieurs conditions sont nécessaires; il faut d'abord que les organes digestifs soient en état de les recevoir. Si ces organes étaient le siège de quelque désordre, les altérants ne pourraient être ni acceptés, ni assimilés ; ils deviendraient perturbateurs, et aggraveraient ainsi les désordres locaux et généraux.

N'administrez donc jamais un de ces médicaments (fer, iodure de potassium, mercure, arsenic) sans vous être assurés, préalablement, de l'état des voies digestives; s'il y a des symptômes d'embarras gastrique, et de dyspepsie, prescrivez un éméto-cathartique, et un vomitif, suivi de une ou deux purgations, et quelques boissons acidules ou amères; préparez ainsi le terrain à recevoir la semence que vous avez à lui confier, et n'administrez les médicaments, qu'après le retour de l'appétit, et le rétablissement de l'intégrité des fonctions digestives.

Une autre condition de succès, pour les médicaments altérants, c'est qu'ils soient donnés à des doses telles, qu'ils ne produisent aucun trouble dans l'économie; pour être efficace, leur action doit s'opérer lentement, sans aucun désordre fonctionnel, comme à l'insu du malade, et sans fatigue pour aucun organe; ce n'est qu'à ce prix que vous pourrez en continuer l'usage, pendant un temps qui doit être toujours long, car il s'agit de plusieurs mois, et quelquefois de plusieurs années. Ne croyez pas qu'en forçant les doses, les effets curatifs seront plus sûrs et plus prompts. De trop fortes doses amènent des accidents, qui sont autant d'aggravations, et de complications pour la maladie que vous avez à combattre; vous êtes alors forcés d'interrompre le traitement, et de soigner les accidents que vous avez produits vous-mêmes, par une médication inconsidérée. C'est ainsi que le mercure est le sujet de si fortes appréhensions, et de répugnances, quelquefois insurmontables ; on a vu des salivations, des stomatites, des ulcérations linguales, des troubles gastro-intestinaux produits, en même temps, qu'une aggravation, portant, aussi bien sur la santé générale, que sur les lésions de la peau, et alors le mercure devient un objet d'épouvante; épouvante qui est la conséquence des résultats désastreux, produits par les doses exagérées, que prescrivent des médecins inexpérimentés.

Sachez bien que le mercure est, non seulement un spécifique, mais encore un tonique, un reconstituant; si vous savez le donner avec opportunité, et à doses convenables, non seulement, il guérira la syphilis, à sa période secondaire; non seulement il ne sera pas débilitant, mais au contraire, ce sera un tonique, un reconstituant, et jamais un malade ne sera plus frais, plus gras, et de meilleure mine, qu'après avoir été guéri de la syphilis, par un traitement mercuriel suffisamment prolongé, et conduit avec la prudence d'une thérapeutique éclairée.

La préparation mercurielle à laquelle nous donnons la préférence est le protoïodure; c'est le sel le moins dangereux, le plus soluble dans l'estomac, et le plus facilement assimilable; nous ne le donnons jamais à une dose supérieure à 3 centigrammes par jour. Nous l'employons en pilules, composées, chacune de :

Protoïodure d'hydrargyre.	0,03
Extrait d'opium..........	0,01
Extrait de gentiane.......	0,10

l'extrait d'opium a pour but de faciliter la tolérance de l'estomac, et l'extrait de gentiane est un tonique, un dépuratif, en même temps qu'un excipient. Nous ne donnons jamais qu'une seule de ces pilules par jour, une heure avant le repas. L'expérience nous a appris que le protoïodure d'hydrargyre, à 5 centigrammes par jour, est souvent mal supporté; cette dose de 5 centigrammes, est souvent mal supportée, nous l'avons constaté plusieurs fois ; elle suffit pour amener des accidents salivaires, et gastro-intestinaux.

L'iodure de potassium, le spécifique des accidents tertiaires, ne doit pas non plus être donné à une dose exagérée. Sauf les cas très graves d'accidents cérébraux, nous ne dépassons pas la dose de 4 grammes par jour, que nous faisons prendre en deux fois, dissoute dans l'eau, ou mieux encore dans le sirop d'écorce d'oranges amères. A plus haute dose, on a, très souvent, des congestions vers les muqueuses, du coryza, des conjonctivites, des ardeurs pharyngiennes et gastriques, avec toutes leurs conséquences.

Les précautions nécessaires que nous venons d'indiquer, quand il s'agit d'administrer le mercure et l'iodure de potassium s'appliquent, en tout point, à l'arsenic, d'un secours si utile pour combattre la diathèse herpétique. Nous n'employons jamais les préparations officinales connues sous le nom de granules de dioscoride, de liqueur de Fowler, de liqueur de Pearson. Ces préparations, souvent mal titrées, sont souvent aussi, surtout, pour ce qui regarde la liqueur de Fowler, dangereuses à manier. Nous leur préférons les deux préparations suivantes, que nous vous recommandons, comme étant parfaitement titrées, très régulièrement dosées, et d'un volume assez considérable, pour être employées sans difficulté.

Nous nous servons de l'arséniate de soude, comme étant le sel arsenical le plus soluble et le plus facilement assimilable, et nous prescrivons ce sel sous deux formes différentes, tantôt en solution, et tantôt en pilules. Notre solution est composée de la manière suivante :

Arséniate de soude...........	0,10
Eau distillée..................	500

Chaque cuillerée à soupe de cette solution contient deux

milligrammes d'arséniate de soude ; nous en faisons prendre le plus souvent trois cuillerées par jour, ce qui fait 6 milligrammes. Nous allons rarement au delà. Nos pilules sont composées chacune de :

Arséniate de soude..................	0,001
Extrait de gentiane..................	0,10

Nous en donnons six par jour en trois doses : deux pilules à chacun des trois repas, comme nous donnons, aux repas aussi, la solution arsenicale. L'arsenic pris en mangeant est plus facilement digéré ; il ne nécessite pas un travail supplémentaire de l'estomac, et se trouvant mélangé aux aliments, enveloppé dans le bol alimentaire, il ne produit aucune irritation sur la muqueuse gastrique. L'arsenic, pris sous l'une ou sous l'autre de ces deux formes, et à cette dose, de 6 milligrammes par jour, que l'on peut diminuer, que l'on peut aussi augmenter et doubler progressivement, est très facilement supporté ; les malades le prennent sans aucun trouble gastro-intestinal ; son usage peut être continué pendant un temps très long (six, huit, dix mois), en ayant soin de l'interrompre de temps en temps pendant quelques jours. Sous son influence, les malades engraissent souvent, ils ont un teint plus frais, ils respirent plus facilement, et sentent augmenter leur appétit et leurs forces.

Les principes que nous venons de vous donner relativement à l'administration du mercure, de l'iodure de potassium, de l'arsenic, s'appliquent en tout point, à tous les autres altérants, c'est-à-dire modificateurs de la constitution; qu'il s'agisse du mercure, du fer, du phosphate de chaux, de l'arsenic, de l'huile de foie de morue, de l'iodure de potassium, du vin de quinquina, ne manquez jamais, avant votre prescription, d'interroger la langue, la bouche, l'estomac, l'intestin. S'il y a de l'inappétence, de la dyspepsie, de la diarrhée, de la constipation, un état saburral, bilieux, gardez-vous de rien prescrire en fait de ces médicaments; ils ne seraient pas mieux supportés les uns que les autres; ils aggraveraient les troubles gastro-intestinaux, et par suite la maladie qu'ils sont appelés à guérir.

L'inopportunité de l'administration des médicaments est tout aussi dangereuse que leurs doses exagérées, et que le mauvais choix qu'on en fait. C'est cette inopportunité qui produit souvent les accidents, desquels résulte l'aversion des malades pour tels et tels médicaments, aversion fondée, du reste, mais imputable, bien moins au médicament lui-même, qu'à l'ignorance, ou à l'incurie du médecin qui l'a prescrit à contretemps, et contre toutes les règles d'une saine thérapeutique.

Dans le traitement de toutes les maladies quelles qu'elles soient, dont les lésions cutanées sont les caractères extérieurs et symptomatiques, vous aurez encore à donner la plus sérieuse attention à l'hygiène des malades, à leur genre de vie, à leur habitation, à leur nourriture. Le succès de la médication la mieux comprise sous le rapport du choix, et des doses des médicaments, dépend souvent du milieu dans lequel se trouve le malade, et de l'ensemble des conditions qui constituent son existence habituelle.

Vous aurez beau combattre la syphilis par la médication la plus convenable relativement au choix des médicaments, aux doses que vous formulerez, et aux soins que vous mettrez à ne les administrer qu'à bon escient, vous ne la guérirez pas et votre médication échouera, si le malade est mal nourri, mal logé, livré à la débauche, à l'ivrognerie, ou astreint à un travail trop pénible. Les meilleurs médicaments pris dans de pareilles conditions sont mal digérés, mal assimilés. La syphilis, est un empoisonnement général qui affaiblit la constitution, use et dégrade les forces, épuise la vitalité ; or, si le malade déjà débilité par la maladie, reste soumis à des conditions hygiéniques débilitantes par elles-mêmes, il ne les supportera pas impunément ; sa santé générale en sera gravement atteinte, les médicaments ne produiront plus leurs effets curatifs, ils apporteront un trouble de plus aux fonctions physiologiques, et toute réaction salutaire deviendra impossible. Voilà comment il se fait, que dans un grand nombre de cas, la syphilis semble incurable ; voilà comment, malgré un traitement, d'une durée interminable, elle amène trop souvent le malade à la prostration, à l'émaciation, à la tuberculose pulmonaire ou à des accidents ulcéreux, osseux et viscéraux auquels il succombe.

Ce que nous venons de dire pour la syphilis s'applique en tout point au traitement des diathèses herpétique et scrofuleuse, ainsi qu'au traitement de tous les états cachectiques. La cessation de tout travail, le repos, et une hygiène ne laissant rien à désirer, sont le plus souvent des conditions indispensables pour le succès de la médication

Les soins à donner au malade, à sa santé générale, à sa constitution, soins qui doivent être donnés concurremment avec ceux que réclame la maladie, ne consistent pas seulement à instituer une hygiène irréprochable à tous égards, ils comprennent encore l'usage des médicaments indiqués par les états pathologiques généraux et locaux, observés en dehors de la maladie principale. Aussi quelle que soit cette maladie principale, syphilis, herpétis, scrofule, en outre du mercure, de l'iodure de potassium, des iodiques, de l'arsenic, prescrivez dans les cas d'anémie, du fer, de l'huile de foie de morue, du vin de quinquina ; dans les cas, au contraire, de pléthore sanguine, de tempérament bilioso-sanguin, prescrivez des boissons délayantes, dépuratives, laxatives. Ces deux traitements marchant de pair et simultanément, remplissant chacun une indication différente, mais également positive, se compléteront l'un par l'autre, et se prêteront comme un mutuel et réciproque appui, dans l'action curative qu'il s'agit de réaliser.

Quelquefois, ainsi dans certaines lésions cutanées de la syphilis, dans certaines éruptions symptomatiques de troubles gastrites, le traitement général suffit à lui seul pour amener la guérison ; mais dans l'immense majorité des cas, il faut, par un traitement local spécial, soigner la lésion cutanée, en même temps que la maladie dont elle est le symptôme. Ce traitement local externe doit varier autant que varient les lésions cutanées, soit par leur constitution anatomique, soit par la forme aiguë ou chronique, sous laquelle elles se présentent, soit par leur degré d'extension, et par le siège qu'elles occupent ; il est donc impossible de formuler des principes généraux relatifs au traitement externe des maladies de la peau. En parlant, dans une prochaine conférence, des lésions cutanées en particulier, nous indiquerons le traitement qui convient à chacune d'elles.

Après ces considérations générales, abordons maintenant, d'une manière sommaire, le traitement de chacune des diathèses, qui sont représentées par des lésions symptomatiques spéciales sur la peau ; nous verrons ensuite ce qui a rapport aux autres affections cutanées, quelle que soit leur nature.

DIX-NEUVIÈME CONFÉRENCE

Syphilis

Traitement de la diathèse.

Dans toute la période secondaire, aussitôt la constatation de l'induration chancreuse, et pendant toute l'évolution des lésions cutanées précoces et tardives, disséminées et en groupes, donnez le protoïodure de mercure, une pilule par jour, chaque pilule ainsi que nous l'avons déjà dit étant composée de :

Protoïodure d'hydrargyre.	0,03
Extrait d'opium..........	0,01
Extrait de gentiane.......	0,10

autant que possible, faites prendre cette pilule le matin à jeun, une heure avant le premier repas.

Dans la période des lésions secondaires tardives, en groupes, si quelques ulcérations superficielles commençaient à se produire, il serait bon, pour avoir une action curative plus sûre et plus prompte, de joindre l'iodure de potassium au protoïodure de mercure. On donnerait le matin, une pilule hydrargyrique et l'après-midi, un gramme ou deux grammes d'iodure de potassium dans 30 grammes de sirop d'écorces d'oranges amères. Ou bien on remplacerait ces deux médicaments pris isolément, par le sirop de Gibert ; on en donnerait deux grandes cuillerées par jour, une le matin, dans un verre d'eau, une heure avant le premier repas, et la seconde, l'après-midi.

La même médication s'appliquerait encore utilement au traitement des lésions papuleuses et tuberculeuses, en groupes, secondaires, tardives, serpigineuses, ulcéreuses ou non ulcéreuses, squameuses ou non squameuses.

Si pendant l'une ou l'autre de ces périodes, il survient des névralgies, des myalgies, des arthralgies, des céphalées, des iritis syphilitiques, le mercure devient insuffisant ; associez-lui l'iodure de potassium ; donnez alors, le matin, une pilule de protoïodure, et l'après-midi, un, deux ou trois grammes d'iodure de potassium dissout dans le sirop d'écorces d'oranges amères : ou bien faites prendre à la fois le mercure et l'iodure de potassium, sous la forme du sirop de Gibert : chaque cuillerée à soupe de ce sirop contient :

Biiodure de mercure	0, 01
Et iodure de potassium	0, 50

Faites prendre deux cuillerées par jour de ce sirop, une, le matin, et une, dans l'après-midi, dans un verre d'eau, une heure avant le repas.

Les accidents tertiaires, ulcéreux, gommeux, osseux, viscéraux, sont justiciables de l'iodure de potassium (de 2 à 4 grammes par jour en deux doses).

S'il s'agit d'un enfant à la mamelle, faites prendre à la nourrice, tous les jours une pilule de protoïodure, quand l'enfant ne présente que des lésions secondaires : mais s'il en est aux accidents tertiaires, donnez à la nourrice l'iodure de potassium ; l'enfant absorbera un lait mercuriel et iodo-potassique. Vous pouvez y ajouter des frictions tous les jours, sur les parois latérales du tronc, avec 2 ou 3 grammes d'onguent napolitain double.

Le traitement antidiathésique doit être continué pendant un temps très long, un an, deux ans quelquefois, et même davantage. Il faut le continuer bien après la disparition des lésions cutanées, et des pléiades ganglionnaires, cervicales et inguinales. Il est bon de l'interrompre pendant quelques jours, de temps en temps, pour que l'estomac se repose. Lorsque tout accident cutané ganglionnaire ou autre, a disparu depuis longtemps, depuis deux mois par exemple, on peut cesser le traitement; mais tout en regardant le malade comme guéri, il faudra, pendant trois ou quatre ans, au printemps et à l'automne de chaque année, lui faire suivre de nouveau, le traitement, pendant un mois environ, à chaque saison.

Ne manquez pas, pendant toute la durée de ce traitement spécifique de soigner, en même temps, la constitution du malade. S'il est pléthorique, bilieux et sanguin, donnez-lui des boissons dépuratives, alcalines, diurétiques et purgatives. S'il est anémié et lymphatique, donnez lui du fer, du vin de quinquina, de gentiane, du sirop de phosphate de chaux, de l'huile de foie de morue, de la poudre de viande, de l'hémato-pulvine ; faites-lui prendre, à chacun des trois repas, deux ou trois cuillerées à café, de l'une, ou de l'autre de ces deux poudres, qui sont des reconstituants de premier ordre.

Quelle que soit la constitution du malade, placez-le

dans de bonne conditions d'hygiène ; soignez son alimentation ; défendez-lui tout excès de travail, de fatigue, de plaisir ; faites tout ce qu'il faut pour entretenir la santé générale dans le meilleur état possible. N'oubliez pas que les maladies générales diathésiques, aussi bien que leurs lésions cutanées symptomatiques, se guérissent d'autant mieux, que la santé, que la constitution sont meilleures. La syphilis est d'autant plus grave, vous devrez porter sur elle un pronostic d'autant plus sérieux, qu'elle sera entrée sur un terrain plus mauvais. La syphilis développée sur la scrofule, constitue un état des plus graves, presque toujours incurable, et dont l'aboutissant habituel est, trop souvent, la phthisie pulmonaire.

Traitement des lésions extérieures de la syphilis.

La plupart des lésions cutanées de la syphilis se guérissent, sans traitement local, et sous la seule influence du traitement diathésique ; ainsi les lésions maculeuses, les roséoles précoces et circinées tardives, les syphiiides papuleuses, tuberculeuses, squameuses, serpigineuses, se résolvent et disparaissent progressivement, par le seul fait de la médication hydrargyrique. Il faut entretenir, avec soin les fonctions physiologiques de la peau, par des bains émollients tièdes, qui favorisent les fonctions de la peau, et l'élimination des principes morbides, par les secrétions cutanées : mais il faut bien se garder d'imiter la conduite de ces médcins ignorants, ou sans raison, qui prescrivent, en pareil cas, des bains alcalins, ou sulfureux. Ces bains excitants et irritants, congestionnent la peau, et donnent une plus vive impulsion aux proliférations morbides qui se développent à sa surface.

Vous ménagerez avec soin, les croûtes du rupia, de la syphilide pustulo-crustacée, de l'ecthyma, qui recouvrent, comme des opercules, les ulcérations sous-jacentes, et les mettant ainsi à l'abri de tous les contacts extérieurs favorisent, par cela même, leur cicatrisation. Mais si ces ulcérations, de même que les ulcérations gommeuses, sont à nu, exposées à tous les contacts extérieurs, recouvrez-les de sparadrap de Vigo ; ou bien pensez-les, avec du vin aromatique, avec de la teinture d'iode, avec de l'alcool camphré, avec de la poudre d'iodoforme, en un mot, avec tous les agents susceptibles de modifier avantageusement un ulcère malin, et de développer en lui; en réveillant une vitalité normale, un principe cicatriciel. Agissez de même pour le chancre induré infectant, et pour le chancre mou non syphilitique.

Si l'une de ces ulcérations se phagédénise, traitez-la de la même manière ; ayez soin de varier les topiques ; et, quelquefois, ce qui vous réussira le mieux, en pareil cas, ce seront les émollients les plus simples, les cataplasmes de fécule de pommes de terre, la râpure de pommes de terre fraîches, et de carottes.

Les tubercules muqueux sont doués d'une telle vitalité proliférante, que pour réprimer leur puissance végétative, vous devrez les cautériser, à plusieurs reprises, avec le nitrate d'argent, quelquefois même avec le nitrate acide de mercure, ou avec l'acide chromique.

L'iritis syphilitique est d'une telle gravité, elle est accompagnée d'une inflammation si violente, que, au traitement général, vous devrez toujours joindre un traitement local antiphlogistique et révulsif; ainsi prescrire plusieurs applications de sangsues, ou de ventouses scarifiées et de vésicatoires, à la nuque et à la tempe, du côté malade, et tenir l'œil couvert d'applications émollientes et résolutives.

Nous avons prescrit souvent, dans les nombreux cas d'iritis syphilitique, que nous avons traités à l'hôpital Saint-Louis, trois ou quatre applications successives de six à huit sangsues, sur la tempe du côté malade ; et, après les sangsues, quatre, cinq ou six vésicatoires, occupant successivement toute la surface temporale, ou bien la nuque et les parties latérales du cou. Chaque émission sanguine, et chaque vésicatoire ont toujours été suivis d'une amélioration facile à constater.

Nous avons soin de tenir l'œil malade fermé, au moyen d'un grand cataplasme de fécule de pommes de terre, appliqué froid ; nous recommandons aux malades de ne pas lire, et de ne pas écrire, les deux yeux étant solidaires l'un de l'autre, et l'usage attentif du bon œil, produisant, par conséquent, un retentissement, une congestion active, et une fatigue dans l'œil malade. Afin d'éviter les atrésies plus ou moins complètes, qui nécessiteraient l'opération de la pupille artificielle, les synéchies, les adhérences vicieuses de l'iris congestionné, et tuméfié, avec les divers milieux de l'œil, nous avons soin de tenir constamment la pupille dans son plus complet degré de dilatation possible, en instillant, deux fois par jour, dans l'œil, deux ou trois gouttes du collyre suivant :

Eau dist.	15 gr.
Sulfate neutre d'atropine . .	5 centigr.

En même temps, nous ne négligeons pas le traitement de la diathèse ; nous faisons prendre, au malade, le matin, une des pilules suivantes :

Protoïodure d'hydrargyre . . .	0,03
Extrait d'opium.	0,01
Extrait de gentiane	0,10

et, l'après-midi, deux, trois, et jusqu'à quatre grammes d'iodure de potassium, dans 125 grammes de sirop d'écorce d'oranges amères.

Ce double traitement, local et général, nous a toujours réussi, et nous ne saurions trop le recommander. Nous avons employé, avec succès, la même médication, pour les tumeurs gommeuses, qui se développent, assez fréquemment, dans l'épaisseur de l'iris.

Scrofule.

Traitement de la diathèse.

Si l'iode, dans le traitement de la scrofule, n'a pas l'efficacité du mercure et de l'iodure de potassium, dans le traitement de la syphilis, du moins, son emploi est d'une incontestable utilité ; et M. Boinet a eu raison de le préconiser. Il doit faire la base du traitement général de cette diathèse. Nous le prescrivons sous plusieurs formes. Voici quelques-unes de ses préparations que nous employons, et que nous vous recommandons. Nous prescrivons souvent la potion suivante que nous appelons : potion anti-strumeuse ; elle doit être prise tous les jours; dans les vingt-quatre heures, en quatre ou cinq fois :

Julep gommeux.	150 gr.
Iodure de potassium 1, ou.	2 gr.
Teinture d'iode de dix à quinze gouttes.	
Tannin	1 gr.
Sirop de quinquina	30 gr.

Dans cette potion, l'iode est pris sous la forme d'iodure de potassium ioduré. Vous pouvez encore administrer l'iode sous d'autres formes ; il y a plusieurs préparations officinales que vous prescrirez avec grande utilité, soit pendant les repas, soit dans leur intervalle. Ainsi le vin iodé de Julliard, d'une saveur agréable que vous pouvez faire prendre à la dose de deux à trois grandes cuillerées à chacun des trois repas; l'essence de salsepareille iodo-iodurée de Fontaine, qui se prend à la dose de quatre à six grandes cuillerées par jour, en deux ou trois doses, dans un demi-verre d'eau chaque fois ; le sirop de raifort iodé de Dorvault, que l'on administre de la même manière.

A l'iode, dans le traitement de la scrofule, ne manquez jamais d'associer le fer, le quinquina, le phosphate de chaux, dont les diverses préparations magistrales, ou autres, sont toujours indiquées ; de même que l'huile de foie de morue. Soignez l'hygiène de vos malades ; recommandez une habitation saine, une nourriture variée, tonique, l'exercice au grand air, des vêtements de laine, sur la peau; les bains de mer; les eaux de Saint-Gervais, d'Uriage, d'Allevard.

Traitement des lésions cutanées de la scrofule.

Nous avons dit que la plupart des lésions cutanées de la syphilis se guérissent par le seul fait du traitement général : il n'en est pas de même des lésions cutanées de la scrofule : fixes dans le siège qu'elles occupent, elles ne le sont pas moins, dans leur durée, dans leur ténacité, dans leur résistance, soit au traitement général, soit à des topiques émollients, doux et résolutifs. Elles ne cèdent qu'à des moyens violents. Elles doivent être attaquées *ferro et igne*.

Nous avons employé longtemps, contre les scrofulides, un traitement d'énergique substitution. Nous nous efforcions de détruire, et de remplacer les lésions profondes et chroniques qui les constituent, par une série, plus ou moins répétée, de lésions aiguës, inflammatoires, que nous produisions à volonté, au moyen de la pommade suivante, dont nous les recouvrions, et que nous laissions, appliquée sur toute leur surface : cette pommade était composée de la manière suivante :

Biiodure de mercure. . . .	10 gr.
Axonge fraîche.	10 gr.

Cette pommade, très irritante déterminait, sur toute la surface de la scrofulide, une très vive inflammation qui se manifestait sous la forme d'une poussée impétigineuse. Or, ces poussées d'impétigo, renouvelées, à huit ou dix jours de distance, un certain nombre de fois, ont pu, dans certains cas, enlever et détruire, en se substituant à elle, la lésion scrofuleuse. Mais ce traitement a l'inconvénient d'être très douloureux, très long, l'application de la pommade devant être renouvelée un grand nombre de fois, et malgré cela, infidèle dans ses résultats.

Les scarifications nous semblent préférables : et cependant, elles ont aussi l'inconvénient d'être très douloureuses; car elles doivent être profondes, et être pratiquées sur toute la surface, et pénétrer dans toute l'épaisseur de la scrofulide; et de plus, elles doivent être répétées un grand nombre de fois.

Les cautérisations avec le fer rouge, ou mieux avec le thermo-cautère de Paquelin, ont l'avantage de donner de meilleurs résultats, et cependant ces cautérisations sont douloureuses, elles doivent être largement pratiquées, comprendre toute la profondeur et toute la surface de la lésion scrofuleuse, et de plus elles doivent être renouvelées avec une courageuse persévérance un grand nombre de fois.

Telle est la seule médication que nous avons à opposer aux scrofulides. Cette médication si violente, si énergique, si douloureuse, et, disons-le, si barbare, si lente et si infidèle dans ses résultats, indique assez combien sont tenaces, graves et profondément enracinées, les lésions cutanées de la scrofule. Ces trois méthodes de traitement local peuvent être employées isolément, et alternativement. Les cautérisations avec le thermo-cautère, malgré tout ce qu'elles ont de défectueux, nous paraissent préférables aux deux autres méthodes ; ce sont elles que nous employons maintenant le plus habituellement, et qui nous donnent les meilleurs résultats, à la condition que les malades aient le courage de s'y soumettre, autant de fois que l'exigent la profondeur, l'étendue des lésions et leurs désespérantes repullulations.

VINGTIÈME CONFÉRENCE

Herpétis, ou herpétisme ; ou diathèse herpétique.

Traitement de la diathèse.

L'arsenic est à la diathèse herpétique, ce que l'iode est à la diathèse scrofuleuse ; ce n'est point un spécifique, dans la rigoureuse acception du mot, mais c'est un médicament d'une incontestable utilité; il agit de deux manières différentes : c'est un tonique, un reconstituant, un modificateur de la constitution, et en même temps, il a pour propriété d'exercer une action spéciale sur la peau, d'y déterminer une congestion substitutive, capable de modifier sa vitalité, son innervation déviées, et d'y rétablir ainsi l'état physiologique, et les sécrétions normales. De cette action locale excitante pour la peau, que produit l'arsenic, il résulte qu'il ne faut pas le prescrire dans la période aiguë d'une affection à type inflammatoire, car il augmenterait l'inflammation et la congestion cutanées : il ne faut le donner qu'après la cessation de la période inflammatoire.

Lors donc que vous avez affaire à une affection herpétique à forme chronique, telle que le psoriasis, le prurigo, prescrivez tout de suite l'arsenic, sous l'une ou l'autre des deux formes que nous vous avons indiquées. Lorsqu'au contraire il s'agit d'une herpétide à type inflammatoire, telle que l'eczéma, si cet eczéma se présente avec sa forme aiguë, et dans une période d'acuité prononcée, commencez par un traitement émollient, anti phlogistique, prescrivez une demi-diète, des eaux minérales purgatives, des boissons délayantes, laxatives, diurétiques, dépuratives, telles que les différentes préparations de salsepareille, et ne donnez l'arsenic qu'après avoir calmé la phlogose cutanée. Que vous donniez l'arsenic primitivement ou secondairement, faites-le prendre en même temps que des laxatifs, que des boissons rafraîchissantes, alcalines, dépuratives, ou même purgatives si la constitution du malade est sanguine et bilieuse. Si, au contraire, cette constitution est pauvre, anémiée, nerveuse, donnez en même temps que l'arsenic, du fer, du quinquina, du phosphate de chaux, des vins généreux, et, comme pour la syphilis, continuez longtemps, pendant plusieurs mois, ce traitement diathésique. Après tout effacement des lésions cutanées, soumettez quand même, aux changements de saisons, à l'automne, et surtout au printemps, le malade à un régime dépuratif conforme à sa constitution, et à la diathèse dont il est affecté ; vous pouvez prévenir ainsi, empêcher ou du moins atténuer, rendre moins fréquentes et moins intenses les récidives herpétiques malheureusement trop habituelles.

Comme régime hygiénique, défendez les liqueurs et tout ce qui peut irriter, et congestionner la muqueuse stomacale; rappelez-vous que la congestion et l'irritation de l'estomac ont leur retentissement sur la peau, et y ramèneraient une éruption éteinte, ou y entretiendraient et y augmenteraient une inflammation actuelle. Que le malade donc suive un régime doux, qu'il s'abstienne de liqueurs, de vins purs, de salaisons, de viandes trop épicées, de porc, de poisson de mer, de coquillages, de truffes, d'écarts de régime, de toute espèce d'excès, de fatigues, de tout ce qui peut activer la circulation et congestionner la peau.

Traitement local ou traitement des lésions de l'herpétisme.

Les affections cutanées symptomatiques de l'herpétisme étant nombreuses, de types et de formes différents, il est impossible de donner une indication sommaire d'un traitement qui leur convienne à toutes en même temps. Nous allons donc les diviser en trois catégories, représentant chacune un type différent, et, par conséquent, nécessitant un traitement externe différent.

I

Herpétides à sécrétion humide et à caractère inflammatoire; Eczéma.

Il s'agit ici d'une véritable inflammation, d'une phlegmasie de la peau; or le traitement local devra être essentiellement antiphlogistique, émollient, exempt de quoi que ce soit d'excitant, d'irritant. Donc n'employez jamais de pommades : toutes les pommades, même les plus anodines, deviennent irritantes par l'acidification, c'est-à-dire la fermentation acide du corps gras, qui entre dans leur composition; n'employez jamais non plus les cataplasmes de farine de lin, qui subissent promptement la même fermentation acide. — Si, dans l'évolution de la période aiguë de l'eczéma, les corps gras, pommades, liniments oléagineux, les plus exempts de principes irritants, doivent être rejetés, à plus forte raison devrez-vous toujours proscrire les topiques, quels qu'ils soient, solides ou liquides, contenant des substances irritantes, telles que le camphre, le soufre, le sublimé, le goudron, le sous-carbonate de soude ou de potasse; vous proscrirez de même les bains salins, sulfureux, alcalins, les bains de vapeur, les bains froids, les bains de mer. Vous vous garderez bien d'envoyer vos malades à des eaux minérales fortement minéralisées, excitantes, soit par leur composition chimique, soit par l'élévation de leur température. Dans la période aiguë, fluente de l'eczéma, toutes les eaux minérales, même les plus anodines, sont mauvaises, à plus forte raison les eaux fortement minéralisées, telles que les eaux des Pyrénées, les eaux d'Uriage, de Louëche, qui produiraient des aggravations inflammatoires désastreuses, comme nous n'en voyons que trop d'exemples.

Dans la période aiguë, fluente de l'eczéma, prescrivez des bains de son, ou des bains amidonnés; vous aurez la précaution de faire cuire l'amidon, afin qu'il soit incorporé à l'eau, sans quoi il ne produirait aucun effet émollient, et vous le verriez se déposer, comme une poudre inerte, au fond de la baignoire. Tenez les surfaces malades couvertes de cataplasmes de fécule de pommes de terre bien cuits, bien humides, réduits en une gelée diffluente et homogène; appliquez-les tièdes, presque froids; changez-les trois fois en vingt-quatre heures; ne laissez aucun intervalle entre leurs applications successives; le contact de l'air et des vêtements, ainsi que les vicissitudes de température étant toujours excitants, et par conséquent dangereux.

Si l'eczéma est généralisé, s'il occupe de trop vastes surfaces pour que les cataplasmes de fécule de pommes de terre puissent être employés, ayez recours au caoutchouc vulcanisé, faites en faire des vêtements complets, chemises, pantalons; le caoutchouc opposera une barrière infranchissable à tous les contacts extérieurs; par son imperméabilité, il conservera, à la surface de la peau, le produit de outes ses sécrétions, aussi bien la sécrétion sudorale, que la sécrétion eczémateuse, il en résultera que les parties malades, absolument soustraites au contact de l'air, seront incessamment baignées par une couche liquide, sorte de bain émollient, et à température constante. Toutes les vingt-quatre heures, changez le caoutchouc, et profitez-en pour faire prendre au malade un bain émollient.

Si les parties eczémateuses sont les membres inférieurs, condamnez le malade à un repos absolu; que les membres eczémateux soient immobilisés, dans une situation horizontale, et même élevée; si vous les laissez dans une situation déclive, vous ne les guérirez jamais, sachez-le bien.

Si les parties malades sont des régions où la peau est en opposition avec elle-même, comme aux aisselles, comme dans la zone génitale, comme dans les espaces interdigitaux, ayez soin que ces parties soient isolées, par un écartement réciproque, par des poudres siccatives, par des cataplasmes, et veillez à ce qu'elles ne soient jamais dans une situation déclive, ou que la marche soit rigoureusement interdite.

C'est ainsi que doit être traité l'eczéma aigu.

Lorsque l'eczéma est entré dans une voie de résolution, quand il a perdu ses caractères inflammatoires, quand sa secrétion humide s'est tarie, et qu'il prend des allures chroniques, continuez de même les cataplasmes émollients, vous éviterez ainsi ces poussées aiguës si fréquentes, au milieu de surfaces qui semblaient, par leur caractère de chronicité, devoir en être exemptes. Sans doute vous pourriez alors essayer les pommades les plus adoucissantes, la vaseline, le glycérolé d'amidon, associés au sous-nitrate de bismuth ; mais le plus souvent, les cataplasmes vous donneront encore de meilleurs résultats.

Ayez bien soin d'interdire, non pas seulement la marche, et la situation déclive des parties malades, mais tout frottement, tout grattage, toute constriction, telle que celle des jarretières, d'un bas élastique, de pièces de pansement.

Quand l'eczéma est arrivé à cette période de son évolution, où la chronicité a remplacé l'acuité, vous pouvez prescrire les eaux minérales en bains, mais seulement les moins minéralisées, telles que les eaux de Saint-Gervais, et celles de Ragatz ; défiez-vous toujours de celles qui sont plus chargées en principes minéraux et qui pourraient éveiller l'état inflammatoire : nous avons traité longuement cette question des eaux minérales, dans le troisième volume de nos *leçons cliniques* ; nous n'en dirons rien de plus aujourd'hui ; rappelons seulement ce principe que nous avons établi et développé ; nous le résumons ainsi :

Les eaux minérales, dans le traitement des maladies de la peau, sont bien plus souvent nuisibles qu'elles ne sont utiles ; les eaux fortement minéralisées, arsenicales, sulfureuses, et salines, telles que les eaux d'Uriage, de Louëche, de la Bourboule, de Cauterets, de Barèges ne doivent êtres prescrites que dans les affections absolument dépourvues de caractère inflammatoire, telles que le prurigo, et dans le cas de pachydermisation de la peau par le lichen chronique; hors de là, elles seraient désastreuses. D'une manière générale : il faut toujours dans le traitement des maladies de la peau, se défier des eaux minérales ; il faut ne les prescrire qu'avec la plus grande réserve, et dans l'immense majorité des cas, donner la préference à celles qui sont le plus faiblement minéralisées, et dont la température est la moins élevée.

II

Herpétides à sécrétion sèche, à évolution chronique, et à caractère non inflammatoire. — Psoriasis.

Ici nous avons à modifier un état morbide, mais non phlegmasique, un épaississement hypertrophique, à la suite duquel le derme, desséché, dévié dans sa vitalité, ne secrète plus qu'un épiderme malade.

Le traitement local a pour indication : 1° de détacher, de faire tomber les squames; 2° d'exercer ensuite une action énergiquement modificatrice, et résolutive, sur le derme hypertrophié, afin de le ramener à son état anatomique normal, et par suite, à la sécrétion physiologique d'un épiderme normal.

Ce double résultat peut être produit, dans l'espace de deux à quatre, ou six mois, par des frictions faites, deux fois par jour, sur tout le corps, avec une substance douée de propriétés excitantes, résolutives et modificatrices, telle que l'huile de cade de genévrier, extraite, par la distillation, de la résine du *Juniperus Sabina;* en même temps on prescrit un bain, tous les jours, avec sous-carbonate de soude, de 500 à 800 grammes afin de nettoyer la peau, de la débarrasser des couches huileuses que les frictions y déposent, et en même temps d'exercer sur elle, une action excitante et modificatrice. Si l'huile de cade est difficilement supportée à cause de son action irritante, on peut la mitiger avec une quantité plus ou moins considérable d'huile d'amandes douces.

Dans le cas où l'huile de cade ne pourrait pas être employée à cause de son odeur désagréable, remplacez-la par la pommade suivante :

Axonge fraîche, ou vaseline........	100	grammes.
Acide pyrogallique.... 10 ou......	15	—

Mais ne mettez pas cette pommade en contact avec les parties de la peau découvertes, telles que la figure et les mains, car elle les rendrait, sous l'influence de l'air, absolument noires, et cela pour plusieurs jours. Ce traitement doit être continué jusqu'à l'effacement complet des moindres vestiges psoriasiques, jusqu'à ce que la peau ait repris, partout, son aspect normal.

Retenez bien cette recommandation importante : la pommade à l'acide pyrogallique ne doit pas être mise en contact avec les mains, ni avec la figure, car elle noircit toutes les surfaces cutanées exposées à l'air, et cette couleur noire persiste plusieurs jours. Cet inconvénient ne se produit pas sur les parties du corps qui sont soustraites, par les vêtements au contact de l'air; on peut donc employer impunément cette pommade sur le tronc et sur les membres; elle est moins irritante pour la peau que l'huile de cade; elle n'a pas, comme l'huile de cade, une odeur empyreumatique prononcée et persistante, mais ses effets modificateurs des surfaces cutanées sont moins sûrs, et plus lents à se produire. Les bains alcalins doivent être prescrits tous les jours, ou tous les deux jours, pendant tout le temps que cette pommade est mise en usage.

On peut encore employer en frictions, l'acide chrysophanique; la dose de cet acide est de 5 à 10 grammes pour 100 grammes d'axonge ou de vaseline. Mais ce corps qui est pulvérulent, a l'inconvénient d'être dispendieux et d'être irritant pour la peau, sur laquelle il détermine fréquemment des éruptions d'érythème, ou d'herpès et des gonflements douloureux; nous ne conseillons donc pas l'emploi de cet agent.

Tenez-vous-en à l'huile de cade, de genévrier, et à l'acide pyrogallique, en ayant soin de continuer l'usage de ces topiques, jusqu'à ce que la peau ait repris absolument son état normal, jusqu'à l'effacement complet de tout vestige psoriasique.

III

Herpétides non sécrétantes à évolution chronique, et sans caractère inflammatoire.

Prurigo.

La médication locale doit être excitante et perturbatrice, de manière à produire une véritable irritation artificielle et passagère, qui déplace l'irritation morbide permanente et la détruise, en se substituant à elle. Cette indication est remplie, soit par des bains sulfureux concentrés (200 gram. de sulfure sec de potassium pour chaque bain); soit par des bains alcalins énergiques (1 kilo de sous-carbonate de soude par bain). On pratique encore, avec avantage, des badigeonnages, des frictions, avec l'huile de cade, avec une solution de sublimé :

Eau alcoolisée	500 gram.
Sublimé	15 —

En mettre une forte cuillérée dans la valeur d'un litre d'eau. On se trouvera bien aussi de l'hydrothérapie, de douches froides généralisées, en pluie, en cercle, en colonne. Les eaux minérales qui sont, toutes, impuissantes contre le psoriasis, sont souvent utiles contre le prurigo, et ce sont les plus actives, les plus chaudes et les plus minéralisées, celles qui sont le plus capables de déterminer des poussées, des excitations violentes perturbatrices sur la peau, telles que les eaux d'Uriage, de Louëche, de la Bourboule, les eaux chaudes de Cauterets, de Barèges.

VINGT-UNIÈME CONFÉRENCE.

Traitement de diverses affections de la peau, de causes et de nature différentes.

Affections exanthématiques, fièvres exanthématiques. — Le traitement général seul suffit, le plus ordinairement. Les indications à remplir sont de favoriser, de faciliter les éruptions, par un vomitif, par des boissons diaphorétiques ; de placer les malades dans de bonnes conditions d'hygiène, pour éviter les répercussions et rétrocessions de ces éruptions, et les accidents métastatiques graves, qui en seraient la conséquence : diète ou demi-diète. Dans la période de déclin, quelques purgations, pour débarrasser l'économie de tous les principes morbides, et, en même temps, pour rétablir l'intégrité des fonctions digestives.

Affections pseudo-exanthématiques, fièvres pseudo-exanthématiques, saisonnières, fièvres vernales, herpétique, eczémateuse (eczéma rubrum), impétigineuse, lichénoïde (lichen ruber), pityriasique (pityriasis rubra), hydroas vésiculeux et bulleux, cataplasmes de fécule de pommes de terre, demi-diète, quelques purgations, tisanes rafraîchissantes, acidulées, amères.

Dans le zona, aussitôt l'apparition des vésicules, on étendra, à plusieurs reprises différentes, sur les groupes vésiculeux, un badigeonnage de collodion riciné élastique. Ces badigeonnages répétés couvriront toutes les surfaces malades d'une sorte de feutrage anesthésique, compressif et imperméable. Il y a donc de la part du collodion riciné élastique, un triple mode d'action : 1° une action calmante, anesthésique, produite par la composition même du collodion, qui contient du chloroforme ; 2° une action compressive exercée sur les parties malades tuméfiées; par le fait de la congestion inflammatoire, dont elles sont le siège ; 3° une protection efficace; contre tous les contacts extérieurs. En mettant ainsi les ulcérations vésiculeuses à l'abri de tout ce qui peut les irriter, on évite ces névralgies si douloureuses et si tenaces, qui sont la complication la plus redoutable du zona, qui lui survivent quelquefois, pendant plusieurs mois, et qui nécessitent un traitement antinévralgique spécial des plus sérieux, tel que l'application successive de plusieurs vésicatoires, des injections hypodermiques morphinées, etc., etc.

Sycosis non parasitaire. Cataplasmes de fécule de pommes de terre ; épilation et scarification, avec la lancette, des tubercules sycosiques, afin de dégorger les follicules pileux inflammés, d'y pratiquer une petite saignée déplétive, et de les débarrasser du poil qui fait, dans l'intérieur des follicules, l'office d'un corps étranger et qui y entretient l'inflammation.

Affections parasitaires.

Gale. S'il y a des complications inflammatoires (plaques d'eczéma, pustules d'ecthyma, papules de lichen, vésicules d'herpès), on les détruira, avant tout, en quelques jours, par des cataplasmes de fécule de pommes de terre et des bains émollients; puis on fera le traitement de la gale, traitement parasiticide, qui est le suivant :

1° Friction de tout le corps avec le savon noir, pour ouvrir les sillons et les vésicules, et mettre à nu le parasite.

2° Un grand bain tiède pour nettoyer la peau.

3° Friction de tout le corps, avec la pommade d'Helmerich, agent parasiticide, qui sera conservée quarante-huit heures sur la peau; au bout de ce temps-là, le malade prendra quelques bains émollients; ses vêtements auront été purifiés à l'étuve, ou à la vapeur de soufre, pendant qu'on le frictionnait avec la pommade d'Helmerich, et ses draps de lit changés ce jour-là même.

Phthiriase pédiculaire, pediculus, capitis, corporis, pubis. Un ou deux grands bains, contenant chacun en dissolution :

Sublimé 20, 30 ou 40 grammes et les jours suivants 4 ou 5 bains, avec

Sulfure sec de potassium 50 ou 200 grammes.

Tricophytie, teigne tondante, herpès circiné parasitaire, sycosis parasitaire. Epilation, frictions des parties malades, avec les pommades suivantes :

Fleurs de soufre.......	10	grammes
Camphre..............	10	—
Axonge fraîche.........	30	—

ou bien, badigeonnages avec la teinture d'iode pure. L'épilation sera répétée plusieurs fois, jusqu'à ce que les cheveux repoussent dans leur état normal. Les tubercules sycosiques seront scarifiés; afin de calmer l'inflammation causée par les agents parasiticides, et par l'épilation; on appliquera quelques cataplasmes de fécule.

Pityriasis versicolor, *crasse parasitaire* de M. Bazin. Quelques bains sulfureux suffiront pour détruire le microsporon furfur, champignon qui se développe dans l'épaisseur de l'épiderme, en le ramollissant, et lui donnant la teinte café au lait caractéristique de l'affection.

Teigne faveuse. Cataplasmes de fécule pour détremper et faire tomber les godets faviques; épilation répétée jusqu'à ce qu'il n'y ait plus de pustules faviques, jusqu'à la complète destruction du parasite champignonneux, jusqu'à ce que les cheveux repoussent normalement. Frictions répétées six ou huit jours de suite, après chaque épilation, avec les pommades suivantes :

Turbith minéral.......	2	grammes.
Camphre.............	6	—
Axonge fraîche........	30	—

ou bien

Fleurs de soufre.	6	grammes.
Camphre	6	—
Vaseline	30	—

Teigne pelade. — Raser la tête plusieurs fois, tous les vingt ou vingt-cinq jours, et après chaque opération semblable, couvrir la tête d'un vaste vésicatoire, en forme de calotte; continuez ainsi jusqu'à ce que les cheveux repoussent normalement, jusqu'à ce que les vides se remplissent, ou du moins cessent de s'agrandir; si les cheveux ne doivent pas repousser, jusqu'à ce qu'ils cessent de tomber. Après avoir rasé la tête, au lieu d'en venir tout de suite à l'application du vésicatoire péricrânien, médication douloureuse, et dont nous ne dissimulons pas les inconvénients et les ennuis, on pourrait commencer par des moyens plus doux qui, du reste, sont seuls applicables sur la figure, quand c'est la barbe qui est ravagée par la pelade. Ces moyens consistent en frictions faites, deux ou trois fois par jour, sur toute la superficie du crâne dénudé, avec diverses substances destinées à modifier l'état morbide des follicules pileux, en produisant, sur tout le cuir chevelu, une action excitante, tonique, congestionnante, et même irritante. Sous l'influence de cette action tonique, on peut espérer, non seulement voir s'arrêter la chute des cheveux ou de la barbe, mais encore les voir repousser. Ces divers agents, dont nous avons pu constater les bons effets sont :

La teinture d'iode;
L'alcool camphré;
Le baume de Fioraventi;
Les alcoolats de mélisse, de romarin;
Les teintures de cantharides, de benjoin, de cascarille, mélangées à parties égales;

la pommade suivante :

Axonge fraîche	30	grammes.
Camphre	10	—
Extrait de quinquina	6	—

Les lotions avec le rhum, le vieux cognac, les eaux sulfureuses.

On n'en arriverait aux vésicatoires qu'après l'inefficacité démontrée de ces différents moyens.

Affections professionnelles, de causes externes, locales. — Si elles ont le caractère aigu, inflammatoire, bains locaux émollients, et cataplasmes de fécule de pommes de terre bien cuits, bien humides. Si elles ont le type chronique, avec squames épidermiques épaisses, épaississement, induration cornée de la peau, comme dans les cas de lichen chronique ; douches d'eau chaude, applications de cataplasmes, alternés avec des frictions à l'huile de cade, avec des badigeonnages à la teinture d'iode, de manière à ramollir la peau, et à la dépouiller de ses productions épidermiques anormales, cornées, et à la ramener ainsi à son état physiologique.

Callosités, cors. — Exciser, à plusieurs reprises différentes, si c'est nécessaire, avec le bistouri, ces productions épidermiques cornées, si douloureuses quand elles sont situées à la plante des pieds, pénétrer jusqu'à leur racine, c'est-à-dire jusqu'à la partie profonde du derme malade qui les produit, et qu'on peut appeler leur *matrice;* cautériser cette matrice, et la détruire avec l'acide nitrique, ou le nitrate acide de mercure, afin d'anéantir, dans sa source, le germe de ces productions cornées, qui souvent rendent la marche impossible.

Couperose, acné couperosique et boutonneuse; acné sébacée fluente. — Conjointement avec quelques purgations, et l'usage de boissons dépuratives, alcalines, diurétiques et laxatives, faire deux ou trois lotions prolongées, tous les jours, avec la liqueur suivante que l'on agitera, avant de s'en servir, et dont on mettra une grande cuillerée à soupe, dans un verre d'eau chaude.

Sulfure sec de potassium. . . .	5	grammes.
Teinture de benjoin	5	—
Eau.	500	— .

On ne fera aucune autre lotion de la figure, ou des autres parties malades. On continuera pendant un, deux, trois mois, ces lotions, dont l'action curative consiste en une irritation légère et substitutive.

Affections symptomatiques de troubles gastriques, urticaire, érythème, rougeurs congestives de la face pendant les digestions. — Aucun traitement local extérieur; attaquer le mal dans sa source, dans l'estomac... vomitifs; purgations répétées, eaux de Chatel-Guyon, de Brides, le matin à jeun, boissons acidules ou alcalines; eaux minérales de Condillac, de Vals, de Capvern, aux repas; prendre, avant chaque repas, une cuillerée à soupe de la potion suivante :

Sulfate de strychnine . . .	2	centig.
Sirop de menthe.	30	grammes
Eau distillée	120	—

ou bien, une cuillerée à café, dans un quart de verre d'eau de

L'élixir stomachique amer de Stougthon,

ou bien deux ou trois gouttes, dans une cuillerée d'eau, de la

Teinture amère de Baumé.
Lavements d'eau froide, tous les jours.

S'il s'agit d'urticaire chronique, entretenue par une dyspepsie chronique, prescrivez une saison à Plombières, à Luxeuil, à Vichy, à Brides, dans la Haute-Savoie, à Tarasp, dans l'Engadine.

Cancroïde, epithélioma. — Dans la période boutonneuse, s'il n'y a aucun accident local, si le *statu quo* est permanent, sans douleur, ne faites rien; abstenez-vous de toute irritation locale, de toute pommade, qui, sous prétexte d'être résolutive ne ferait qu'envenimer le mal (*noli me tangere*). Mais si l'ulcération paraît se produire, si quelques progrès se font dans le bouton, hâtez-vous d'agir avant l'engorgement ganglionnaire; mais alors il faut une action profonde, complètement destructive du bouton cancroïdien ; une ablation large et complète, avec le bistouri, ou bien une cautérisation large et profonde avec le caustique de Vienne. Cette application de caustique sera renouvelée si, après la chute de l'escharre, le bourgeonnement cicatriciel ne paraît pas de bonne nature.

Ichtyose ou *sauridermie.* — Frictions, deux fois par jour sur tout le corps, avec le glycérolé d'amidon; bains savonneux tous les jours. —Traitement général tonique : fer, quinquina, arsenic, phosphate de chaux. — En moins de deux septénaires, l'épiderme a repris son éta normal: mais cette guérison n'est que temporaire; les squames, l'état rugueux, écailleux de l'épiderme reparaissent, au bout d'un temps variable, principalement l'hiver, l'ichtyose étant incurable.

Purpura; fièvre purpurique. — Repos, position horizontale des parties malades, immobilité. Bains émollients; cataplasmes de fécule de pommes de terre, boissons acidulées; et, après la période aiguë du pseudo-exanthème purpurique, quinquina, fer, eaux de la Bauche d'Orezza, de Bussang, de Montrond.

Purpura grave, morbus maculosus de Verlof. — Boissons acides, fer, quinquina, hémostatiques, potions au perchlorure de fer, de 40 à 50 gouttes, potions à l'eau de Rabel, 4 ou 6 grammes, injections hypodermiques d'ergotine, s'il y a des hémorhagies internes : bains salins, sulfureux, ferrugineux.

Chloasma, lentigo, éphélides. — Simples difformités, contre lesquelles nous n'avons aucune action ; donc pas de traitement.

Erythème intertrigineux.— Tenir les parties malades écartées les unes des autres ; les isoler par des poudres siccatives ; applications de cataplasmes de fécule de pommes de terre, de glycérolé d'amidon, de vaseline ; bains émollients.

Alopécie syphilitique dite *en clairière.* — Pas de traitement local ; le traitement diathésique seul suffira pour faire repousser les cheveux ; la guérison est la règle, sous la seule influence de mercure, auquel on adjoindra l'iodure de potassium, si les lésions cutanées concomitantes des autres régions sont ulcéreuses, et par conséquent tertiaires.

Alopécie par acné sébacée fluente. — Couper les cheveux au ras du cuir chevelu, et prescrire deux ou trois lotions par jour avec la liqueur suivante, dont on mettra une grande cuillerée dans un verre d'eau chaude :

Sulfure sec de potassium........	5	grammes.
Teinture de benjoin.............	5	—
Eau distillée.....................	300	—

Alopécie psoriasique. — Couper les cheveux au ras du cuir chevelu, et frictions deux fois par jour, avec l'huile de cade. — Bains alcalins, et lotions savonneuses.

Alopécie pityriasique. — Même traitement; en outre de l'huile de cade, employer aussi en lotions, l'eau sulfureuse précédente.

Alopécie eczémateuse. — Ccouper les cheveux, comme dans les cas précédents, et couvrir la tête de cataplasmes de fécule de pommes de terre; réitérer la coupe des cheveux, et continuer jusqu'à ce que le cuir chevelu ait repris son état absolument sain. Ne pas négliger dans ces trois derniers cas, le traitement général, dépuratif au point de vue de la diathèse herpétique, dont l'alopécie est la conséquence... prescrire l'une ou l'autre des préparations arsenicales que nous avons indiquées, et y adjoindre, suivant la constitution du malade, le fer, le quinquina, le phosphate de chaux, ou au contraire, les boissons alcalines, laxatives, purgatives, si la constitution est pléthorique, sanguine, bilieuse.

DEUXIÈME PARTIE

Etude abrégée des maladies de la peau, classées d'après les lésions anatomiques qui les constituent.

Principaux caractères pathognomoniques, sommairement énoncés, des maladies de la peau les plus importantes.

Maladies vésiculeuses ayant la vésicule pour lésion anatomique constitutive.

La vésicule est un soulèvement épidermique de la grosseur d'un grain de millet, formé par une gouttelette de sérosité pure, ou de sérosité purulente.

I

Eczéma.

C'est la plus fréquente de toutes les maladies de la peau; elle est constituée primitivement par des vésicules granuleuses, pointues, agglomérées sur un fond érythémateux. Ces vésicules sont éphémères; elles contiennent une sérosité transparente. Quand elles se crèvent, cette sérosité s'écoule, se concrète en croûtes lamelleuses, minces, foliacées, d'un blanc jaunâtre. Lorsque ces croûtes se détachent, elles laissent à nu des ulcérations superficielles, qui continuent à sécréter la même sérosité incolore et gluante, que contenaient les vésicules. L'eczéma se termine par la dessiccation de ces ulcérations, et par leur cicatrisation toujours lente, et qui ne laisse aucune empreinte cicatricielle.

L'évolution de l'eczéma a quatre périodes ; la première consiste en une coloration érythémateuse ; la deuxième est signalée par l'apparition des vésicules sur toute cette surface érythémateuse ; la troisième, par les ulcérations du derme, consécutives à la rupture des vésicules, par la sécrétion du liquide séro-gommeux qui s'opère à la surface de ces ulcérations, et par les croûtes formées par la dessiccation de ce liquide ; la quatrième période est dite période de dessiccation ; on l'appelle aussi période squameuse, car l'épiderme n'est pas repro duit, d'emblée, d'une manière normale, mais d'abord et souvent, pendant un temps très long, sous forme de squames lamelleuses et foliacées.

L'eczéma est tantôt aigu et tantôt chronique : il siège de préference sur les régions où la peau a le plus de finesse, il a le caractère inflammatoire. C'est une phlegmasie de la peau. Sa durée est indéfinie, car il procède, dans son développement, par poussés successives ; il est le plus souvent la manifestation de la diathèse herpétique.

Traitement. Il doit être général et local. Le traitement général, dans la période aiguë et fluente, doit être antiphlogistique (purgatifs, diurétiques, bains émollients). Dans la période chronique, il faut administrer l'arsenic, et, suivant la constitution du malade, donner en même temps, les toniques ou les dépuratifs laxatifs. Le traitetement local consiste en topiques émollients, cataplasmes de fécule de pommes de terre.

II

Herpès.

Maladie à type inflammatoire, caractérisée anatomiquement par des vésicules arrondies, volumineuses, réunies par groupes circulaires, et développées sur de petites surfaces érythématheuses. La durée de l'herpès est en général, d'un à deux septénaires : son évolution est marquée par trois périodes : 1° période érythématheuse ; 2° période vésiculeuse ; 3° période croûteuse. Les croûtes sont épaisses, d'un jaune noirâtre, adhérentes ; quand elles tombent d'elles-mêmes, au bout de quatre à six jours, le parties sous-jacentes sont cicatrisées et tout est fini. L'herpès peut siéger aussi bien sur les muqueuses que sur la peau ; il est très fréquent au pourtour des ouvertures naturelles, aux lèvres buccales (*herpès labialis*), aux parties génitales : quand il est étendu sur le tronc et sur les membres, en forme de demi-ceinture, ou l'appelle *herpès zoster ou zona*. Il résulte quelquefois d'une cause externe ; d'autres fois, il peut être considéré comme une affection critique, nerveuse, et quelquefois aussi pseudo-exanthématique (fièvre pseudo-exanthématique herpétique).

Traitement. Ménager les croûtes, s'il s'agit du zona, badigeonner toutes les surfaces vésiculeuses avec du collodion riciné élastique.

III

Varicelle, ou variolette, ou petite vérole volante.

Vésicules isolées, persistantes, se développant sur un point érythémateux, disséminées sur toute la surface du corps. Elle a trois périodes dans son évolution : 1° période érythémateuse ; 2° période vésiculeuse ; 3° période croûteuse.

Elle a deux formes bien distinctes : dans sa forme aiguë, c'est une affection pseudo-exanthématique, qui dure de dix à quinze jours; dans sa forme chronique, elle dure de deux à trois mois; elle est alors syphilitique, accident secondaire tardif: c'est la varicelle syphilitique qui se présente sous deux formes : tantôt les vésicules sont discrètes, isolées, entourées à leur base, chacune d'un cercle rouge foncé, cuivré, c'est la *syphilide varicelleuse*; tantôt les vésicules sont agglomérées en nombre variable, sur une même surface cuivrée, c'est alors la *syphilide herpétiforme*, ou à forme d'herpès.

Aucun traitement local ; mais seulement un traitement général. Dans le premier cas, légèrement antiphlogistique ; dans le deuxième cas, antisyphilitique, une pilule tous les jours composée de :

Protoïodure d'hydrargyre....	0,03
Extrait d'opium........................	0,01
Extrait de gentiane.........	0,10

IV

Miliaire, Miliaria rubra, Miliaria febrilis.

Vésicules arrondies, blanches, transparentes, semblables à des grains de millet, se développant sur un fond d'un rouge vif, érythémateux. L'éruption se fait en une seule poussée, et tantôt en plusieurs poussées successives; sa durée varie de un à deux septenaires. Quatre périodes dans son évolution : 1° période prodromique, qui n'existe pas toujours ; 2° période érythémateuse, 3° période vésiculeuse, caractérisée par l'éruption de vésicules nombreuses, granuleuses, sur la surface érythémateuse ; 4° période de desquamation furfuracée : le liquide séreux, ou séro-purulent contenu dans les vésicules a été résorbé, ou bien très rapidement desséché, s'il a été déversé au dehors, alors que les parois vésiculeuses se détachent en lamelles épidermiques furfuracées, sans laisser de trace. La miliaire est tantôt une affection aiguë exanthématique (*fièvre miliaire*) : tantôt elle résulte d'une irritation locale. Ainsi des frictions avec l'onguent napolitain ; dans d'autres cas, elle est le symptôme d'une maladie épidémique grave, appelée la suette.

Dans les deux premiers cas, traitement local émollient, cataplasme de fécule de pommes de terre, quelques boissons rafraîchissantes et laxatives ; dans le troisième cas, toniques, quinquina, sulfate de quinine.

V

Gale, maladie parasitaire très contagieuse.

Trois lésions cutanées, causées par la présence des acares, dans l'épaisseur de la peau : 1° vésicules blanches, transparentes sur un fond dépourvu de toute inflammation ; 2° sillons de cheminement des acares ; 3° papules légèrement rosées. — Sièges d'élection, au pli du poignet, dans les espaces interdigitaux, sur les seins, sur le ventre, sur la verge.

Traitement. Friction sur tout le corps avec du savon noir.

Un bain, pendant lequel les vêtements sont fumigés, ou soumis à des émanations sulfureuses, pour la destruction des acares qu'ils pourraient contenir.

Friction avec la pommade d'Helmerich, qui est conservée pendant quarante-huit heures ; après quoi, un ou deux bains émollients, pour nettoyer la peau, et détruire l'irritation causée par la pommade d'Helmerich. Les malades doivent changer leurs draps de lit, et tout le linge qu'ils ont porté avant le traitement.

Maladies bulleuses ayant la bulle pour lésion anatomique constitutive.

La bulle est un soulèvement épidermique plus considérable que la vésicule, d'un volume variant entre une lentille et un œuf de dinde ; elle est causée par la formation, à la surface du derme, d'un liquide séreux ou séro-purulent ; elle se termine, soit par la concrétion en forme de croûte du liquide qu'elle contenait, soit par l'écoulement au dehors de ce liquide, après sa rupture. Elle laisse après elle une ulcération superficielle, comme dans le pemphigus, profonde comme dans le rupia.

I

Pemphigus.

On désigne sous ce nom une maladie caractérisée par des bulles transparentes, contenant une sérosité citrine. Ces bulles ressemblent aux phlyctènes du vésicatoire; elles sont saillantes, elles persistent deux ou trois jours; elles se développent sur la peau tantôt normale et tantôt érythémateuse; elles déversent au dehors un liquide, qui d'abord était citrin et transparent, et qui ensuite est devenu séro-purulent et opalin. Ce liquide se concrète en une croûte lamelleuse, mince, laquelle recouvre l'ulcération sous-jacente. Cette ulcération se cicatrise à la faveur de cette croûte, ou bien elle devient plus profonde, et continue à sécréter le même liquide séro-purulent; la durée du pemphigus est donc variable. Ses causes ne le sont pas moins. En général il est l'expression d'un état mauvais et cachectique : *pemphigus palmaire et plantaire des nouveau-nés* (syphilitique); pemphigus chronique, à évolution successive et sans inflammation (*pemphigus diutinus senilis cachecticus*, symptôme d'une cachexie quelconque), pemphigus aigu, généralisé, fébrile (*fièvre pemphigode pseudo-exanthématique*), pemphigus aigu à petites bulles (*hydroa bulleux*) fièvre pseudo-exanthématique, saisonnière vernale.

Traitement local. Entourer les bulles de ouate, afin de les préserver des contacts extérieurs, et de favoriser ainsi la cicatrisation des parties ulcérées qu'elles recouvrent, ou bien faire des badigeonnages répétés avec le liniment oléo-calcaire.

Huile d'amandes douces..........	100 grammes.
Eau de chaux..................	100 —

Le traitement général est en rapport avec la nature du pemphigus.

II

Rupia.

Maladie caractérisée par une bulle initiale de très courte durée, entourée d'un cercle rouge foncé, contenant un liquide noirâtre ; sanie purulente, donnant lieu à une croûte noirâtre, hideuse, ressemblant à une écaille d'huître, molle, laissant suinter dans ses interstices, le même liquide sanieux et puriforme très fétide, qui continue à être sécrété par l'ulcère de mauvaise nature, recouvert par la croûte. La durée du rupia est indéfinie, car il se produit par poussées successives. Il est tantôt généralisé sur tout le corps, et tantôt limité à une seule région. Toujours grave, exprimant un état général cachectique; le plus souvent symptôme d'une syphilis arrivée à la période tertiaire : quelquefois scrofuleux. Ses degrés de gravité varient suivant qu'il est plus ou moins généralisé, et suivant ses causes.

Rupia simplex, à croûtes peu saillantes; *rupia proeminens*, à croûtes épaisses, pyramidales; *rupia escarrotica* ou gangréneux; rupia syphilitique, rupia scrofuleux.

Traitement général. Tonique reconstituant, antisyphilitique, iodure de potassium de 2 à 4 grammes par jour; uinquina.

— *Traitement local.* Ménager les croûtes, comme préservatif des ulcérations sous-jacentes ; si elles sont détachées, panser les ulcères qu'elles recouvraient, avec du vin aromatique, avec de l'alcool camphré, de la poudre d'iodoforme, et tous les modificateurs des ulcères de mauvaise nature.

Maladies pustuleuses ayant la pustule pour lésion primitive ou constitutive.

La pustule est un soulèvement épidermique, variant du volume d'un grain de millet, au volume d'une lentille, contenant du pus ; la pustule diffère de la vésicule, en ce qu'au lieu d'être formée par une gouttelette de sérosité, elle est formée par une gouttelette de pus ; elle se termine par la concrétion croûteuse du pus qu'elle contenait ; tantôt elle ne laisse après elle aucune trace, comme dans l'impétigo, et les formes les plus ordinaires de l'ecthyma ; tantôt au contraire elle laisse des cicatrices indélébiles, comme dans la variole et quelquefois le sycosis.

I

Impétigo.

Maladie cutanée, à type inflammatoire, à forme aiguë, constituée, dans sa première période, par une rougeur érythémateuse, dont l'étendue est variable ; dans la seconde période cette plaque de rougeur congestive ou érythémateuse, se couvre de pustules granuleuses, acuminées, éphémères, agglomérées comme les vésicules de l'eczéma, mais différant des vésicules de l'eczéma, en ce qu'au lieu de contenir un liquide séreux, incolore, elles sont remplies d'un pus jaune, couleur de miel, lequel, en se concrétant, forme des croûtes rocheuses, épaisses, jaunes elles-mêmes, arrosées, dans leurs interstices d'un pus jaune clair. C'est ce qui faisait dénommer, par Alibert, l'impétigo, *melitagra flavescens* ; car, en effet, il ressemble à du miel. La couleur, l'épaisseur, la forme des croûtes différencient l'impétigo de l'eczéma. Ces deux affections se distinguent encore l'une de l'autre, en ce que, l'impétigo se développe en une seule poussée, en une seule prolifération, ce qui fait que sa durée est habituellement fixe, et ne s'étend pas au delà d'un, ou de deux septénaires; tandis que l'eczéma, procédant par poussées successives, est illimité dans sa durée.

L'eczéma est presque toujours de nature herpétique ; il a une grande tendance à occuper, sous la forme symétrique, de larges surfaces, principalement, aux membres inférieurs ; l'impétigo, au contraire, dépend le plus souvent d'un état phlegmasique aigu, passager de la constitution, c'est un pseudo-exanthème (*fièvre pseudo-exanthématique, impétigineuse*). Il résulte aussi de causes externes, de violences extérieures et de la phthiriase de la tête (*impétigo granulata, impétigo larvalis*). Ses sièges de prédilection sont : la face et le cuir chevelu.

Traitement. Cataplasmes de fécule de pommes de terre, légers purgatifs ; onguent napolitain, s'il est parasitaire; il guérit sans laisser de trace.

II

Ecthyma.

L'ecthyma est caractérisé par des pustules arrondies, larges, discrètes, toujours isolées, jamais confluentes, grisâtres, entourées d'un cercle érythémateux, persistant pendant trois ou quatre jours; au bout de ce temps, le pus qu'elles renferment se concrète, forme une croûte noirâtre, arrondie, sèche, très adhérente, et ne se détachant qu'après quatre ou cinq jours de durée. Cette croûte laisse à la partie du derme qu'elle recouvrait à l'état de cicatrice, ou bien à l'état d'ulcération fournissant un pus épais ou sanieux.

L'ecthyma peut siéger sur tout le corps, mais ses sièges de prédilection sont les espaces interdigitaux, le pli du poignet, les avant-bras, les membres inférieurs.

Il est produit par les causes les plus différentes : *ecthyma simplex*, résultant d'une irritation locale : *ecthyma pseudo-exanthématique*, *fièvre pseudo-exanthématique ecthymateuse*, résultant d'un état fébrile passager ; *ecthyma parasitaire*, complication fréquente, habituelle des lésions de la gale, quand elles sont un peu anciennes ; *ecthyma syphilitique*, l'une des lésions grave de la syphilis, à sa période tertiaire, ou de la syphilis maligne galopante, quand il se développe dans la période des accidents précoces, peu de temps après le chancre infectant ; *ecthyma cachecticum*, quand il existe, en dehors de toute contamination syphilitique, quand il se produit par poussées successives, aux membres inférieurs, principalement, au milieu d'un état cachectique quelconque, dont il devient le symptôme.

Le traitement varie suivant les causes, et la nature de l'ecthyma. L'ecthyma simplex cède promptement, en quelques jours, à des applications émollientes; à des cataplasmes de fécule de pommes de terre. L'ecthyma pseudo-exanthématique, outre les topiques émollients, nécessite une demi-diète, des boissons délayantes, quelques purgations. L'ecthyma parasitaire doit être traité d'abord par des applications émollientes, de manière à modérer l'inflammation qui est un de ses caractères, avant qu'il soit possible de détruire les acares par la pommade d'Helmerich. L'ecthyma syphilitique, appartenant à la période tertiaire de la diathèse, exige, comme traitement général, l'iodure de potassium, de 2 à 4 grammes par jour. Dans ce cas, le traitement local doit consister surtout à ménager les croûtes, afin que les ulcérations qu'elles recouvrent ne subissent pas l'irritation des contacts du dehors. L'ecthyma cachecticum, nécessite le traitement général tonique reconstituant de toutes les cachexies. Bonne nourriture, bon air, fer, quinquina, huile de foie de morue, phosphate de chaux, eaux minérales gazeuses, ferrugineuses, salines, iodées.

III

Sycosis.

On désigne sous le nom de sycosis, l'inflammation des follicules pileux de la peau. Les sièges principaux de cette maladie sont, par conséquent, les régions où ces follicules sont le plus abondants, ainsi le menton, la lèvre supérieure, les parties latérales de la face, les aisselles, etc. Notons, que par une bizarrerie à laquelle on ne devait pas s'attendre, elle n'existe pas sur le cuir chevelu ou du moins, elle n'y existe que très rarement.

Considéré au point de vue anatomo-pathologique, le

sycosis est constitué par une double lésion, par un tubercule et par une pustule.

Les tubercules sycosiques, sont peu saillants, profondément enchâssés dans l'épaisseur de la peau ; ils sont formés par le follicule pileux lui-même, enflammé et hypertrophié. Ces tubercules ne sont pas douloureux ; ils sont apparents sous la forme de rugosités, ou petites bosselures rougeâtres ; ils procèdent dans leur formation, par des poussées ou proliférations successives, ce qui explique la durée toujours très longue du sycosis.

Les pustules sont le résultat de la formation du pus, autrement dit, de la suppuration des tubercules pileux enflammés ; ces pustules sont rondes, plates, jaunâtres, situées sur le sommet du tubercule, dont elles forment le couronnement ; elles sont traversées, à leur point central, par un poil. Après une durée de quelques jours, le pus qu'elles contiennent se concrète en une croûte plate, jaunâtre et molle, et quand cette croûte est tombée, il reste l'induration tuberculeuse qui peut devenir, une deuxième fois, le siège d'une suppuration, et, par conséquent, d'une nouvelle pustule.

Le pus formé dans l'intérieur du follicule pileux, autour du poil, l'ébranle, le déracine, et si le poil, ainsi énuclée ne tombe pas de lui-même, du moins il a perdu son adhérence normale au follicule, duquel la plus légère traction suffit pour le détacher.

Le sycosis est de deux natures différentes ; c'est une inflammation simple, essentielle, primitive des follicules pileux, inflammation résultant d'irritations locales (coryza chronique, usage du tabac à priser, rasoirs ébréchés coupant mal, cosmétiques ; il peut être consécutif à l'eczéma, dont il devient la complication (*sycosis eczémateux*, ou *eczéma sycosiforme*). L'inflammation superficielle de l'eczéma a pénétré dans le follicule pileux.

D'autres fois, le sycosis est parasitaire ; c'est le troisième degré de la teigne tricophytique ; le tricophyton a envahi l'intérieur du follicule pileux ; ses spores se sont attachés au poil, ils enveloppent sa racine, autour de laquelle ils forment une sorte de gaine blanchâtre, amiantacée. Quand le sycosis est parasitaire, il s'étend plus rapidement, il occupe de plus larges surfaces ; les tubercules sont plus prononcés, et l'inflammation périphérique du tissu cellulaire ambiant, sous forme de nodosités, de tumeurs mamelonnées, est plus caractérisée. La nature parasitaire du sycosis se dénote encore par la gaine champignonneuse blanchâtre qui entoure la racine du poil.

Traitement. Si le sycosis n'est pas parasitaire, on le traitera, comme une simple inflammation ; supprimer toutes les causes qui auront pu le produire, supprimer l'usage du rasoir ; couper la barbe avec des ciseaux courbés sur le plat ; appliquer des cataplasmes de fécule de pommes de terre ; pratiquer l'épilation, et, en outre, des scarifications, sur tous les noyaux tuberculo-pustuleux, afin de les dégorger par une saignée locale déplétive.

Si le sycosis est parasitaire, épilation pour enlever, avec le poil, les spores champignonneux qui s'y sont attachés ; répéter l'épilation jusqu'à ce que le cheveu repousse dans des conditions normales, faire des scarifications, et étendre sur les parties malades, épilées et scarifiées, une couche de la pommade parasitaire suivante :

Vaseline..........................	30	grammes.
Turbith minéral..................	2	—
Camphre..........................	5	—

ou bien lotionner les mêmes parties avec la solution suivante :

Eau alcoolisée..................	250	grammes.
Sublimé..........................	1	—

grâce à l'épilation, et aux scarifications, l'orifice des follicules pileux sera largement ouvert, et les agents parasiticides pourront facilement y pénétrer, et s'y mettre en contact avec les spores et sporules champignonneux qu'ils doivent détruire. Ces applications parasiticides irritent nécessairement la peau, aussi les cataplasmes de fécule sont-ils rigoureusement indiqués.

IV

Acné.

On désigne, sous le nom d'acné, une maladie complexe du système sébacé, glandes et conduits excréteurs. Tantôt cette maladie affecte à la fois l'appareil complet, glandes et conduits excréteurs; tantôt la glande seule, ou le conduit excréteur seul : d'autres fois il n'y a qu'un trouble fonctionnel, de l'appareil sébacé, sans lésion appréciable, dans ce dernier cas, on désigne l'affection sous le nom d'*acné sécrétante*; dans le premier cas on dit que l'*acné est boutonneuse*.

ACNÉ BOUTONNEUSE. — Elle offre à considérer plusieurs lésions anatomiques d'espèces et de sièges différents : 1° *taches couperosiques, couperose, ou acné rosacée*.., c'est une congestion active, sub-inflammatoire du tissu cellulaire (*érythème couperosique*); 2° *varicosités*, ou arborisations variqueuses des vaisseaux capillaires qui rampent dans l'étendue de la surface couperosique... 3° induration hypertrophique inflammatoire de la glande sébacée, sous forme de tubercule (*acné tuberculeuse*); suppuration du tubercule acnéique, et formation d'une pustule qui s'implante à son sommet (*acné tuberculo-pustuleuse*.) Le canal excréteur seul peut être malade; son extrémité peut être dilatée, et son orifice oblitéré, de manière à former une petite ampoule arrondie, superficielle semblable à un grain de millet, et contenant une gouttelette de pus (*acné miliaire*.) La glande seule peut être enflammée, tuméfiée, augmentée de volume; le conduit excréteur restant dans ses dimensions normales, est débordé dans son pourtour par la glande tuméfiée, dont le niveau s'élevant au-dessus de son orifice le fait paraître dans un enfoncement, au fond d'une sorte d'ombilication (*acné varioliforme*). Le conduit excréteur et la glande peuvent être, dans toutes leurs parties, transformés en pustule (*acné simplex ou pustuleuse*); la glande peut être ramollie, pustuleuse à son sommet, et rester tuberculeuse et indurée à sa base (*acné indurata*).

ACNÉ SECRÉTANTE. — Ici on ne constate qu'un trouble fonctionnel : la liqueur sébacée est sécrétée en trop grande abondance, elle s'écoule au dehors, d'une manière apparente; elle stagne sur la peau, la rend huileuse, poisseuse, comme si on y avait déversé une couche d'huile ou de graisse fondue (*acné sébacée fluente*). Au lieu de rester à l'état liquide, la liqueur sébacée excrétée en excès, peut se concréter sur la peau, et y former des croûtes jaunâtres, graisseuses qui s'écrasent facilement entre les doigts, et qui n'adhèrent que très faiblement à la peau (*acné sébacée, concrète, ou croûteuse*). Au lieu d'être déversée au dehors, la liqueur sébacée peut rester en stagnation, dans les canaux excréteurs qu'elle dilate; elle s'y concrète, s'y durcit, s'y noircit par le fait du contact de l'air; elle apparaît alors à la surface de la peau sous la forme de petits points noirs, semblables à des grains de poudre qui auraient pénétré dans l'épaisseur de la peau; si l'on presse avec les ongles, le pourtour de ces points noirs (qu'on appelle des *comédons*), on fait sourdre du canal excréteur, une sorte de cylindre vermiforme, qui n'est autre que l'humeur sébacée contenue dans ce canal (*acné punctata*).

Les principaux sièges de l'acné sont les régions, où les follicules sébacés sont les plus nombreux, la face, le front, le nez, les régions malaires, le dos, les épaules, la poitrine, la zone génitale, chez la femme surtout.

L'évolution de l'acné boutonneuse est essentiellement longue, et à forme chronique; sa durée est illimitée, indéfinie, car son développement se fait par poussées successives; les glandes sébacées sont atteintes les unes après les autres, et souvent toutes les glandes d'une région sont successivement détruites par une fonte purulente, successive. Abandonnée à elle-même, l'acné peut défigurer le visage, le nez en particulier; développer, sur toute sa surface, un bourgeonnement tuberculeux énorme, qui peut doubler, tripler son volume (*acné hypertrophique*), et causer une véritable et hideuse difformité. Cette maladie n'est pas douloureuse, et ne trouble pas la santé générale.

Causes et nature de l'acné. — Elle résulte quelquefois d'une cause externe, d'une irritation de la peau occasionnée par des cosmétiques. Plus souvent, elle est le résultat des causes internes... habitation dans des appartements trop chauffés, constipation habituelle, usage immodéré des alcooliques, digestions difficiles; diathèse herpétique; diathèse syphilitique (accidents secondaires tardifs). Dans ce cas, l'acné siège sur toute l'étendue du dos, et ses tubercules sont entourés d'un cercle cuivré; en même temps, il y a des engorgements ganglionnaires, inguinaux et cervicaux.

Traitement. — Bien que l'acné ait un caractère inflammatoire, les applications émollientes sont impuissantes contre ses lésions qui seront combattues avantageusement par une médication locale, destinée à produire une irritation substitutive, à modifier l'innervation de l'appareil glandulaire; dans ce but, on prescrira deux ou trois lotions prolongées, par jour, avec une liqueur composée de :

Sublimé	1 gramme.
Eau alcoolisée	500 —

ou bien des lotions avec la liqueur suivante, dont on

mettra une grande cuillerée dans un verre d'eau chaude :

Sulfure sec de potassium..........	5 grammes.
Teinture de benjoin	5 —
Eau...............................	500 —

On aura bien soin de s'occuper de la cause essentielle de l'acné, et tout en employant les lotions précédentes, d'instituer un traitement révulsif, dépuratif, hygiénique, antidiathésique, en rapport avec les causes de l'acné. On recommandera l'usage des lavements d'eau froide, à la température de la chambre à coucher, pris tous les matins; c'est un excellent moyen de vaincre la constipation, due le plus souvent à l'inertie de l'intestin, résultant de la faiblesse constitutionnelle de l'individu.

V

Variole.

Maladie toujours grave, fièvre exanthématique, contagieuse, quelquefois épidémique, caractérisée par une éruption plus ou moins confluente de pustules larges de base, arrondies, grisâtres, ombiliquées à leur sommet, pouvant couvrir toute la surface du corps, le tronc et les membres, envahissant la bouche, le pharynx, les paupières. Ces pustules ont été précédées par de petites papules pointues, d'un rouge foncé, sur lesquelles elles se sont développées ; et qui s'étaient élevées sur une peau d'un rouge violacé, érysipélateux, turgescente et notablement gonflée. Après quatre à cinq jours d'existence, les pustules, de grisâtres qu'elles étaient, deviennent brunâtres ; le pus qu'elles contiennent se concrète en une croûte noirâtre, épaisse, sèche, qui remplace la pustule, persiste pendant un septénaire environ, et laisse, en se détachant, une cicatrice déprimée, blanchâtre, gaufrée, souvent indélébile.

La variole a, dans son évolution, quatre périodes: 1° *période prodromique,* qui ne manque jamais, signalée par de la courbature, de la fièvre, de l'inappétence, et caractérisée surtout, par une rachialgie intense et constante, laquelle peut suffire à faire diagnostiquer la variole avant l'éruption ; 2° *période éruptive* ; après deux, trois, et quelquefois quatre jours d'un état général prodromique grave, pendant lequel la rachialgie a été le phénomène dominant, la peau devient tendue, chaude, sèche, turgescente, et d'une teinte congestive rouge foncé ; elle se couvre bientôt d'une quantité souvent innombrable de papules pointues et souvent confluentes. A ce moment, la fièvre diminue d'intensité, il y a une rémission dans l'état général ; 3° *période pustuleuse ou de suppuration,* les papules, au bout de un, deux ou trois jours, deviennent le siège d'une suppuration qui les transforme en pustules grisâtres et déprimées à leur centre, par une ombilication caractéristique. Nous sommes à ce moment, dans la période la plus grave de la maladie, arrivée à sa période d'état, et à son paroxysme. La fièvre prend une intensité considérable, le pouls s'élève jusqu'à 100, 120 et quelquefois 130 pulsations à la minute, la température monte à 39, 40 et 41 degrés, c'est la *fièvre de suppuration.* En même temps, tout le corps est couvert d'une multitude innombrable de pustules grisâtres, qui le tuméfient ; la face devient hideuse, monstrueuse, méconnaissable ; la déglutition, la phonation sont difficiles et douloureuses, en raison des pustules, développées dans la bouche et dans le pharynx ; le malaise est excessif et indéfinissable, 4° *période de dessiccation ou période croûteuse* ; après quatre ou cinq jours d'un état aussi grave, les pustules se resserrent; elles se dessèchent et sont remplacées par des croûtes noirâtres, sèches et adhérentes, qui persistent pendant six, sept ou huit jours, et donnent à tout le corps une teinte noire, repoussante ; l'état général devient meilleur, la fièvre tombe, des abcès sous-cutanés, complication assez fréquente de la variole, se produisent à ce moment ; ils résultent de la propagation de l'inflammation de la peau, au tissu cellulaire.

La variole présente trois formes différentes : *la forme grave*, dans laquelle les pustules sont confluentes, et dont nous venons de tracer les principaux caractères ; *la forme légère*, dans laquelle les pustules sont isolées et distinctes ; *la forme maligne, noire ou hémorrhagique* (état général mauvais, prostration des forces, pustules molles, aplaties, sans ombilication, entourées à leur base d'un cercle purpurique et contenant, au lieu de pus, un liquide sanieux, noirâtre). Quand la variole est épidémique, elle est toujours, par cela même plus grave ; elle atteint tous les âges, la puissance préservatrice vaccinale, n'existant plus après un nombre d'années variable suivant les individus.

Traitement. Favoriser l'éruption, éloigner tout ce qui pourrait être une cause de rétrocession ; modérer l'intensité de la fièvre, par des boissons tempérantes ; prévenir les congestions cérébrales et pulmonaires, par des laxatifs ; soutenir l'état des forces, et le relever, dans la forme maligne, par des toniques, des reconstituants, des antiseptiques, des amers, du quinquina, du sulfate de quinine, des vins généreux.

VI

Varioloïde.

Les mêmes accidents locaux et généraux, mais avec des proportions moindres, caractérisent la varioloïde ; c'est une variole modifiée par la vaccination, et ne se produisant pas avec son intensité habituelle. Prodromes moins graves ; fièvre moins intense, pustules moins larges, plus petites, jamais confluentes, toujours isolées et discrètes ; fièvre de suppuration moins prononcée ; température moins élevée, état général jamais inquiétant.

Toutes les maladies de la peau, que nous venons de décrire, sommairement, dans cette revue rapide, font partie de la grande classe *des maladies sécrétantes humides* ; toutes ont pour siège d'élection les régions où la peau a le plus de finesse, où elle est le plus riche en vaisseaux capillaires, en follicules sébacés et sudoripares, en un mot, où elle a le plus de vitalité. Si l'on en excepte la gale, elles ont, toutes, le caractère inflammatoire ; si l'on en excepte l'acné, elles ont toutes, une évolution rapide. Le caractère inflammatoire de l'acné étant tout spécial, et à évolution essentiellement chronique et torpide, toutes, par conséquent, à l'exception de la gale et de l'acné, indiquent une médication locale, et générale, émolliente, révulsive et antiphlogistique.

Voyons maintenant une autre classe de maladies cutanées; ce sont des maladies à sécrétion sèche, et dépourvues de tout caractère inflammatoire, à l'exception, toutefois, de la forme aiguë du pityriasis.

Maladies squameuses ayant la squame pour lésion anatomique primitive, ou constitutive.

(On désigne, sous le nom de *squames* ou d'*écailles*, des productions épidermiques anormales, qui sont le résultat d'une maladie du derme, lequel n'étant plus dans son état physiologique, sécrète un épiderme vicieux.)

Les squames varient, quant à leur forme et à leur abondance. Tantôt comme dans le psoriasis, elles constituent des couches épaisses *imbriquées* les unes dans les autres, intimement unies les unes aux autres, et fortement adhérentes au derme qu'elles recouvrent. Tantôt, comme dans le pityriasis, elles sont *pulvérulentes furfuracées*; elles se détachent d'elles-mêmes, et tombent comme une poussière blanchâtre, ou comme des grains de son. Tantôt, comme dans l'herpétide ou dermatite exfoliatrice, et les affections syphilitiques, squameuses, elles ressemblent à une feuille mince, transparente, à une pelure d'oignon; elles sont dites alors *foliacées*. D'autres fois, comme dans une forme spéciale de l'ichtyose, elles sont dures et piquantes; on dit alors qu'elles sont *cornées*. Les squames sont dites *vraies*, *primitives*, ou *essentielles*, quand elles ne sont formées que d'épiderme seulement, comme dans les maladies que nous venons de nommer ; elles sont dites : *fausses*, *consécutives*, ou *secondaires*, quand elles sont formées, à la fois, par un élément humide, et par un élément épidermique, dans les mailles duquel, la sécrétion humide est comme emprisonnée, se concrète et se solidifie ; telles sont les squames de l'eczéma, dans sa période squameuse, et du pemphigus, après l'ouverture des bulles.

I

Psoriasis.

Le psoriasis est, avec l'eczéma, la plus fréquente de toutes les maladies de la peau, et en même temps, la plus importante de toutes les manifestations de la diathèse herpétique.

Cette importance résulte, non pas seulement de sa fréquence, mais encore de la gravité de ses lésions constitutives, de leur généralisation sur toute la peau, des altérations, des difformités qu'elles y déterminent, de leur ténacité, de leurs récidives constantes, et des dangers qu'elles font courir à la santé générale, et même à la vie, par la triple tendance qu'elles ont, quand elles sont devenues anciennes, soit à amener la cachexie herpétique, soit à dégénérer en herpétide maligne exfoliatrice, soit à produire par leur rétrocession, les plus redoutables accidents viscéraux métastatiques.

Le psoriasis est caractérisé par des squames blanches, brillantes ou mates, toujours sèches, formant par leur imbrication, des couches épaisses, adhérant intimement les unes aux autres, ainsi qu'au derme hypertrophié, épaissi et colorié en rouge-brun, qu'elles recouvrent.

De cette définition même, il résulte que le psoriasis est constitué, anatomiquement par trois lésions : une lésion épidermique, les squames ; et deux lésions appartenant au derme, la coloration rouge brunâtre et l'hypertrophie.

Le psoriasis est une maladie apyrétique, à marche toujours chronique, non douloureuse, ne troublant souvent aucunement la santé générale, pouvant exister de longues années, sans déterminer aucun désordre physiologique, et sans abréger l'existence ; mais aussi, dans d'autres cas, pouvant occasionner les accidents cachectiques, ou métastatiques les plus sérieux.

A première vue, le psoriasis se manifeste, et se distingue par des surfaces blanches, saillantes, formées par des squames ; ces surfaces affectent les formes et les dimensions les plus différentes ; tantôt ce sont de petits points sans étendue, et tantôt de larges surfaces de configuration variable. Chacun de ces points, ou chacune de ces surfaces, forme, au-dessus des parties saines ambiantes, un relief appréciable ; ce relief entouré d'un cercle rouge-brun, résulte à la fois, de l'épaississement hypertrophique du derme, et des squames épidermiques qui recouvrent les surfaces dermiques hypertrophiées. Les squames du psoriasis sont uniquement composées d'épiderme ; elles sont toujours blanches ; si elles sont brillantes et miroitantes, on dit que le psoriasis est *argenté ou nacré* : si elles sont mates, le psoriasis est dit *plâtreux*.

Comme toutes les maladies herpétiques, le psoriasis s'aggrave en vieillissant; à ses diverses récidives, ses manifestations sont de plus en plus importantes par leurs dimensions. D'abord c'étaient de simples points (*psoriasis punctata*); puis, ces points élargis ressemblent à des gouttes de cire fondue, qu'on aurait fait tomber sur la peau (*psoriasis guttata*); ces gouttes de cire s'élargissent et prennent la dimension de pièces de monnaie (*psoriasis nummularia*); ces simulacres de pièces de monnaie s'élargissent encore et prennent des contours irréguliers (*psoriasis diffusa*); ce sont alors de vastes îlots, qui finissent par se réunir, devenir confluents, et former une véritable carapace épaisse, qui étreint quelquefois toute la circonférence du corps et des membres (*psoriasis inveterata*).

Abandonné à lui-même, le psoriasis suit habituellement ces accroissements progressifs; d'abord il est quelquefois intermittent; après plusieurs mois de durée, il peut disparaître spontanément, pour reparaître après un temps plus ou moins long; sa réapparition est souvent signalée, comme celle de l'eczéma, par une amélioration de la santé générale; ce sont, en effet, deux affections que l'on peut considérer comme étant *critiques*, comme déterminant une révulsion extérieure salutaire dans plusieurs cas.

Le psoriasis se développe habituellement vers l'âge de vingt à vingt-cinq ans. Sa première lésion apparente est la coloration rouge brunâtre; simple tache, ou macule; cette tache devient saillante; la partie du derme qu'elle recouvre s'est épaissie et hypertrophiée, en forme de large papule. Enfin, cette surface papuleuse, plus ou moins large, se recouvre de squames; le psoriasis est alors constitué, il est dans sa période d'état, constitué par ses trois lésions.

Quand il entre, sous l'influence du traitement, dans sa période de déclin; les squames qui ont apparu en dernier lieu, sont les premières à disparaître : l'hypertrophie papuleuse du derme s'efface ensuite, et la coloration morbide qui s'est manifestée la première, persiste la dernière; il disparaît donc dans l'ordre inverse de son apparition.

Les sièges d'élection du psoriasis sont les genoux, les coudes, et les régions du corps, où la peau a le plus de sécheresse, et le plus d'épaisseur dans sa couche épidermique.

Presque toujours de nature herpétique, le psoriasis est quelquefois aussi l'une des manifestations de la syphilis, accident secondaire, tantôt précoce, plus souvent tardif.

Traitement.

Traitement général. Arsenic; faire prendre à chacun des trois repas, deux des pilules suivantes :

Arséniate de soude..........	1 milligramme.
Extrait de gentiane..........	10 centigrammes.

ou bien à chaque repas une grande cuillerée de la solution suivante :

Arséniate de soude..........	10 centigrammes.
Eau distillée................	500 grammes.

Si le psoriasis est syphilitique, mercure, sous la forme que nous avons indiquée plus haut (une pilule par jour).

Traitement externe. Deux frictions énergiques, par jour, sur tout le corps, avec de l'huile de cade de genévrier, pure ou mitigée, si elle est mal supportée, par de l'huile d'amandes douces. A défaut d'huile de cade, deux frictions par jour, avec la pommade suivante :

Acide pyrogallique..........	5, 10, 15 grammes.
Vaseline....................	100 grammes.

ou bien, ce que nous conseillons moins, avec la pommade suivante, qui ne sera employée que sur les surfaces malades, à cause de ses propriétés très irritantes pour la peau :

Acide chrysophanique......	5, 8, 10 grammes.
Vaseline....................	100 grammes.

En même temps, on prescrira, tous les jours, ou tous les deux jours, un grand bain, tenant en dissolution :

Sous-carbonate de soude....	500, 800, 1000 grammes.

Ce double traitement interne et externe devra être continué plusieurs mois, jusqu'à effacement complet des macules psoriasiques. En même temps, on défendra l'usage des liqueurs, des aliments irritants pour le tube gastro-intestinal, tels que les salaisons, les crustacés, la charcuterie, les aliments épicés, le poisson de mer, etc...

II

Pityriasis, dartre furfuracée, dartre farineuse.

On appelle ainsi une maladie de la peau caractérisée par la production de petites squames pulvérulentes, sèches, blanches, composées seulement d'épiderme, qui se détachent, comme des grains de son, ou de poussière, d'un derme, tantôt sans altération apparente, tantôt le siège d'une légère congestion inflammatoire, mais jamais épaissi, hypertrophié, en forme d'élevures, ou de surfaces papuleuses, comme dans le psoriasis.

D'après cette définition même, il y a deux formes bien distinctes de pityriasis ; le pityriasis aigu, et le pityriasis chronique.

Le pityriasis aigu, appelé aussi *pityriasis rubra* ou *pityriasis rosé*, à cause de la teinte congestive rosée du derme, à la surface duquel il se produit, est une inflammation très légère et très superficielle de la peau ; cette inflammation résulte assez souvent d'une irritation externe, locale ; on la voit se produire, à la figure et au cou, au printemps, chez les enfants, sous l'influence des vents âpres et piquants, appelés *hâles de mars*. D'autres fois le pityriasis aigu est le symptôme d'un état général fébrile, d'une fièvre légère et passagère ; c'est un pseudo-exanthème, constituant la *fièvre pseudo-exanthématique pityriasique*.

Dans ce cas, la lésion cutanée se présente sous diverses formes ; tantôt ce sont des plaques rosées et desquamantes, irrégulières dans leurs contours, sans saillie et sans relief, qui siègent sur la face, sur le cou, sur la poitrine, sur le ventre, de préférence sur les régions où la peau a le plus de finesse, mais qui n'occupent jamais toute la surperficie du corps (*pityriasis diffusa*). Tantôt ce sont de petits points, de petites taches rosées, desquels l'épiderme se détache en poussière (*pityriasis punctata*, *pityriasis maculata*). Tantôt ce sont des ronds, des cercles rosés et desquamants, (*pityriasis circinata*), ou bien de simples lignes courbes (*pityriasis gyrata*).

Dans la forme aiguë, le pityriasis n'est jamais grave, il donne lieu à quelques démangeaisons ; il est accompagné quelquefois, d'un léger état fébrile, qui n'existe pas toujours ; sa durée est de huit à dix, ou quinze jours ; on l'observe surtout au printemps (*fièvre printanière*, *saisonnière*, *ou pityriasique*) et surtout chez les enfants. Quelques bains émollients, quelques boissons délayantes et laxatives en font promptement justice.

Le pityriasis chronique, le plus fréquent, est de deux natures bien différentes, *herpétique* et *parasitaire*.

Le *pityriasis herpétique* (*pityriasis alba*) est extrêmement commun, il existe surtout au cuir chevelu ; il y cause des démangeaisons vives ; les squames, ou pellicules y sont souvent très abondantes ; elles y forment donc une couche très épaisse, qui se renouvelle sans cesse, étouffe en quelque sorte le cheveu, à sa sortie du canal excréteur, et peut déterminer sa chute. C'est une des causes fréquentes de calvitie.

Traitement. Couper les cheveux, au ras du cuir chevelu, et modifier l'état vicieux, l'innervation déviée de celui-ci, par des topiques altérants, et doués de propriétés modificatrices, tels que l'huile de cade, tels que les lotions avec une solution de sublimé (1 gramme pour 500 grammes d'eau alcoolisée), ou bien avec la solution sulfureuse composée suivante, dont on mettra une grande cuillerée dans un verre d'eau chaude, après l'avoir agitée.

Sulfure sec de potassium...	5	grammes.
Teinture de benjoin.......	5	—
Eau......................	300	—

ou bien, avec une solution alcaline ainsi composée :

Sous-carbonate de soude...	50	grammes.
Eau distillée............	500	—

ou bien avec une solution astringente telle que celle-ci :

Eau distillée de roses......	500	grammes.
Borate de soude..........	50	—

En même temps, on ne négligera pas le traitement interne, dépuratif, antiherpétique, l'arsenic, puisqu'il s'agit d'une maladie de nature herpétique.

Le *pityriasis parasitaire* est de deux espèces : tantôt il est l'expression de la présence du *microsporon furfur*, dans les lames épidermiques, qu'il ramollit, auxquelles il donne une coloration jaune brunâtre, couleur café au lait (*pityriasis versicolor; crasse parasitaire* de M. Bazin); son siège le plus habituel est le cou, la poitrine, le ventre, le dos. Quelques bains sulfureux, contenant en dissolution : sulfure sec de potassium, 200 grammes ; quelques lotions, avec la solution de sublimé précédente, suffiront pour le guérir.

Dans d'autres cas, le pityriasis est une des trois manifestations de la teigne tricophytique, à sa première période. Ces trois manifestations sont : l'*Erythème circiné parasitaire*, l'*herpès circiné parasitaire*, le *pityriasis alba parasitaire*. Le tricophyton, avant de pénétrer par le conduit excréteur du poil, dans le follicule pileux, détermine par sa présence une irritation sur la peau, et cette irritation se manifeste par l'une des trois lésions superficielles que nous venons d'indiquer, ou par ces trois lésions simultanées, ou successives. Le pityriasis alba, quand il est parasitaire, se présente avec une configuration orbiculaire, ou circinée ; on le reconnaît à cette disposition, sur une région velue ; la tête ou les parties latérales de la face et du cou.

Traitement. Lotion avec la solution de sublimé, ou la solution sulfureuse, ci-dessus indiquées, ou bien badigeonnages avec la teinture d'iode pure ; cela suffit pour détruire le parasite.

III

Herpétide maligne exfoliatrice, ou dermatite exfoliatrice.

Cette maladie est l'expression la plus sérieuse de la diathèse herpétique, à son plus haut degré de gravité. Elle est caractérisée par une sécrétion des plus abondantes, et incessamment renouvelée, d'innombrables lamelles épidermiques, qui sont produites sur toute la surface du corps. Ces lamelles foliacées, semblables à des pelures d'oignon, ou à des écorces de bouleau, sont blanches, transparentes, sèches, exclusivement composées d'épiderme; à peine formées, elles se détachent du derme, auquel elles n'étaient restées adhérentes que par un de leurs côtés ; elles jonchent, en quelque sorte, en couches épaisses, le lit du malade ; quand il marche, on les ramasse, à pleines mains, derrière lui; toutes ces feuilles épidermiques lui font comme un vêtement blanc, analogue à l'habit d'un *pierrot.* Elles émergent pour ainsi dire, à vue d'œil d'une couche épidermique pelliculaire, d'une minceur excessive, transparente, et que le derme sous-jacent fait paraître rosée. A peine cette couche épidermique est-elle formée, qu'elle se morcelle, et se soulève en une multitude de folioles, qui tombent bientôt, pour être remplacées par d'autres folioles semblables.

Cette sécrétion immense de folioles épidermiques s'opérant sur toute la surface du corps du malade, et se renouvelant sans cesse, en quantité prodigieuse, ne tarde pas à l'épuiser, à anéantir ses forces, et à l'amener au marasme, à la cachexie, à la fièvre hectique.

D'autre part, le derme est incomplètement garanti des influences extérieures, du froid en particulier, par un feuillet épidermique, d'une excessive minceur; il en résulte que les malades sont exposés à tous les accidents internes des refroidissements; on les voit continuellement se plaindre du froid et grelotter.

Ajoutons que toutes les fonctions de la peau sont anéanties, que les diverses sécrétions sont abolies, et que des accidents viscéraux métastatiques, de la nature la plus grave, sont toujours à redouter, et se déclarent trop souvent.

Aussi l'état général des malades est-il habituellement des plus mauvais ; fatigue excessive, sidération des forces, sensation continuelle d'un froid difficile à supporter ; perte de l'appétit, perte du sommeil, diarrhée colliquative, marasme, tels sont les accidents, engendrés par l'herpétide exfoliatrice, et qui précèdent la terminaison fatale, conséquence la plus habituelle de cette maladie.

L'herpétide maligne exfoliatrice peut exister, d'emblée, et primitivement, sans avoir été précédée par aucune maladie préexistante. Dans ce cas, elle est pour la diathèse herpétique, ce que sont, pour la diathèse syphilitique, les lésions ulcéreuses, telles que le rupia et la pustulo-crustacée qui, se déclarant, d'emblée, et sans l'intermédiaire habituel des lésions précoces constituent la syphilide maligne galopante. — Mais le plus souvent, et nous ne l'avons jamais vue autrement, l'herpétide exfoliatrice est *secondaire*, elle a été précédée d'une autre herpétide, du pityriasis, du pemphigus, de l'eczéma, du psoriasis, dont elle est la dégénérescence et la transformation maligne. Ainsi ces quatre maladies peuvent se terminer en herpétide exfoliatrice ; celles des quatre qui sont le plus exposées à cette dégénérescence sont le pemphigus et le psoriasis. Nous avons expliqué dans le premier volume de *nos leçons cliniques*, comment s'opère cette dégénérescence.

Quand l'herpétide guérit, ce qui n'est pas le plus habituel, la guérison peut se faire de deux manières : ou bien elle est complète, c'est-à-dire que la peau est rétablie dans son état normal, ou bien la maladie cutanée remontant son cours, redevient ce qu'elle était primitivement, de *maligne* qu'elle était, elle redevient *bénigne*; d'herpétide maligne exfoliatrice, elle redevient le simple pemphigus, ou le simple psoriasis initial.

Traitement interne. Prescrire à l'intérieur tous les toniques, tous les stimulants des fonctions digestives, le quinquina, le fer, le phosphate de chaux, l'hémo-pulvine, afin de donner à la constitution les éléments de vitalité dont elle a besoin pour résister aux pertes de substances énormes qu'elle subit, de la part de la desquamation épidermique. Si l'arsenic peut être supporté, on devra le donner comme antiherpétique. Alimentation réparatrice, vins généreux, potion de Tood, cognac à haute dose, vin de Champagne, de Bordeaux, etc.

Traitement externe. Éviter avec le plus grand soin tous les contacts irritants, qui ne feraient qu'augmenter la sécrétion des folioles épidermiques, protéger la peau mal garantie par une feuille épidermique insuffisante et trop mince, et à peine formée, contre toutes les influences fâcheuses, contre le froid en particulier, la badigeonner, comme d'un enduit protecteur, avec les différentes pommades ou liminents suivants :

Glycérolé d'amidon............	500	grammes.
Sous-nitrate de bismuth	50	—
Vaseline..................	500	—
Tannin....................	25	—
Eau de chaux..............	500	—
Huile d'amandes douces......	500	—

Renouveler fréquemment ces embrocations ; et envelopper le corps entier d'un vêtement de flanelle ou de moleton de laine, ou bien d'une couche épaisse de ouate. C'est par l'ensemble de ces moyens que nous avons guéri l'un des malades dont nous rapportons l'observation dans le premier volume de *nos leçons cliniques*.

IV

Ichtyose, ou sauridermie.

On désigne ainsi une maladie de la peau consistant en une hypersécrétion, avec épaississement hypertrophique, induration, rugosités, et souvent exfoliation de l'épiderme qui se détache alors en lamelles, tantôt minces et pulvérulentes et tantôt piquantes et cornées ; de sorte que la peau ressemble à la peau écailleuse d'un poisson, ou à la peau épaisse, sèche et raboteuse d'un saurien, de là le nom d'*ichtyose*, ou de *sauridermie*.

L'ichtyose affecte donc deux formes différentes ; dans la première, la peau est dure, sèche, très épaisse, comme ligneuse, cassante, rugueuse, non extensible, très sèche, se fissurant au niveau des articulations, labourée de lignes saillantes et de sillons profonds, qui ne sont que l'exagération des plis cutanés habituels ; c'est l'*ichtyose simple*, la *xérodermie*, ou le *xéroderma-ichtyoïdes*.

Dans une autre forme, l'épiderme hypertrophié devient le siège d'une desquamation qui se manifeste par une exfoliation de pellicules épidermiques plus ou moins abondantes. Ces pellicules sont tantôt pulvérulentes, furfuracées (*ichtyose pityriasiforme, ou furfuracée*), tantôt brillantes (*ichtyose nacrée*), tantôt très fortement pigmentées, et mêmes noires (*ichtyosis nigra*). D'autres fois les pellicules sont dures, acérées, pointues, cornées, piquantes, donnant à la main promenée à leur surface, la sensation que ferait éprouver la porc-épic (*ichtyosis cornea*).

L'ichtyose congénitale, héréditaire, se développe dès les premiers mois de la vie ; elle commence à être très prononcée vers la quatrième année ; elle est générale, occupant toute la surface du corps, mais principalement les régions, où la peau a le plus de sécheresse, et l'épiderme le plus d'épaisseur ; elle a les mêmes sièges d'élection que le psoriasis ; elle a sa plus grande intensité pendant l'hiver: l'été elle s'atténue spontanément, elle peut même disparaître, en raison, et par le fait de la suractivité des fonctions physiologiques de la peau, et de la plus grande abondance de ses sécrétions humides, sous l'influence de la chaleur.

Il y a une fausse ichtyose que l'on peut appeler l'ichtyose *acquise*, qui n'est que partielle, et qui succède quelquefois à un eczéma.

L'ichtyose vraie, héréditaire, généralisée, mettant toujours obstacle aux fonctions de la peau, les gênant toujours, les abolissant quelquefois, porte toujours une atteinte plus ou moins profonde à la santé générale. Les ichtyosiques sont toujours délicats, malingres, maigres; leurs fonctions physiologiques s'accomplissent mal ; ils sont presque continuellement en proie à des troubles viscéraux, thoraciques ou abdominaux, qui le conduisent souvent au marasme, à la fièvre hectique, à la phthisie pulmonaire.

Traitement. L'ichtyose héréditaire, généralisée, dépendant d'un vice général dans l'état du corps muqueux de Malpighi, chargé de sécréter l'épiderme, est incurable, mais cependant il ne faut pas négliger une médication générale, tonique, l'emploi des ferrugineux, du quinquina, du fer, de l'arsenic, qui exerce une action spéciale sur la circulation de la peau. On mettra ainsi la constitution à même de résister plus longtemps aux effets de l'ichtyose.

Comme traitement local, friction généralisée, deux fois par jour avec la pommade suivante :

Glycérolé d'amidon...............	200	grammes.
Eau distillée de laurier-cerise.......	20	—

et bains savonneux, ou alcalins tous les jours.

On détrempe ainsi la peau, on l'imprègne de l'élément graisseux et humide qu'elle a perdu, et on la débarrasse des productions épidermiques squameuses, et pachydermiques qui la recouvrent. En dix, ou quinze jours, ce résultat est obtenu; la peau est redevenue lisse et satinée, mais ce n'est que pour un temps, car les récidives sont inévitables.

Les quatre maladies qui composent le groupe des maladies squameuses, ont pour caractère commun, la chronicité, l'absence de caractère aigu, l'absence de caractère inflammatoire, à l'exception toutefois du pityriasis dans sa forme *rubra*, l'immunité au point de vue de la douleur, elles ne sont pas douloureuses. Ce sont des maladies *sécrétantes sèches*, c'est-à-dire produisant une sécrétion, mais toujours sèche, puisqu'elle est épidermique, et sans aucun mélange humide. L'une d'entre elles, le *pityriasis*, n'offre pas de gravité ; une autre, l'*herpétide exfoliatrice*, est le plus souvent mortelle ; les deux autres, le *psoriasis* et l'*ichtyose* sont graves par la difformité qu'elles occasionnent, par leur durée, par leurs récidives, par leur incurabilité, et par les altérations sérieuses, qu'elles finissent souvent par faire subir à la santé générale.

Maladies papuleuses, ayant la papule pour lésion anatomique primitive et constitutive.

(La papule est une petite tuméfaction d'un volume variable, depuis le volume d'une petite tête d'épingle, jusqu'à celui d'une lentille, ayant pour siège le corps papillaire du derme, d'une durée variable, affectant la forme toujours chronique, comme dans le *prurigo*, ou la forme toujours aiguë, comme dans le *strophulus*, ou la forme tantôt aiguë, et tantôt chronique, comme dans le *lichen*. Les papules sont tantôt confluentes, et tantôt isolées; elles sont toujours le siège d'une douleur spéciale, le prurit, ou démangeaison, qui porte irrésistiblement les malades à se gratter; elles se terminent par résolution, sans laisser d'autre trace qu'une empreinte pigmentaire, qui finit par s'effacer.)

I

Prurigo.

C'est une maladie caractérisée anatomiquement, par de grosses papules, isolées, toujours discrètes, jamais confluentes, d'un rouge foncé, couronnées à leur sommet, d'un petit caillot noirâtre, résultant, non point d'une sécrétion humide qui n'existe pas, mais d'une gouttelette sanguine, extravasée par l'effet du grattage. Le prurigo siège de préférence sur toutes les régions, où la peau est sèche et riche en épiderme ; sa durée est indéfinie, sa forme toujours chronique, sans réaction générale, ni locale; s'il y a de la fièvre, ce n'est point la fièvre de l'inflammation, c'est la fièvre hectique, la fièvre du marasme et de la consomption, résultant des troubles physiologiques causés par le prurigo, dans ses formes les plus graves.

Il est toujours douloureux ; la douleur est son caractère pathognomonique, et qui ne manque jamais ; elle se manifeste sous la forme d'un prurit, ou démangeaisons, qui portent les malades à se gratter irrésistiblement. Ce prurit, souvent intolérable, se produit d'une manière intermittente, et sous forme de paroxysmes, qui ont lieu, surtout le soir et la nuit, à la chaleur du lit. Ce prurit est quelquefois assez violent, et assez douloureux, pour empêcher le sommeil, détruire l'appétit, la santé, et rendre tout repos impossible ; c'est ce que l'on observe dans les formes graves du prurigo, appelées : *prurigo ferox, prurigo formicans.*

Le prurigo est de différentes natures, suivant les diverses causes qui le produisent. Il est dit *mitis*, quand il résulte de causes externes, de la saleté, d'une mauvaise hygiène. On l'appelle *herpétique*, quand il est généralisé, existant à la fois sur le tronc et sur les membres ; c'est alors qu'il occasionne ces démangeaisons atroces, insupportables, se produisant par accès, le soir, la nuit principalement, et dont la violence détermine souvent une surexcitation nerveuse, qui épuise les malades. Il est dit *cachectique*, quand il existe principalement aux membres inférieurs, effet et symptôme d'affaiblissement général, de la cachexie sénile, ou de toute autre cachexie. Il est *parasitaire*, quand il existe au sommet du dos, entre les deux épaules, à la base du cou, résultant de l'irritation produite sur la peau, par les *pediculi corporis.*

Le prurigo herpétique est le plus grave, le plus tenace; il récidive presque fatalement. Hébra le déclare même incurable.

Traitement. Quand le prurigo est herpétique, traitement général arsénical, auquel on joint des altérants, en rapport avec la constitution du malade. Comme traitement local: tous les modificateurs de l'innervation de la peau, tout ce qui peut agir sur son état pathologique, comme médication résolutive, excitante, pouvant y produire une action irritante substitutive; badigeonnages avec l'huile de cade, avec la teinture d'iode, avec la solution de sublimé suivante :

Eau alcoolisée	1 litre.
Sublimé	2 grammes.

Bains avec sous-carbonate de soude	1000 grammes.
ou bien, avec sulfure sec de potassium.	200 grammes.

ou bien, avec une infusion concentrée d'espèces aromatiques, douches froides et vigoureuses, sur toute la peau.

Nous avons obtenu, par l'ensemble de ces moyens les meilleurs résultats, dans des cas qui semblaient désespérés.

Le prurigo parasitaire est guéri, en dix à douze jours, par la destruction des parasites, qui s'opère par un ou deux bains, dans chacun desquels on verse la solution suivante :

Eau alcoolisée	1000 grammes.
Sublimé	20, 30 ou 40 grammes.

cinq ou six bains sulfureux effacent ensuite les papules du prurigo.

Toutes les maladies de la peau constituées anatomiquement, par des lésions profondément incrustées dans le derme, ou dont la durée a été longue, et qui ont causé un trouble considérable dans l'état physiologique de la peau, ont pour effet d'augmenter localement, et dans l'étendue de la surface qu'elles occupaient, la sécrétion de la matière pigmentaire. Cette hypersécrétion pigmentaire survit à ces lésions, pendant un temps souvent très long; elle marque leur emplacement et leur configuration; elle conserve leur empreinte, sous la forme de taches d'un brun jaunâtre. Il en est ainsi pour l'eczéma, pour le psoriasis, pour le rupia, pour les formes graves de l'ecthyma, dont l'existence passée est accusée longtemps encore après leur disparition, par une hypersécrétion pigmentaire, qui conserve la place, et qui marque la surface qu'elles occupaient. Cette hypersécrétion, par sa coloration jaune brunâtre, café au lait, nettement accusée, tranche d'une manière très accentuée, sur la teinte normale de la peau ambiante : elle est due à une action irritative exercée, par la lésion, sur le corps muqueux de Malpighi, dans lequel s'élabore le pigment.

Or, le prurigo est une des dermatoses qui troublent le plus l'état physiologique de la peau, moins par l'importance de la lésion anatomique qui le constitue, que par les vives douleurs que cause cette lésion, que par l'action irritante des ongles, et des grattages nécessités par le prurit, par les démangeaisons souvent irrésistibles que cette lésion occasionne. Il en résulte, pour le corps muqueux de Malpighi, un état de surexcitation, d'irritabilité, qui se traduit par une hypersécrétion pigmentaire considérable. Cette hypersécrétion s'opère en nappe, d'une manière diffuse et généralisée, de telle sorte que dans le cours d'un prurigo généralisé, ou après la guérison de ce prurigo, la peau reste bistrée, noirâtre, affectée d'une demi-nigritie, comme la peau d'un mulâtre. Toute l'activité de la peau s'est concentrée sur la couche la plus profonde de l'épiderme, c'est-à-dire, sur le corps muqueux de Malpighi, tissu vivant, vasculaire, qui produit les corpuscules de la matière pigmentaire. Cette hypersécrétion s'est opérée aux dépens, et au détriment de toutes les autres sécrétions, sudorales, sébacées, qui sont plus ou moins supprimées et taries; car si l'on constate que la peau est noirâtre et bistrée, on constate, en même temps, qu'elle est âpre au toucher, sèche et comme parcheminée. Ce double effet d'hypersécrétion pigmentaire et de dessèchement de la peau, est le résultat constant d'un prurigo généralisé et de longue date.

II

Lichen.

On désigne, sous ce nom, une maladie de la peau caractérisée, comme le prurigo, par des papules. Le prurigo et le lichen sont donc deux maladies constituées par la même lésion anatomique primitive, la papule; mais ces deux maladies se distinguent l'une de l'autre par les différences les plus nombreuses et les plus tranchées : les papules du prurigo sont toujours isolées;

celles du lichen sont toujours confluentes et agglomérées. On peut dire que le prurigo est au lichen, relativement à la disposition de la lésion anatomique primitive, ce que la varicelle est à l'herpès et à l'eczéma ; les vésicules de la varicelle sont toujours discrètes et isolées, comme les papules du prurigo ; les vésicules de l'herpès et de l'eczéma sont toujours confluentes et agglomérées, comme le sont les papules du lichen.

Le prurigo a pour siège d'élection les régions où la peau a le plus de sècheresse et d'épaisseur ; le lichen, les régions où la peau a le plus de finesse et d'humidité. Dans le prurigo, il n'y a jamais rien d'aigu, ni d'inflammatoire ; tout a le caractère de la chronicité, tant au point de vue local, qu'au point de vue général. Dans le lichen, nous trouvons les deux formes : tantôt la forme aiguë, et tantôt la forme chronique ; il y a un lichen aigu, et un lichen chronique. Le lichen peut avoir la forme chronique, dans tout le cours de son évolution ; il peut aussi commencer par la forme aiguë, et finir par la forme chronique ; il peut aussi avoir la forme aiguë, dans toute sa durée. Les papules du prurigo sont larges et arrondies ; celles du lichen sont pointues et effilées.

Les papules du prurigo sont toujours exemptes de tout caractère inflammatoire, elles s'élèvent sur une peau qui n'est jamais phlogosée. Les papules du lichen, au contraire, s'élèvent quelquefois sur une peau érythémateuse ; et d'autres fois, elles sont le siège d'un travail inflammatoire qui se développe dans chacune d'elles, et qui se traduit par le soulèvement, au sommet de chaque papule, d'une vésicule eczémateuse ; il y a alors une sorte d'eczéma, greffé sur un lichen, une sécrétion humide se produisant sur des papules de lichen, qui deviennent alors des papulo-vésicules, et qui finissent par être croûteuses et squameuses. Cette affection hybride, constitutée par deux lésions d'espèces différentes, la vésicule et la papule, eczéma et lichen à la fois, a reçu le nom d'eczéma lichénoïde, de lichen eczémateux, ou de lichen agrius. Elle siège, le plus souvent, à la face interne des cuisses, au creux du jarret, dans les régions axillaires. Les papules du lichen peuvent donc devenir sécrétantes humides ; tandis que les papules du prurigo ne sécrètent jamais rien, et restent toujours sèches et arides.

Le lichen est, comme le prurigo, une maladie très douloureuse, seulement la modalité de la douleur est différente dans les deux maladies : dans le prurigo, c'est un prurit, ce sont des démangeaisons ; dans le lichen, ce sont des picotements, comme si des milliers de pointes d'aiguilles s'enfonçaient dans la peau.

Le lichen aigu, ou lichen ruber est un pseudo-exanthème ; il est habituellement précédé, et accompagné d'accidents généraux fébriles, toujours légers, et qui peuvent manquer. C'est la fièvre pseudo-exanthématique lichénoïde, observée surtout au printemps, et chez les jeunes sujets. Sa durée est d'un septénaire environ ; la lésion cutanée se termine par une légère desquamation de l'épiderme qui recouvrait les papules, et qui se détache en pellicules blanchâtres et furfuracées.

Le lichen a plusieurs variétés : tantôt il est aigu, nous venons de le voir ; tantôt il est chronique.

Dans ce cas, il produit une hypersécrétion d'épiderme, qui donne à la peau une rugosité, un épaississement et une sécheresse pachydermiques, avec hypertrophie de ses plis naturels, et perte de son élasticité normale. Le lichen est dit *pilaris,* quand sa papule constitutive s'est fixée sur les follicules pileux; le poil, dans ce cas, le traverse dans sa partie médiane. Le lichen *planus,* ou lichen *plan,* est celui qui est constitué par de grosses papules arrondies, volumineuses, non acuminées, comme les papules du lichen classique ; le lichen *lividus* est celui qui se développe sur une peau qui a conservé sa couleur normale, et dont les papules pâles et décolorées sont le siège d'un prurit intense.

Le lichen chronique est le plus souvent de nature herpétique; il indique donc un traitement arsenical. Comme traitement local, badigeonnages des parties malades avec l'huile de cade, et même avec la teinture d'iode ; frictions avec une des pommades suivantes :

Vaseline............	50 grammes
Fleur de soufre.....	15 —

Pommade d'Helmerich.

Bains alcalins, sulfureux, savonneux ; douches d'eau chaude, dans le but de détremper la couche épidermique hypertrophiée, de l'amollir, de l'user, de l'amincir, de la ramener ainsi à son état normal ; et surtout, en modifiant, par une excitation substitutive la vitalité morbide du derme, d'opérer la résolution des papules développées à sa surface.

III

Strophulus prurigineux.

On désigne, sous ce nom, une affection de la peau qui appartient à la première enfance; elle est caractérisée anatomiquement, par de grosses papules d'un blanc rosé, qui se développent sur un fond érythémateux, par petits groupes, et qui sont le siège de démangeaisons très-vives. Cette éruption coïncidant avec la dentition, et connue sous le nom vulgaire de *feux de dents,* doit être considérée comme la manifestation extérieure, et le retentissement, sur la peau de l'enfant, toujours disposée à la congestion et à l'inflammation, du trouble intérieur, et de la surexcitation nerveuse qui accompagnent le travail de la dentition. C'est une de ces éruptions cutanées, symptomatiques des troubles physiologiques, et qui sont l'analogue des éruptions observées chez la femme, aux époques menstruelles.

Le strophulus prurigineux se produit, tantôt sur la face, du côté correspondant à l'évolution dentaire, et tantôt sur des régions éloignées, comme les parois thoraciques et abdominales, le dos des mains et les épaules. Sa manière d'être n'est pas toujours la même; il se présente sous différents aspects, et avec différentes variétés.

Quelquefois ses poussées successives entourées d'un cercle érythémateux, lui donnent une durée de dix à quinze jours; et quelquefois il est éphémère et fugace, paraissant et disparaissant, semblable à la forme d'urticaire dite *evanida;* c'est dans ce cas le *strophulus volaticus.* Tantôt les papules du strophulus, volumineuses, très saillantes, d'une couleur rosée, émergent d'une surface érythémateuse; c'est le *strophulus interstinctus;* tantôt, au contraire, elles sont petites et blanches, entourées d'une auréole d'érythème, c'est le *strophulus albidus.* Lorsqu'elles sont réunies, groupées en grand nombre, et confluentes sur une même surface érythémateuse, c'est le *strophulus confertus.*

Quelles que soient la forme et la variété du strophulus, il ne constitue, dans aucun cas, une maladie grave; seulement, par les vives démangeaisons qu'il occasionne, il devient une cause nouvelle d'agitation, d'insomnie, et de surexcitation nerveuse pour les enfants, déjà si tourmentés par les douleurs de l'évolution dentaire; il pourrait sous ce rapport, être redouté, relativement aux convulsions qui peuvent en être la conséquence.

Traitement. — Bains émollients; bains de tilleul; cataplasmes de fécule de pommes de terre, application de poudre d'amidon, ou de la pommade suivante :

Vaseline	30	grammes.
Sous-nitrate de bismuth	3	—

Terminons ici le résumé nosographique des maladies de la peau les plus fréquentes, et par conséquent les plus importantes à connaître. Sans doute nous aurions encore, pour que ce résumé soit complet, à décrire sommairement celles qui ont pour lésions anatomiques le tubercule, les colorations anormales et les ulcérations. Mais ce serait de notre part, une redite, car nous avons suffisamment décrit ces maladies dans nos leçons précédentes sur les exanthèmes, et les pseudo-exanthèmes, sur les syphilides, et scrofulides tuberculeuses, et sur les ulcérations herpétiques, syphilitiques, scrofuleuses et cancéreuses ; nous renvoyons donc à ces leçons pour ce qui a trait à ces maladies, de même qu'aux maladies parasitaires, que nous avons traitées, avec de suffisants développements.

Nous croyons avoir rempli la tâche que nous nous étions imposée ; nous voulions offrir aux médecins, et aux élèves un exposé sommaire, nosographique, doctrinal, et thérapeutique de la dermatologie ; nous voulions condenser dans ce livre, toutes les notions dermatologiques suffisantes à la pratique médicale, aux examens, et aux concours.

Dans nos conférences, nous avons traité la question primordiale du diagnostic. Pour faciliter l'étude des maladies de la peau, nous les avons montrées, toutes, divisées en groupes parfaitement tranchés, parfaitement distincts, groupes formés d'après l'idendité de nature des différentes individualités morbides, dont ils sont composés. Ce morcellement, cette division de la dermatologie en catégories naturelles, établie d'après la nature des maladies, éclaire l'étude, la dirige, la simplifie, et l'empêche de s'égarer, et de se perdre dans le cahos, et les obscurités d'une science, dont les détails ne seraient pas coordonnés. Nous avons pu, opposant ainsi les dermatoses les unes aux autres, les rapprochant, et les séparant, suivant l'idendité, ou la diversité de leur nature, faire ressortir avec plus de facilité, leurs caractères communs et différentiels, et en déduire logiquement le traitement qui convient à chacune d'elles.

Dans la nosographie succincte, qui fait la deuxième partie de ce livre, nous avons décrit une à une, et d'une manière sommaire, les affections génériques de la peau, les plus fréquentes, dont les caractères spéciaux et individuels n'avaient pas été suffisamment indiqués dans nos conférences. Nous avons regardé cette nosographie, comme nécessaire, pour ceux qui ne sont point encore initiés à la dermatologie; elle leur en donnera la clé, et les premiers éléments, en éclairant les quelques points de nos conférences, qui, sans elle, pourraient sembler obscurs. Peut-être serait-il bon de commencer la lecture de notre livre par cette dernière partie, puisqu'elle peut faciliter l'intelligence de la première. Avant d'être à même de reconnaître, à leurs caractères pathognomoniques, les diverses classes qui forment les maladies de la peau, groupées d'après leur communauté d'origine et de nature; il est bon de savoir reconnaître, et diagnostiquer, d'abord, chacune de ces maladies, étudiées individuellement, en elles-mêmes et dans leurs caractères idiosyncrasiques, spéciaux et constitutifs, voilà pourquoi nous avons écrit ces pages de nosographie : elles pourront être considérées, par rapport aux conférences qui les précèdent, soit comme une annexe et un complément, soit comme un prélude et une entrée en matière.

TABLE DES MATIÈRES

DEUXIÈME PARTIE

Etude abrégée des maladies de la peau, classées d'après les lésions anatomiques qui les constituent.

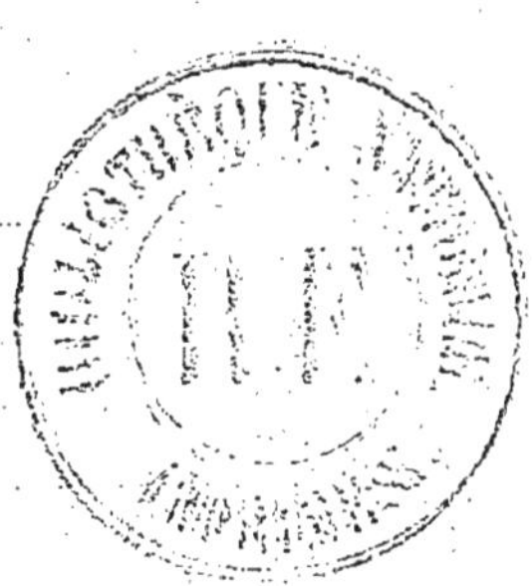

FIN DE LA TABLE

Paris. — Imprimerie G. Rougier et Cie, rue Cassette, 1.

www.ingramcontent.com/pod-product-compliance
Ingram Content Group UK Ltd.
Pitfield, Milton Keynes, MK11 3LW, UK
UKHW020154250726
13967UKWH00003B/1060